U0318424

现代风湿免疫疾病防治要点

杨家良 / 主编

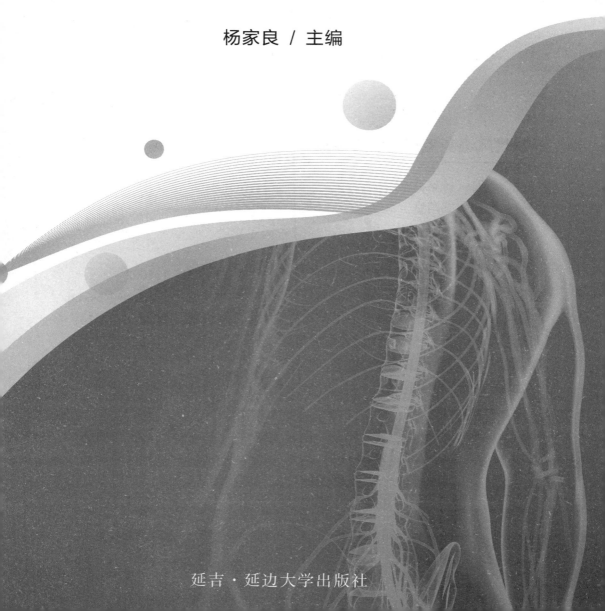

延吉·延边大学出版社

图书在版编目（CIP）数据

现代风湿免疫疾病防治要点 / 杨家良主编. —— 延吉：
延边大学出版社, 2023.11
ISBN 978-7-230-06001-1

Ⅰ.①现… Ⅱ.①杨… Ⅲ.①风湿性疾病 – 免疫性疾
病 – 防治 Ⅳ.①R593.21

中国国家版本馆CIP数据核字(2023)第228872号

现代风湿免疫疾病防治要点

主　　编：杨家良
责任编辑：郑明昱
封面设计：文合文化
出版发行：延边大学出版社
社　　址：吉林省延吉市公园路977号　　　　邮　编：133002
网　　址：http://www.ydcbs.com　　　　　E-mail：ydcbs@ydcbs.com
电　　话：0433-2732435　　　　　　　　传　真：0433-2732434
印　　刷：三河市嵩川印刷有限公司
开　　本：787毫米 × 1092毫米　1/16
印　　张：14.25
字　　数：200千字
版　　次：2023年11月第1版
印　　次：2024年1月第1次印刷
书　　号：ISBN 978-7-230-06001-1

定　　价：98.00元

编　委　会

主　　编　杨家良

特邀主编　于丽艳　王莉莉　赵婷婷
　　　　　　徐素粉　徐艳玲

副 主 编　江　涛　温艳芳　李学荣

前　言

　　风湿免疫病学是一门年轻的临床医学学科，由于起步较晚，人们对风湿免疫性疾病的认识尚浅，易引起漏诊、误诊。风湿免疫性疾病指主要侵犯关节、肌肉、骨骼及关节周围的软组织，如肌腱、韧带、滑囊、筋膜等部位的病。随着免疫学基础研究和基因技术突飞猛进的发展，近年来，风湿病学逐步成为医学领域比较活跃、发展比较快的学科之一，不仅有越来越多的风湿免疫性疾病被大家认知，层出不穷的新的治疗手段也充分反映了风湿病学的飞速发展。

　　本书在临床诊治方面增加了最前沿的诊治方法、治疗理念与相关技术，主要包括风湿免疫疾病的遗传学研究进展、风湿热、关节炎、皮肌炎、硬皮病等内容。内容简明实用、论述详尽、资料新颖、图文并茂，对疾病的诊断和治疗具有指导意义。

　　在编写过程中，由于作者较多，写作方式和文笔风格不一，再加上时间有限，难免存在疏漏和不足之处，望广大读者提出宝贵的意见和建议，以便再版时修订。

编　者

2023 年 11 月

目　录

第一章　风湿热 ……………………………………………………… 1

　　第一节　病因和发病机制 ………………………………………… 1

　　第二节　病理改变 ………………………………………………… 4

　　第三节　临床表现和辅助检查 …………………………………… 5

　　第四节　诊断和鉴别诊断 ………………………………………… 12

　　第五节　治疗 ……………………………………………………… 15

第二章　痛风 ……………………………………………………… 19

　　第一节　流行病学、病理和发病机制 …………………………… 19

　　第二节　临床特征 ………………………………………………… 30

　　第三节　治疗 ……………………………………………………… 42

第三章　骨关节炎 ………………………………………………… 50

　　第一节　概述 ……………………………………………………… 50

　　第二节　病理和发病机制 ………………………………………… 51

　　第三节　诊断 ……………………………………………………… 57

　　第四节　治疗 ……………………………………………………… 63

第四章　类风湿关节炎 …………………………………………… 69

　　第一节　病因、病理、发病机制 ………………………………… 69

　　第二节　临床表现 ………………………………………………… 74

　　第三节　诊断和鉴别诊断 ………………………………………… 77

　　第四节　类风湿关节炎的治疗 …………………………………… 80

第五章　幼年特发性关节炎 ……………………………………… 107

　　第一节　概述 ……………………………………………………… 107

　　第二节　病因和发病机制 ………………………………………… 108

第三节　诊断 ……………………………………………………… 113

第四节　治疗和评估 ……………………………………………… 120

第六章　骨质疏松症 …………………………………………… 132

第一节　流行病学和临床评估 …………………………………… 132

第二节　病理和病理生理 ………………………………………… 138

第三节　跌倒与骨质疏松骨折 …………………………………… 145

第七章　系统性红斑狼疮 ……………………………………… 151

第一节　概述 ……………………………………………………… 151

第二节　病因与发病机制 ………………………………………… 151

第三节　临床表现 ………………………………………………… 154

第四节　实验室检查 ……………………………………………… 165

第五节　诊断与鉴别诊断 ………………………………………… 166

第六节　疾病活动性评估 ………………………………………… 171

第七节　治疗 ……………………………………………………… 172

第八章　多发性肌炎和皮肌炎 ………………………………… 182

第一节　病因和病理 ……………………………………………… 182

第二节　发病机制 ………………………………………………… 184

第三节　临床表现、并发症和辅助检查 ………………………… 186

第四节　诊断和鉴别诊断 ………………………………………… 190

第五节　治疗和预后 ……………………………………………… 192

第九章　硬皮病 ………………………………………………… 195

第一节　病因与发病机制 ………………………………………… 195

第二节　临床分型 ………………………………………………… 199

第三节　临床表现 ………………………………………………… 200

第四节　辅助检查 ………………………………………………… 203

第五节　诊断与鉴别诊断 ………………………………………… 206

第六节　治疗 ……………………………………………………… 208

参考文献 ………………………………………………………… 217

第一章　风湿热

风湿热是 A 组 β 溶血性链球菌（GAS）感染后发生的一种自身免疫病，可引起全身结缔组织病变，尤其侵犯关节、心脏、皮肤，偶可累及神经系统、血管、浆膜、肺、肾等内脏。临床上多表现为关节炎、心肌炎、皮下结节、环形红斑、舞蹈病。本病有反复发作倾向。瓣膜炎症的反复发作可能导致慢性风湿性心脏病（RHD）。

第一节　病因和发病机制

一、病因

（一）GAS 咽部感染是诱发风湿热的病因

一般认为风湿热发病与 GAS 的高度抗原性有关。

1. GAS 的结构　GAS 由外而内依次为荚膜、细胞壁、细胞膜和细胞质。

（1）荚膜（外囊）：由透明质酸组成，可抵抗白细胞吞噬而起保护作用，与人体滑膜和关节液的透明质酸蛋白之间存在共同抗原性。

（2）细胞壁：共分三层，①外层，由蛋白质组成，含 M、T、R 蛋白。M 蛋白与 T 蛋白同为 GAS 的免疫学亚型标记，是决定细菌毒力的主要物质，有保护细胞和抗吞噬的能力。它位于细胞的表面，呈纤毛样突出，通过其上的脂磷壁酸与人体咽部黏膜上皮的纤维结合素起黏附作用而侵入人体。在已确认的 130 多个 M 蛋白血清型中，M1、M3、M5、M6、M14、M18、M19、M24、M27、M29 型被认为与风湿热有关。②中层，由碳水化合物（C 多糖）组成。含组特异性抗原，其抗原性取决于所含的 N 乙酰葡萄糖胺。人类和哺乳动物结缔组织的糖蛋白和黏多糖亦含有 N 乙酰葡萄糖胺。已证明心瓣膜、软骨、角膜的糖蛋白与 GAS 的多糖之间存在共同抗原性。③内层，由黏肽组成。

（3）细胞膜：其抗原性结构是脂蛋白。A 组溶血性链球菌的细胞膜最少含有一种与别组（除 C－G 组外）溶血性链球菌细胞膜不同的特异性抗原。此抗原与哺乳动物的组织如肾基底膜、肌质膜（包括心肌肌膜）、胸腺细胞、脑视丘下部和尾核的神经元有共同的抗原决定簇。

（4）细胞质：为细胞原生质，含 DNA 和 RNA。

2. GAS 的细胞外产物　已知有 20 种以上，包括毒素和酶。链球菌溶血素 "O"（ASO）和溶血素 "S" 有毒性作用，能溶解红细胞和使心肌细胞溶酶体破裂，造成心肌和关节组织损害。蛋白酶可溶解 M 蛋白，静注动物后可引起心肌病变。ASO、链激酶、透明质酸酶、DNA 酶 B 抗体（DNase B）和核苷酸酶等具有抗原性，均可产生抗体。通过对上述抗体的测定有助于确定链球菌感染是否存在。但上述细胞外产物不引起自身免疫反应。

（二）病毒感染与风湿热的关系

布奇等提出病毒可能是风湿性心瓣膜病和风湿热的病因，也可能是细菌与病毒协同作用诱发风湿热。但近年未有进一步的研究证明此种观点。

据 WHO 统计，目前全世界至少有 1560 万人患 RHD，每年新发病例约 50 万人，其中约有 30 万人发展成为 RHD 患者，每年约有 23.3 万人死于急性风湿热或风湿性心脏病（RHD）。虽然 20 世纪后半叶发达国家的风湿热发病率已大幅下降，但大多数发展中国家风湿热和 RHD 的发病一直相当严重，发病率 >50/10 万。而澳大利亚中部和北部土著人发病率最高，文献报道为（245～351）/10 万儿童。1998 年，黄震东等报道我国初发风湿热年发病率为 20.05/10 万。

二、发病机制

即使在流行期，在众多 GAS 感染中，只有少数（1%～3%）发生风湿热。关于链球菌如何诱发风湿性关节炎和心肌炎，其机制尚未彻底明了。

（一）免疫发病机制

GAS 入侵咽部后，经 1～6 周潜伏期而发病，被认为是机体对 GAS 的一种迟发型变态反应。早在 20 世纪 60 年代，扎布里斯基及弗雷默等就发现风湿热和 RHD 患者血清中存在有抗心肌抗体，并证明此抗体能在体外与心肌结合。不少研究发现 GAS 结构成分与哺乳动物机体组织存在有多种交叉抗原，可诱发机体产生相应的抗体。目前认为，GAS 菌体的多种结构成分（如细胞壁、细胞膜或胞质）的分子结构和人体某些组织的分子结构相同或极相似，因而出现交叉免疫反应，此即分子模拟现象。它在风湿热的发病中有重要意义。

GAS 感染人体后，人体产生了大量的自身抗体及活化的自身反应性 T 细胞。内皮细胞也被激活，表达血管细胞黏附分子 - 1（VCAM - 1）。随后 T 细胞（包括 CD4$^+$ 和 CDT 细胞）通过内皮细胞渗透，进入无血管结构的心瓣膜，形成阿绍夫（Aschoff）小体或内皮下形成包含巨噬细胞和 T 细胞的肉芽肿病灶。最终，由于新生血管的形成及病情的进展，心瓣膜变成瘢痕样的慢性病变，导致 RHD。目前内皮细胞被认为是风湿性心肌炎发病机制的焦点。

不少事实也证明在风湿热的发病中有细胞免疫参与：①风湿热时，可测出多种细胞免疫激活的标记物，如 TNF - α、IFN - γ、IL - 1。②应用 GAS 膜作为刺激物，可使风湿热患者外周血淋巴细胞和心肌细胞促凝血活性增高。

在动物实验方面，墨菲等应用 GAS 皮内感染家兔、默斯等通过咽喉部注射 GAS、余步云应用 GAS 眼结膜下重复注射家兔等方法，均成功制成风湿热动物模型。上述研究结果也揭示了风湿热的免疫发病机制。

（二）超抗原的作用

超抗原是一组由细菌和病毒合成的独特的糖蛋白，超抗原可激活比普通抗原高达 1 000 ~ 100 000 倍的 T 细胞。大量的 T 细胞被激活后产生多种细胞因子，并使巨噬细胞和其他免疫细胞被激活。超抗原这种强大的刺激效应可能激活体内本来存在的少量的自身反应性 T 细胞，从而诱发某些自身免疫病。链球菌 M 蛋白已经公认为一种超抗原。此外，GAS 致热性毒素或称红斑毒素是 GAS 另一种致病性超抗原。

（三）遗传易感性

在上呼吸道感染的人群中仅有少数人发生风湿热，且风湿热患者有容易复发的倾向。同一风湿热患者家族成员发病率较无风湿热的家族为高，单卵双胎同时患风湿热者较双卵双胎者为高。

古洁若等报道广东籍人群中 HLA - DQA1*0101 和 HLA - DRB1*0301 等位基因对风湿热有遗传易感作用，而 DQA1*0102 有遗传抵抗作用，广东籍 RHD

患者 HLA – A10、A28 和 A33 等抗原出现频率明显高于健康人。

扎布里斯基及其同事发现了非 HLA 抗原 B 细胞标志，称为 883 或 D8/17。D8/17 在急性风湿热或有急性风湿热病史的患者 B 细胞中高度表达，在一级亲缘关系的家庭成员的 B 细胞中有中度表达，提示 D8/17 是遗传易感性的标志。D8/17 在出现舞蹈症或抽搐的患者中表现更高。美国、俄罗斯、墨西哥、智利的研究表明，D8/17 阳性率在 90% ~ 100%，而正常人 D8/17 阳性率在 5% ~ 16%。

第二节　病理改变

风湿热以侵犯心脏、关节为主，少数情况也可同时侵犯皮肤、脑及其他脏器。风湿热根据其病变发展过程可分为三期：

（一）变性渗出期

本期病变是从结缔组织的基质改变开始。由于酸性黏多糖增加，胶原纤维首先出现黏液样变性，继之出现胶原纤维肿胀、断裂及纤维素样变性，病灶内可同时有浆液渗出，周围有淋巴细胞和单核细胞浸润。此期持续 1 ~ 2 个月，然后恢复或进入第二期、第三期。

（二）增殖期

此期的特点为阿绍夫（Aschoff）小体的形成。此小体多位于心肌间质的血管周围，是在一期病变的基础上发展的。病灶中央有纤维素样坏死，边缘有淋巴细胞、浆细胞和风湿细胞浸润。风湿细胞体积巨大，可呈圆形或椭圆形，含有丰富的嗜碱性胞质。胞核有明显的核仁，可出现双核或多核。Aschoff 小体为风湿热的病理特征性改变和风湿活动的标志。此期持续 3 ~ 4 个月。

（三）硬化期

Aschoff 小体中央的变性和坏死物质被吸收，炎症细胞减少，风湿细胞变为成纤维细胞，纤维组织增生，局部形成瘢痕灶。此期持续 2 ~ 3 个月。

风湿热常反复发作，每次发作持续 4 ~ 6 个月。上述各期病理变化常交错存在，其病理变化对临床症状起决定性作用。如关节和心包的病理变化是以渗出性为主，故临床上不发生关节畸形和缩窄性心包炎；而心肌、心内膜（瓣膜）

的病理变化一般均经历上述三期，故常有瘢痕形成，造成永久性损害。

第三节 临床表现和辅助检查

一、临床表现

(一) 前驱症状

在风湿热症状出现前 2 ~ 6 周，常有咽或扁桃体炎等上呼吸道 GAS 感染的表现，有发热、咽喉痛、颌下淋巴结肿大、咳嗽等症状。也有患者由于症状轻微而遗忘此前驱症状，故临床上仅有 1/3 ~ 1/2 患者能主诉近期上呼吸道感染的病史。

(二) 常见表现

最常见为发热、关节炎和心肌炎，环形红斑、皮下结节和舞蹈症也偶尔可见。

1. 发热 约半数患者有发热，热型多不规则，高热多见于少年和儿童，成人呈低中度发热，甚至无发热。发热持续时间 1 ~ 2 周，亦可持续数周。

2. 关节炎 典型的关节炎具有下述特点：①游走性。②多发性。③常侵犯大关节（如膝、踝、肘、腕、肩等）。④炎症过后无关节变形遗留。⑤对非甾体抗炎药反应甚佳。⑥对天气变化十分敏感。典型风湿性关节炎的游走性特点系在较短时间内，如 24 ~ 48 小时内，有时甚至是数小时内，关节疼痛可以从一个关节部位转移到另一部位。关节炎对非甾体抗炎药和水杨酸制剂的治疗非常敏感，常在用药后 24 ~ 48 小时内病情得到控制，这是其他关节炎所少有的。不典型的关节炎可表现：①单关节炎或寡关节炎。②小关节炎。③关节炎症状较轻。④对非甾体抗炎药反应差，但常保留游走性和关节炎症不遗留变形的特点。

关节炎和关节痛常为风湿热的首发表现，近年统计的发生率分别为 50% ~ 60% 和 70% ~ 80%。

3. 心肌炎 风湿性心脏病在临床上常有心悸、气短、心前区不适、疲倦、乏力的主诉，间或伴有轻度贫血。心肌炎、瓣膜炎和心包炎三者中以心肌炎最常见，次为瓣膜炎或心肌炎伴瓣膜炎，心包炎通常相对少见，仅见于较急性和病情较重的少数患者。

（1）心肌炎：最早期和常见的表现是窦性心动过速，入睡后心率＞100次／分，也可同时伴有期前收缩、心尖第一心音减弱及心脏杂音，最常为心尖区柔和的收缩期及舒张期杂音（心脏增大所致的相对关闭不全和狭窄）。病情严重的心肌炎可有充血性心力衰竭的症状，甚至出现肺水肿，这是左心室容量超负荷所致。X线或超声心动图可提示心脏增大。

（2）瓣膜炎：最主要表现为心瓣膜区出现新的杂音，可在心尖区听到高调收缩期吹风样杂音，或心尖区短促低调舒张中期杂音，后者发生机制尚不明晰，可能是左心室增大或二尖瓣炎或乳头肌受累引起。此舒张期杂音被称为"Carey-Coombs 杂音"。该杂音与二尖瓣狭窄杂音的区别为前者不存在左心房与左心室之间的明显压力阶差。如心底部主动脉瓣区新出现舒张早期柔和的吹风样杂音，尤其在急性风湿性心脏炎无二尖瓣杂音时，应考虑为主动脉瓣炎所致。在风湿性心瓣膜病的基础上新出现上述杂音，或原有上述杂音出现肯定的性质上的变化，均提示急性心瓣膜炎的存在。

（3）心包炎：可主诉胸痛。听诊出现心音遥远、心包摩擦音，以胸骨左缘第3、4肋间最响亮。超声心动图检查可测出少量心包积液，大量心包积液较罕见。心电图可有低电压，胸前各导联ST段抬高。X线可见心影增大，坐立位时心影下部增大呈烧瓶样，平卧时心底部明显增宽、心腰消失。

总的来说，20世纪90年代后新发的风湿性心脏炎以轻症及不典型病例逐渐增多，故对于近期有过上呼吸道GAS感染的少年儿童及青年患者，或有风湿热或现患RHD者，近期突然出现无明显原因的进行性心悸、气短逐渐加重时，或进行性心功能减退，应保持警惕性。必要时可行心肌放射性核素灌注显像检查。

4. 环形红斑　临床上少见，国内统计在风湿热的出现率仅2.3%～5.2%，国外报道最高为15%。典型的环形红斑为粉红至紫红色环状红斑，中央苍白，边缘略微突起。此种皮疹多分布在躯干和近端肢体，不痒、不痛，压之可变白色，时退时现，其大小变化不一，形状多样，有时几个红斑相互融合成不规则环形。环形红斑通常在风湿热发作的早期出现，也可数日、数月或数年地反复出现。

5. 皮下结节　皮下结节的发生率，不同国家的报道有很大差异。近年统计其发生率 < 20%。皮下结节为一圆形、坚硬、活动、无痛的小结，大小为 0.5 ~ 2.0 cm。由于其表面的皮肤无发炎，若不细心触诊，很容易被忽略。皮下结节每发生于骨的隆突部位和伸肌肌腱，以肘、腕、膝、踝和跟腱处最常见。可发生在头皮，尤其是在枕部和脊椎棘突等部位。皮下结节可有 1 个或多个，但通常是 3 ~ 4 个。持续存在时间为数日至 1 ~ 2 周，罕有 > 1 个月。

6. 舞蹈症　常发生在儿童期，4 ~ 7 岁儿童较多见，有报道可发生在 14 岁，以女性多见。国外近年报道舞蹈症的发生率较前增高，为 5% ~ 36%。国内约为 2.3%。一般出现在初次 GAS 感染后 2 个月或以上，由于风湿热炎症侵犯脑基底神经节。其临床表现是一种无目的、不自主的躯干或肢体动作。如面部表现为挤眉、眨眼、摇头转颈、努嘴伸舌；肢体表现为伸直和屈曲、内收和外展、旋前和旋后等无节律的交替动作，激动和兴奋时加重，睡眠时消失，情绪常不稳定是其特征之一。由于其多在风湿热后期出现，常不伴有其他明显的风湿热临床表现。近年我们发现有初诊为单纯舞蹈症者，经两年追踪后出现风湿性心瓣膜病，故对单纯舞蹈症仍应严格进行二级预防。

7. 其他表现　有时风湿热的临床表现无特征性，仅有不明原因的进行性疲倦、乏力、轻度贫血、肌痛、盗汗。皮肤的不典型表现为反复发作的结节性红斑、多形红斑和皮下瘀斑。有时可有严重腹痛，甚至酷似急性阑尾炎和急腹症，以至剖腹探查者并非罕见，此可能是风湿性血管炎所致。若风湿热时发生肾炎，尿镜检可见红细胞和白细胞甚至管型，尿培养结果呈阴性，抗生素治疗无效，但激素治疗有效。

（三）临床分型

根据风湿热的疾病过程，可分为五个临床类型。

1. 暴发型　本型多见于儿童，以急性起病为特点，病情凶险，常因严重心肌炎、急性心力衰竭于短期内死亡。此型在国内较为少见。

2. 一过性发作型　急性风湿热呈一过性发作。绝大多数此型患者均接受过至少 3 ~ 5 年长效青霉素的继发预防。

3. 反复发作型　本型最常见，据统计占 44% ~ 70%。第一次风湿热后 3 ~ 5

年内再发的概率最高，有些患者在 5 年内发作 2~3 次。在复发时，其病情常有重复以往临床表现的特点。

4. 慢性迁延发作型　此型病程持续半年以上，间有持续 2~3 年。常以心肌炎为主要表现，在疾病过程症状趋向减轻和加剧反复交替出现。此型患者如能坚持继发性预防和充分抗风湿治疗，其预后较好。放弃预防和治疗者预后较差。

5. 亚临床型（隐性风湿热）　本型可无临床表现，或仅有疲倦、乏力、面色苍白、低热等一般症状。间有咽痛或咽部不适史。检验常有血沉加速，C 反应蛋白增高，ASO 或抗 DNA 酶 B 增高，血清循环免疫复合物持续增高，抗心肌抗体阳性，ASP、PCA 试验结果阳性。心电图正常或 P-R 间期延长。持续一段时间后，可因风湿热活动性加剧而出现典型的临床表现，或病情自限地完全缓解，间有心脏损害隐匿进行，若干年后出现慢性风湿性心瓣膜病。

二、辅助检查

（一）GAS 感染的检测方法

1. 咽拭子培养　本试验的优点是方法简单可行，但对就诊较晚、就诊前用过抗生素者，其结果常为阴性，近年发现阳性率仅为 20%~25%。

2. 抗 ASO 试验　一般以 >500 U 为异常。如持续在 800 U 以上，其意义较大，预示有可能发生风湿热。本项目优点是方法简便、重复性好、易于标准化、费用较低，但由于近年国内轻症和不典型病例占相当比例，且 ASO 效价受抗生素治疗影响，故 ASO 阳性率仅在 40% 左右，远较以往的报道低。

3. 抗 DNase B 试验　一般认为儿童 >240 U 或成人 >120 U 为异常。本试验的优点是其高峰维持时间较长，发病后 2~4 周达高峰，可持续增高数月之久，对就诊较晚或迁延型风湿活动的患者或舞蹈症患者意义更大，其阳性率达 80% 以上。若同时测定 ASO 和抗 DNase B，阳性率可在 90% 以上。

（二）急性期反应物的检测

1. 血沉的敏感性　近年来，由于轻症和不典型病例增多，风湿热活动期血沉加速者从过去占 80% 左右下降至 55% 左右，但本试验优点是简便、价廉、结果稳定。

2. 测定 C 反应蛋白最适合的时间　在风湿热过程中 C 反应蛋白常呈一过性增高，起病 1 周内阳性率最高，可达 81.2%，但随着时间推移，4 周后阳性率下降至 10%~30%。最佳的检测时间应在发病 1 周内，愈早愈好。

3. 外周血白细胞数检查　近年流行的急性风湿热中，约有 44% 患者可被测出有外周血白细胞数增高。由于各种干扰因素太多，较难仅凭此项检查结果作出活动性的判断。

4. 血清糖蛋白或黏蛋白的意义　急性风湿热的病理变化是胶原纤维变性和炎症细胞的渗出、增生。由于糖蛋白是结缔组织胶原基质的化学成分，也是细胞膜的重要成分，故在急性风湿热时有血清糖蛋白和黏蛋白水平的增高。糖蛋白水平不受激素治疗和心功能不全影响，其结果较之血沉、C 反应蛋白、外周血白细胞数三项检查更能反映炎症过程，阳性率约 77%。

值得注意的是，上述各项检查方法都属于急性期反应物的检测，对风湿热的判断无特异性意义，只有在无并发症的情况下，对风湿热活动性的判断才有价值。因为在其他多种情况下，如感染、肿瘤、血液、免疫性疾病时，均可能出现阳性结果。

（三）免疫学的检查

1. 非特异性免疫试验　风湿热时免疫球蛋白、补体 C3c 和循环免疫复合物（CIC）均可升高，IgM、IgG 和 IgA 阳性率分别为 53%、59% 和 46.3%，补体 C3c 升高的阳性率为 63.4%，CIC 阳性率达 66%，其增高程度与病情严重程度相平衡。应用单克隆抗体分析急性风湿热患者外周血 T 细胞及其亚群，可测出 CD4$^+$ 细胞增多，CD 细胞减少，CD4$^+$/CD 比例增高。近年来，国内外均有文章报道急性风湿热时有 sIL-2R 增高，其增高水平随病情的活动程度及心脏受累的严重程度而异，阳性率达 83.3%~88.6%。

总的来说，上述各项非特异性免疫试验在反映风湿热活动性、病情严重程度、指导治疗、判断疗效等方面有不同程度的参考意义，但在临床应用时需排除其他原因。

2. 特异性免疫试验

（1）抗心肌抗体（HRA）的测定：自 20 世纪 80 年代以来，血清 HRA 检测陆续在国内外作为临床上检查项目开展（ELISA 法），在急性风湿性心肌炎时阳性率为 70.8%。

通过系列研究证明：①HRA 不但能反映风湿性心肌炎病情的活动性，还具有心肌受累的定位诊断意义。②HRA 可用于监测病情，判断疗效。③在疾病鉴别诊断上有一定参考意义。但在与病毒性心肌炎、心肌病及有心脏受累的其他疾病鉴别时，应作出排除性诊断。

（2）HRA 吸附试验：本方法亦根据 GAS 膜抗原与心肌组织具有交叉抗原性的原理，GAS 诱生的 HRA 具有与心肌抗原、GAS 菌膜抗原结合的双重特性而设计，故可通过 HRA 阳性血清经 GAS 菌膜抗原吸附前后的变化来判断被检者 HRA 是否由 GAS 感染所诱发。

吸附试验研究结果显示，风湿性心肌炎阳性率为 73.9%，原发性心肌病为 18.2%，病毒性心肌炎为 11.1%，冠心病、其他心脏病和结缔组织病的阳性率均为 0。可见，风湿性心肌炎以外的其他疾病极少被链球菌菌膜抗原结合，故本试验比单纯 HRA 测定更具有特异性。

（3）抗 GAS 胞壁多糖抗体（ASP）的测定：本试验系根据链球菌胞壁多糖与人心脏瓣膜糖蛋白有共同抗原性原理设计。20 世纪 80 年代以来，我们在过去研究的基础上采用 GAS 最具生物活性部分多糖为抗原，用 ELISA 法测定风湿性心肌炎患者血清中的多糖抗体（ASP - IgG 及 IgM），由于抗原是经过多种方法纯化的，提高了试验的精确度和准确性，经过近 10 年在千例以上患者的临床应用，证明本试验对诊断风湿热具有较好的敏感性和特异性，敏感性为 73.7%，特异性为 76.7%。

（4）抗 GAS 胞壁 M 蛋白抗体测定：近年来，国外有研究用重组 M 蛋白 C 区作包被抗原，用 ELISA 法测定患者血清中抗 M 蛋白 C 区抗体，结果显示风湿热患者的抗体高达 43 μg/mL，而健康对照组仅 1.5 μg/mL，说明在风湿热患者体内存在较高的抗 M 蛋白 C 区抗体。由于抗原制备较复杂，国外极少单位用于临床研究。

（5）外周血淋巴细胞促凝血活性试验（PCA）：本试验系根据已致敏的淋巴细胞再次接触相同抗原时其表面可出现凝血酶样物质，可促进凝血的原理设计。有学者应用 GAS 胞膜作为抗原，刺激患者外周血淋巴细胞，发现其凝血活性增高。其增高程度较其他疾病为显著，经过系列的临床研究结果显示，PCA

在诊断风湿性心脏病时灵敏度为 82.98%，特异度为 88.3%。PCA 在反映风湿活动性方面较血沉、C 反应蛋白敏感，在反映免疫状态时较 CIC、HRA 阳性率高，在反映链球菌感染及链球菌免疫反应方面较 ASO 优异。应该注意的是，由于本试验所用的刺激物是链球菌抗原，这一抗原仅与人心肌之间存在共同抗原性，故对急性风湿性关节炎来说，其 PCA 值与健康人、其他疾病组无差异。

其次是在多次链球菌感染时有可能出现一过性 PCA 升高。要鉴别这一情况，可于 1~2 周后复查其 PCA 变化，如 PCA 阴转，即可能为假阳性。

上述五项特异性试验虽然均具有较好的敏感性和特异性，但各有优势和缺点。现代免疫学、细胞生物学和分子生物学的迅猛发展，完全有可能突破 100 多年来的传统观念，解决长期以来认为风湿热无特异性试验诊断的大难题。

（四）其他辅助检查

1. 心电图检查　风湿热伴心肌炎患者约有半数有心电图异常，典型变化为房室传导阻滞（P-R 间期延长）、房性及室性期前收缩，亦可有 ST-T 改变，心房颤动也偶可发生。心包炎患者也可有相应心电图的变化。过去认为 P-R 间期延长较常见，甚至可高达 70%~80%，但近年仅见于 1/3 左右病例。

2. 超声心动图检查　20 世纪 90 年代以来，应用二维超声心动图和多普勒超声心动图检查风湿热和风湿性心肌炎的研究有较大进展。目前认为最具有诊断意义的超声改变为：①瓣膜增厚，可呈弥漫性瓣叶增厚或局灶性结节增厚。有报道前者出现率可高达 40%，后者可高达 22%~27%，均以二尖瓣多见。②二尖瓣脱垂，二尖瓣前叶多见（51%~82%）。③瓣膜反流，为最常见的瓣膜改变，二尖瓣反流远较主动脉瓣、三尖瓣反流常见。④心包积液，多属小量积液，发生于初发风湿热占 7%，复发性风湿热占 29%。

3. 胸部 X 线检查　大多数风湿性心肌炎的心脏增大是轻度的，如不做胸部 X 线检查难以发现，有时还需通过治疗后心影的缩小来证实原有心肌炎的存在。

第四节 诊断和鉴别诊断

一、诊断

过去风湿热的诊断依据 Jones（1992 年修订）标准，2003 年 WHO 进行了一次修改。

（一）Jones 标准（1992 年修订）

主要表现：①心脏炎。②多关节炎。③舞蹈症。④环形红斑。⑤皮下结节。次要表现：①关节痛。②发热。③急性期反应物（血沉、CRP）增高。④心电图 P－R 间期延长。有前驱的链球菌感染证据：①咽拭子培养或快速链球菌抗原试验呈阳性。②链球菌抗体效价升高。

如有前驱的链球菌感染证据，并有两项主要表现或一项主要表现加两项次要表现者，高度提示可能为急性风湿热。

由于此修订标准主要针对急性风湿热，故又对下列情况做了特殊说明：①舞蹈症者。②隐匿发病或缓慢出现的心脏炎。③有风湿性疾病史或现患RHD，当再感染 GAS 时，有风湿热复发的高度危险性者，不必严格执行该修订标准。

临床实践证明，应用上述的修订标准对诊断典型的初发急性风湿热有较高的敏感性和特异性，诊断符合率达到 74.1% ~ 77.3%；但对不典型病例，尤其是不典型的复发风湿热，其符合率仅为 25.8% ~ 47.8%。可见，有半数以上病例漏诊，说明该标准存在较大的局限性。

（二）2003 年 WHO 修订标准

本标准最大的特点是对风湿热分类提出诊断标准，有关主要和次要临床表现沿用 Jones 标准的内容，但对链球菌感染的前驱期作了 45 天的明确规定，并增加了猩红热作为链球菌感染证据之一，见表 1－1。

表 1 − 1　　WHO 诊断标准 （2003 年）

诊断分类	标准
初发风湿热*	2 项主要表现*或 1 项主要和 2 项次要表现加上前驱的 A 组链球菌感染证据
复发性风湿热不患有 RHD**	2 项主要表现或 1 项主要和 2 项次要表现加上前驱的 A 组链球菌感染证据
复发性风湿热患有 RHD	2 项次要表现加上前驱的 A 组链球菌感染证据…
风湿性舞蹈症、隐匿发病的风湿性心脏炎***	其他主要表现或 A 组链球菌感染证据，可不需要
慢性风湿性心瓣膜病 ［患者第一时间表现为单纯二尖瓣狭窄或复合性二尖瓣病和 （或） 主动脉瓣病］****	不需要其他任何标准即可诊断 RHD

注：*，患者可能有多关节炎（或仅有多关节痛或单关节炎）以及有数项（3 个或 3 个以上）次要表现，联合有近期 A 组链球菌感染证据。其中有些病例后来发展为风湿热，一旦其他诊断被排除，应慎重地把这些病例视作"可能风湿热"，建议进行继发预防。这些患者需予以密切追踪和定期检查其心脏情况。这尤其适用于高发地区和易患年龄患者。**，感染性心内膜炎必须被排除；***，有些复发性病例可能不满足这些标准；****，先天性心脏病应予排除。

（三） 对不典型风湿热诊断的建议

近年风湿热临床表现趋向轻症和不典型，漏诊率可达 41.7% ~ 76.9%。采用下述步骤有助于做出正确的诊断。

1. 初步筛选　最少有 1 项主要表现或 2 项次要表现作为初筛依据。

2. 积极寻找近期链球菌感染的证据　联合测定 ASO 和抗 DNase B，阳性率可高达 90% 以上。

3. 特异性和非特异性炎症指标的检测　可测定促凝活性、抗多糖抗体、抗心肌抗体等特异性指标，以确定有无风湿热免疫性炎症存在；如条件不具备，也可测定血沉、C 反应蛋白、血清糖蛋白等。

4. 寻找影像学证据　应用心电图、X 线、心脏超声及心肌核素灌注显像，以确定有无新出现的心脏炎。

5. 排除其他疑似疾病 特别是其他结缔组织病、结核病、感染性心内膜炎、其他心肌炎、心肌病、其他关节炎和关节病。

二、鉴别诊断

1. SLE 鉴别要点：①有无 SLE 常见症状，如蝶形红斑和盘状红斑、口腔溃疡、光过敏。②有无其他内脏损害，如出现蛋白尿、管型尿、红细胞尿；有无全血细胞减少、白细胞或血小板减少、溶血性贫血；有无神经、精神系统症状或外周神经炎表现。③实验室检查有无 ANA、抗 Sm 抗体、抗 dsDNA 抗体阳性和补体 C3 或 C4 下降。

2. RA 本病特点是有晨僵，多呈对称性腕关节、掌指或近端指间关节炎，有类风湿因子效价升高和抗 RA33、抗角蛋白抗体、抗核周因子、抗 Sa、抗 CCP 抗体呈阳性，病情发展至一定程度还可有 X 线改变。

3. Still 病 本病以发热、关节炎或关节痛、皮疹为主要临床表现。皮疹常与高热伴随出现，热退疹退；高热常持续 1 周以上。白细胞增高明显，$> 10 \times 10^9/L$，中性粒细胞 > 0.8，常伴淋巴结和（或）肝脾肿大。

4. 结核感染变态反应性关节炎（Poncet 病） 本病系由结核感染后引起机体产生的一种变态反应。主要表现为发热，伴有多发性关节炎或关节痛，常由小关节开始，逐渐波及大关节。体内可有活动性结核病灶，胸片可发现肺结核，结核菌素试验阳性，非甾体抗炎药治疗无效，而抗结核治疗有效。

5. 链球菌感染后状态 本病是否是一个独立疾病尚有争论。临床表现是在上呼吸道炎或扁桃体炎后出现血沉加速、低热、关节痛，有时还可有心悸、心电图出现 ST－T 改变。但青霉素和小剂量激素治疗后症状很快消失，也不再复发。

6. 感染性心内膜炎 有进行性贫血、黏膜或皮肤瘀斑、脾肿大、皮肤或内脏栓塞表现；血培养细菌阳性是最可靠的诊断依据，白细胞总数明显增加，中性多形核白细胞比例也增高；心脏彩色多普勒超声可发现心瓣膜上赘生物。

7. 病毒性心肌炎 本病以鼻塞、喷嚏、流涕伴眼结膜充血、流泪等卡他性炎症为前驱症状，实验室检查有病毒血清学改变，如中和试验的抗体效价在 3～4 周内升高 4 倍以上。病毒性心肌炎常有较明显的胸痛、心悸和顽固性心律失常。其心律失常呈较复杂的变化，如期前收缩呈多源性、多发性，较为持续存在。常需用抗心律失常药才能控制。

8. 血液病　儿童期和青年期急性淋巴细胞白血病早期较容易与风湿热混淆，前者还具有以下特点：出血症状较明显，除皮肤、黏膜外可有其他器官如肾脏（血尿）、消化道和中枢神经系统出血；全身淋巴结、肝、脾肿大；骨髓检查可发现异常幼稚细胞增多，这是该病的重要诊断依据。

第五节　治疗

（一）治疗原则

治疗原则是：①去除病因，消灭链球菌、清除感染病灶。②积极抗风湿治疗，迅速控制临床症状。③治疗并发症，改善疾病的预后。④根据不同情况，实施个别化处理原则。

（二）基本治疗措施

1. 一般治疗　应注意保暖、防寒、防潮。发作风湿热有心脏受累时应卧床休息，待体温、血沉正常，心动过速控制或明显的心电图变化改善后，继续卧床 2～3 周（总卧床时间≥4 周），然后逐步恢复活动。急性关节炎患者早期亦应卧床休息。舞蹈症患者应注意安置在较安静的环境，避免神经系统受到刺激。

2. 抗生素的应用　目的是消除咽部链球菌感染，避免风湿热反复发作。迄今为止，青霉素仍被认为是杀灭链球菌最有效的药物。如青霉素过敏，可改用红霉素族，最常用为罗红霉素，亦有主张用阿奇霉素和头孢呋辛。在上述药物治疗的基础上，应坚持继发预防。

3. 抗风湿治疗　目的是控制发热、关节炎/关节痛、心脏炎的症状，对能否减少心脏瓣膜病变的发生尚缺乏肯定性结论。关于将水杨酸制剂或激素作为首选药物的问题，近年的观点是：风湿性关节炎的首选药物为阿司匹林（乙酰水杨酸），开始剂量成人为 3～4 g/d，小儿为 80～100 mg/（kg·d），分 3～4 次口服。近年 Uzid Y 等报道应用萘普生 10～20 mg/（kg·d）治疗，也有较好疗效。在应用阿司匹林和非甾体抗炎药时要注意其不良反应，最常见为恶心、呕吐、厌食、上腹不适或疼痛，严重者可有胃肠道溃疡、出血和肝肾损害，少数可发生耳鸣等神经系统症状，有特异质者可发生皮疹、哮喘等。加服胃黏膜保护剂和质子泵抑制剂可减轻或缓解上述消化道不良反应。对原患有较明显胃炎或溃疡病患者，可采用中药治疗，如正清风痛宁或帕夫林，对关节炎的治疗可收到较好疗效。

风湿热伴明显心脏炎时一般首选糖皮质激素治疗，常用泼尼松，开始剂量为成人 30 ~ 40 mg/d，小儿 1.0 ~ 1.5 mg/（kg·d），分 3 ~ 4 次口服。病情控制后逐渐减量至 10 ~ 15 mg/d 维持量治疗。为防止停用激素时出现反跳现象，可于激素停用前 2 周或更长一些时间加用阿司匹林，待激素停用 2 ~ 3 周后停用阿司匹林。病情严重，如出现心包炎、心肌炎，并急性心力衰竭，可静滴甲泼尼龙 1.5 ~ 2 mg/（kg·d）或氢化可的松 200 mg/d，亦可用地塞米松 5 ~ 10 mg/d 静脉注射，至病情改善后改口服泼尼松治疗。对一时未能确定有无心脏炎的病例，可根据杂音、心率、心律情况作出判断。一般来说心尖区或主动脉瓣区有 Ⅱ 级以上收缩期杂音或新近出现舒张期杂音，或有持续性窦性心动过速，或心律失常而无其他原因解释者，应按心脏炎处理，采用激素治疗。有部分患者对药物的耐受性较差，为减少激素和阿司匹林的不良反应，可采用两者联合治疗方案，各取其单独治疗用量的 1/3 ~ 1/2 联合应用，可减少各自的不良反应。激素最常见的不良反应为水肿、血压增高、消化道出血、感染等。

在抗风湿疗程方面，单纯关节炎的疗程为 6 ~ 8 周，心脏炎疗程最少不短于 12 周。如病情迁延，应根据临床表现和实验室结果，延长其治疗时间至半年到 1 年或更长一些时间。

以上是传统的抗风湿治疗方法。近年国外有尝试用甲泼尼龙冲击治疗风湿性心脏炎的报道，但文献报道对其疗效很不一致。

4. 丙种球蛋白的应用　近年陆续有应用丙种球蛋白治疗风湿热的报道，一般多选择性地用于严重急性风湿性心脏炎，尤其是伴心力衰竭者。多数报道认为对急性期有效，至于远期疗效，则与安慰剂无显著性差异。

5. 舞蹈症的治疗　绝大多数舞蹈症是属于轻症和良性经过，能自限而无须治疗，很少有病程持续 2 ~ 3 年。只有病情中度至重度患者才需用特殊药物治疗。目前认为可选用丙戊酸、卡马西平或氟哌啶醇等药物，但上述药物不可同时并用。激素治疗是否采用，取决于有无风湿热活动的存在。过去曾认为舞蹈症常发生在风湿热的恢复期或静止期，无须抗风湿治疗，近年有些报道提出了舞蹈症亦可能在风湿热急性期出现，文献上曾报道 1 例舞蹈症，患者 1 年后死于心脏炎。可见，对于舞蹈症患者的继发预防问题，应予充分重视。

（三）并发症的治疗

最常见的并发症为治疗过程出现的消化道反应、电解质紊乱和代谢紊乱、呼吸道感染；其次是心脏炎时出现的心律失常、心功能不全、感染性心内膜炎等。有针对性地进行处理，可改善疾病预后。

1. 心功能不全或充血性心力衰竭　这是严重心脏炎最常见的并发症，也是急性风湿热致死的最主要原因。应针对心功能不全采用利尿、强心处理，加用小剂量洋地黄制剂，以静注毛花苷 C 或口服地高辛为宜。有肺水肿时应兼用吸氧、氨茶碱、吗啡等药物，激素如地塞米松静注也是重要的应急措施。

2. 心律失常　最常发生的心律失常为窦性心动过速、室性或室上性期前收缩、传导阻滞。多数患者在抗风湿治疗后心律失常能改善，甚至进一步缓解，但部分心动过速患者需加用抗心律失常药如美托洛尔（倍他乐克）或胺碘酮等治疗。

3. 呼吸道感染　应针对具体情况做痰液检查，及时、足量地选用有效抗生素控制呼吸道感染。

4. 亚急性感染性心内膜炎　这是 RHD 常见的并发症，而临床上往往容易注意到风湿热发作而忽视心内膜炎并存的可能性。对 RHD 风湿活动的患者，经抗风湿及实施有效的继发预防后，心脏情况无明显改善时，必须排除亚急性感染性心内膜炎并存的可能性，应做血培养并密切观察，早期作出诊断，选用有效、足量、足疗程的杀菌剂治疗。

5. 消化道并发症　由于应用激素和阿司匹林，消化道不良反应包括胃痛、胃胀，溃疡病、胃肠道出血的症状常有发生。对于患有慢性消化道疾病者，应在抗风湿治疗的同时加用胃黏膜保护剂，可选用复方氢氧化铝、雷尼替丁、法莫替丁、美索前列醇或质子泵抑制剂。

6. 电解质及代谢紊乱　应定期做电解质、血糖、血脂、血尿酸和血压的检查，以尽早诊断及进行相应处理。

（四）其他疗法

如经上述治疗，风湿热仍反复发作，链球菌感染无法控制，应细致分析患者的具体情况，是否存在特殊的环境因素或个体免疫力的差异，可试用下列措施。

1. 易地治疗　目的是去除链球菌反复感染和其他诱发风湿热发作的各种外界因素，这对长期处于潮湿、寒冷、空气高度污染、通风环境恶劣的患者，不失为有效的治疗措施。

2. 提高机体免疫力　可进行一些有效的健身锻炼，进行适度的有氧运动，包括太极拳、气功、户外散步，亦可使用提高机体免疫力的药物和食物，如灵芝、冬虫夏草、蜂王浆，对提高机体免疫力、对抗链球菌感染具有一定疗效。

第二章　痛风

第一节　流行病学、病理和发病机制

痛风是由关节内尿酸晶体所引发的一种炎性关节炎。急性痛风是以间歇发作为特征的，是人类最疼痛的疾病之一。慢性痛风石性痛风通常在急性间歇性痛风数年后发生。除与痛风本身相关的疾病外，该病同胰岛素抵抗综合征、高血压、肾病、酗酒及细胞转化增加等疾病均相关。痛风常与高尿酸血症相关。

一、流行病学

痛风主要发生在男性及绝经后女性中。该病很少发生在青春期前的男性及绝经前的女性身上。

痛风的患病率随着年龄增长而增高，在 80 岁以上的老年男性中达 9%，女性达 6%，男性血清尿酸浓度较女性平均增高约 1 mg/dl，但绝经后女性血清尿酸水平与男性接近。两性尿酸水平的差异可能源自雌激素对肾小管处理尿酸能力的影响；绝经前女性的雌激素水平可使肾对尿酸的清除更为有效。非裔美国人痛风的患病率高于高加索人，可能反映了非裔美国人高血压的发病率较高。由于主要在中年富有男性身上发病，所以痛风曾被认为是富裕病，一度被称为"贵族病"。然而，新近的流行病学资料显示，在低收入家庭中痛风的患病率更高，这或许反映了社会经济低的阶层有更多痛风危险因素，如肥胖、高血压和带有大量红肉的西式饮食结构。

原发性痛风是指痛风的发生无明确原因者（如 Lesch – Nyhan 综合征或者使用利尿剂）。在过去 20 年中，在两性中的发病率均增加了一倍。饮食及生活习惯、肥胖者增多、代谢综合征、高血压、器官移植及某些药物使用的增加（如低剂量水杨酸盐及利尿剂）也许能解释痛风发病率的上升。

二、高尿酸血症及痛风的发病机制

人类是目前已知的唯一能自发罹患痛风的哺乳动物，其原因可能是由于高尿酸血症仅常见于人类。在大多数鱼、两栖动物及非灵长类哺乳动物体内，嘌呤代谢产生的尿酸经过尿酸氧化酶的氧化代谢，生成可溶性更好的尿囊素。在人体中，两种引入终止密码提前的基因突变使得尿酸氧化酶基因严重受损。尿酸氧化酶的缺乏，以及滤过尿酸的广泛重吸收，导致人体血浆中的尿酸水平约 10 倍于其他大多数哺乳动物（0.5 ~ 1.0 mg/dl）。尿酸作为人血液内的主要抗氧化剂是人类进化的产物。

（一）尿酸的溶解度

尿酸是一种弱酸（pKa = 5.8），其在生理 pH 时，主要以尿酸盐这一离子化形式存在。总体来说，尿酸过饱和以及晶体形成的风险与体液中尿酸盐的浓度相平行。群体研究显示血清尿酸水平与痛风的发病风险有直接的关系。相反，尿酸水平的降低与痛风复发风险的降低相关，证实了尿酸水平与痛风性关节炎之间的因果联系。尿酸在关节滑液中的溶解度也受其他因素的影响，包括温度、pH、阳离子浓度、关节内的水合状态及存在尿酸晶体可在其周围融合的成核因子（如非聚集的蛋白多糖、不可溶的胶原和硫酸软骨素）。

上述因素的变化可导致在特定尿酸水平下痛风发作风险的某些不同。而且，这些危险因素或许能解释痛风一些有趣的临床表现：①好发于第一跖趾关节，即所谓的足痛风（由于人体外周体温较低所致）。②倾向于发生在有骨关节炎的关节内（因为这些关节内存在成核碎片）。③常在夜间发作（可能是关节内脱水发生于夜间的结果）。

（二）尿酸的代谢

体内尿酸的数量有赖于饮食摄入、合成与尿酸排泄之间的平衡。高尿酸血症可由尿酸产生过多（占 10%）、尿酸排泄减少（占 90%）或者二者兼有所致。嘌呤前体物可分为外源性的（饮食）或者内源代谢性的（合成和细胞转化）。

饮食中嘌呤的摄入是血尿酸的重要来源。例如，数天完全无嘌呤饮食能够使正常人的尿酸从平均 5.0 mg/dl 降至 3.0 mg/dl。食物内尿酸的生物利用率取决于其细胞构成及细胞内容物的转录和代谢活性。然而，目前绝大多数食物中嘌呤的准确含量及性质还知之甚少，尤其是经过烹饪或加工后。摄入的嘌呤前体物的消化需经过以下步骤：①核酸被胰核酸酶分解成核苷酸。②寡核苷酸在磷酸二酯酶的作用下分解为单核苷酸。③胰腺及黏膜上的酶去除核苷酸上的糖基及磷酸盐。将含嘌呤饮食添加到无嘌呤饮食中能够使血尿酸得到不同程度的增高，增高的程度取决于嘌呤的含量及成分。例如，RNA 对尿酸浓度的影响大于等量的 DNA；核糖单核苷酸的影响比核苷酸大；腺嘌呤比鸟嘌呤影响大。

一项大型的前瞻性研究显示，食用肉类量占前 1/5 的男性发生痛风的风险要比食用肉类量占后 1/5 的男性高 41%；食用海产品量占前 1/5 的男性发生痛风的风险要比食用海产品量占后 1/5 的男性高 51%。美国男性和女性为代表样本的研究显示，更多地食用肉类及海产品与更高的血清尿酸水平相关。痛风的风险随富含嘌呤的食物的不同而变化，这可用所含嘌呤的类型、含量及嘌呤代谢生成尿酸的生物利用率的不同来解释。实际上，这些数据显示对痛风或者高尿酸血症的患者采用限制嘌呤摄入的饮食时，仅在限制动物源性嘌呤有效，但是对于富含蛋白质、纤维素、维生素及矿物质的高嘌呤蔬菜来说却不适用。

同样，除鱼类摄入外，对痛风或高尿酸血症患者饮食建议的研究结果的内涵与新的健康饮食金字塔大体一致，如图 2-1。可考虑使用植物源性 $\Omega-3$ 脂酸或二十碳五烯酸与二十二碳六烯酸补充剂代替鱼类消耗，以提供这类脂肪酸的益处，而不增加痛风风险。

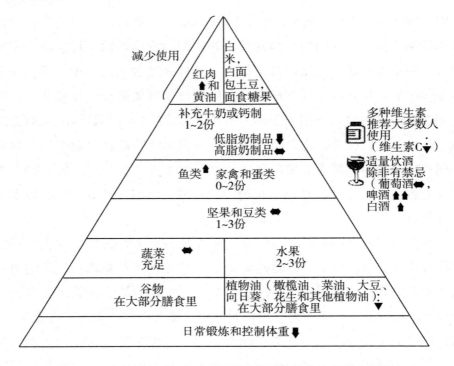

图 2 - 1　饮食对痛风风险的影响及其在健康饮食金字塔上的含义

注：饮食与痛风风险之间关系的数据主要来自近期的"健康人员随访研究"。向上的实心箭头代表痛风风险升高，向下的实心箭头代表风险降低，水平箭头代表对痛风风险无影响。虚线箭头代表对痛风风险可能有影响，但缺乏客观证据。

（三）尿酸生成的途径及先天性代谢缺陷

绝大多数内源性尿酸盐生成过多的患者系代偿性嘌呤升高，在增殖性和炎症性疾病（如血液恶性肿瘤及银屑病）中是由于细胞转化增快所致；药物可引起尿酸生成过多（如化疗）；或者组织缺氧。只有少数（10%）尿酸产生过多的患者存在先天性代谢病，如 PRPP 合成酶活性过强或者次黄嘌呤—鸟嘌呤磷酸核糖转移酶（HPRT）不足。尿酸生成途径的步骤涉及高尿酸血症及痛风的发病机制，如图 2 - 2。

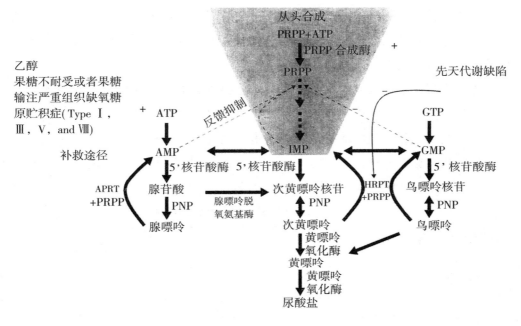

图 2-2　参与高尿酸血症和痛风发病机制的尿酸盐生成途径

PRPP 合成酶的基因突变造成该通路的过度活化。过度活化的 PRPP 合成酶使得 PRPP、嘌呤核苷酸、尿酸生成速度增快，从而导致痛风及尿石症。编码 HPRT 的基因突变与从单纯的高尿酸血症到高尿酸血症并发广泛的神经系统和行为失常（Lesch-Nyhan 综合征）等一系列疾病谱相关。没有 HPRT，次黄嘌呤是不能够被再利用的，只能被降解成为尿酸盐。PRPP 的利用不足及次黄嘌呤核苷酸与鸟嘌呤核苷酸含量在补救途径中的下降均可通过反馈抑制嘌呤的从头合成，从而导致高尿酸血症。由于这两种酶缺陷均具有 X 连锁特质，因此男性纯合子会受影响。此外，绝经后痛风及尿路结石可见于女性携带者中。青春期前男孩的高尿酸血症常提示上述酶中某个酶的缺陷。

（四）饮酒及痛风

与净腺苷三磷酸（ATP）降解相关的疾病可导致腺苷二磷酸（ADP）和腺苷一磷酸（AMP）的积聚，并迅速降解为尿酸，从而造成高尿酸血症。包括急性、严重疾病例如成人呼吸窘迫综合征、心肌梗死或者癫痫持续状态，导致组织缺氧，线粒体内 ADP 合成 ATP 不足。高尿酸症也与饮酒相关，酒精摄入通过净 ATP 降解为 AMP 增加尿酸生成。

　　与脱水及代谢性酸中毒相关的尿液尿酸排泄减少也可能在饮酒相关高尿酸血症中起作用。一项前瞻性研究证实了酒精摄入、尿酸水平与痛风的风险之间存在剂量—效应关系。

　　该项研究还发现痛风的风险随含酒精饮料种类的不同而变化：啤酒的风险大于白酒，但是适度地饮用红酒不增加痛风风险。这些发现提示在酒精饮料中的某些非酒精成分也在尿酸代谢中扮演重要角色。啤酒中所含的嘌呤对血尿酸产生的影响足够增大酒精本身对高尿酸血症的影响，故发生痛风的风险要大于白酒和红酒。高尿酸血症的原因及降尿酸药物，见表2-1。

表2-1　高尿酸血症的原因及降尿酸药物

高尿酸血症的原因
尿酸盐生成过量
遗传性酶缺陷
HGRT不足、PRPP合成酶生成过量
细胞更新增加
骨髓增殖性及淋巴增殖性疾病、真性红细胞增多症、恶性肿瘤、溶血性疾病、银屑病
富含嘌呤的食物
肥胖
ATP降解加速
乙醇、果糖、严重组织缺氧或者肌肉使用过度、糖原贮积症（Ⅰ、Ⅲ、Ⅴ、Ⅶ型）
增高尿酸的药物
细胞毒性药物、华法林、维生素B_{12}（恶性贫血患者）、乙氨基-1，3，4-噻重氮、4-氨基-5-咪唑羧酰胺核糖苷
尿酸排泄不足
与尿酸排泄不足相关的临床疾病
肾衰竭、高血压、代谢综合征、肥胖
某些肾病
铅中毒导致肾病、多囊肾、髓质囊性肾疾病、家族性幼年高尿酸
血症肾病
通过反刺激URAT1增加尿酸重吸收的药物
吡嗪酰胺、水杨酸盐（低剂量）、烟酸盐、乳酸盐、β-羟基丁酸盐、乙酰醋酸盐
通过URAT1或其他机制降低肾尿酸盐排泄的药物、利尿剂、乙醇、胰岛素、β-阻滞剂

高尿酸血症的原因
降尿酸药物
黄嘌呤氧化酶抑制剂
别嘌醇、非布索坦
尿酸氧化酶
通过直接抑制 URAT1 降低尿酸盐重吸收的药物
丙磺舒、磺吡酮、苯溴马隆、氯沙坦、水杨酸盐（高剂量）
通过抑制 URAT1 或者其他机制的排尿酸药
氨氯地平、非诺贝特、维生素 C、雌激素、血管紧张素 Ⅱ、甲状旁腺素

注：ATP，腺苷三磷酸；HGRT，次黄嘌呤—鸟嘌呤磷酸核糖转移酶；PRPP，5′-磷酸核糖-1-焦磷酸盐；URAT1，尿酸盐运载体-1。

（五）肥胖、胰岛素抵抗和高尿酸血症

逐渐增加的肥胖及胰岛素抵抗综合征均与高尿酸血症联系紧密。身体质量指数、腰臀比、体重增加均与男性痛风有关，体重减轻与尿酸水平下降及痛风风险降低有关。体重的下降导致嘌呤的从头合成减少和血清尿酸水平降低。不论对健康人还是高血压患者来说，外源性胰岛素均能够降低肾对尿酸的清除，这给肥胖、胰岛素抵抗、2 型糖尿病与痛风提供了额外的联系。

胰岛素能够通过刺激尿酸—阴离子交换器 URAT1 和（或）肾近曲小管刷状缘上 Na^+ 依赖的阴离子协同转运体来促进肾尿酸的重吸收。一些研究者认为瘦素及增高的腺苷水平可能导致高尿酸血症。肥胖及胰岛素抵抗综合征的流行给预防和控制痛风带来了重要的挑战。

三、尿酸盐的肾转运

肾尿酸盐转运需要经过一个包含四个步骤的模型：①肾小球滤过。②滤过的尿酸盐几乎被完全重吸收。③再分泌。④在余下的近曲小管再进行分泌后重吸收。促尿酸排泄药的靶分子近来已被确定，是肾近曲小管负责重吸收滤过的尿酸盐的阴离子交换器。作者利用人类基因组数据库，搜索有机阴离子转运分子（OAT）基因家族新的基因序列，并确认了 URAT1（SLC22A12），这是在近肾单位刷状缘顶端表达的一种新的运载体。尿酸—阴离子交换活动与 URAT1 相

似，最初发现于能够吸收尿酸盐的物种如大鼠和狗的刷状缘膜囊（BBMV）上，其后在人类肾中也证实了它的存在。注射了 URAT1 编码的 RNA 的非洲爪蟾属卵母细胞可转运尿酸盐，而且呈现的药理学特性与人 BBMV 资料相一致。上述以及其他实验均表明促尿酸排泄药（如丙磺舒、苯溴马隆、磺吡酮及氯沙坦）能够直接抑制肾小管细胞顶端边缘的 URAT1（即顺式抑制）。与此相反，抗尿酸排泄的物质（如吡嗪酰胺、烟酸盐、乳酸盐、丙酮酸盐，β－羟基丁酸盐及乙酰乙酸）可作为细胞内的阴离子，从而刺激阴离子交换和尿酸盐的重吸收（即反式刺激）。

尿酸盐运载体－1 对尿酸盐的内稳态起着至关重要的作用：少数肾性低尿酸血症患者是由于编码 URAT1 的 SLC22A12 基因发生功能丧失性基因突变所致，表明该交换器对近曲小管的重吸收极为重要。此外，吡嗪酰胺、苯溴马隆和丙磺舒不影响 SLC22A12 功能丧失性基因突变纯合子个体的尿酸盐清除，这进一步说明了 URAT1 无论是对抗尿酸排泄药物还是促尿酸排泄药物作用的发挥都是必要的。

抗尿酸排泄药物通过刺激肾的重吸收而不是抑制肾小管的分泌来发挥作用。其机制涉及肾尿酸盐重吸收的启动，主要是通过近曲小管上皮细胞上 Na^+ 依赖的具有反式刺激尿酸盐重吸收的阴离子。近曲小管刷状缘上的运载体可以调节吡嗪酰胺、烟酸盐、乳酸盐、丙酮酸盐、β－羟基丁酸盐及乙酰乙酸的 Na^+ 依赖的重吸收作用。上述物质均为单价阴离子，都可作为 URAT1 的底物。血浆中这些抗尿酸排泄阴离子浓度的增高导致其肾小球滤过增加，以及近曲小管重吸收增多。反过来，上皮细胞内增高的阴离子浓度可以通过促进 URAT－1 依赖的阴离子交换而促进滤过尿酸盐的重吸收（反式刺激）。

尿酸盐在近曲小管的重吸收表现为继发 Na^+ 依赖的方式，致使近曲小管细胞的 Na^+ 依赖的运载体刺激刷状缘尿酸盐的交换。尿酸盐本身不是 Na^+－阴离子运载体的底物。相关的 Na^+ 依赖的阴离子协同运载体的分子定性还不明确。然而，目前认为，最可能的候选基因是 SLC5A8，该基因编码 Na^+ 依赖的乳酸盐和丁酸盐协同转运体。SLC5A8 编码蛋白也可能同时转运吡嗪酰胺和烟酸盐，这使得其可能在非洲爪蟾属卵母细胞内和 URAT1 一同表达来运输尿酸。

抗尿酸排泄机制能够解释长久以来临床的观察结果，高尿酸血症分别由糖

尿病酮酸中毒时的 β - 羟基丁酸盐及乙酰乙酸、酒精中毒时的乳酸、烟酸和吡嗪酰胺治疗中的烟酸盐及吡嗪酸盐浓度增高的所致。尿酸盐的沉积也可以是由于细胞外液量减少及血管紧张素 Ⅱ、胰岛素及甲状腺激素分泌过多所致。URAT1 和 Na$^+$ 依赖的阴离子协同转运蛋白可能是这些刺激的靶点。

某些阴离子能够与 URAT1 相互作用，通过反式刺激或者顺式抑制近曲小管顶端的尿酸交换，增加或者减少肾尿酸盐排泄，从而具有双重作用。例如，低浓度的吡嗪酸盐能够通过反式刺激增加尿酸盐的重吸收。相反，更高浓度者却能够通过 URAT1 的细胞外反式抑制而减少尿酸盐的重吸收。对尿酸排泄的双向作用，即低剂量时抗尿酸排泄而高剂量时促尿酸排泄，亦见于水杨酸盐。水杨酸盐顺式抑制 URAT1，可解释高剂量时的促尿酸排泄作用；低剂量时的抗尿酸排泄表明细胞内水杨酸盐作为 Na$^+$ - 吡嗪酸盐运载体的底物可反式刺激 URAT1。

四、痛风的病理学

中性粒细胞滑膜炎是急性痛风发作的标志。急性痛风关节炎表现为滑膜浅层及血管周围弥漫性多形核白细胞浸润，渗出液中含多形核嗜中性粒细胞及附着于滑膜表面的纤维素。在急性痛风滑膜炎中还能观察到滑膜细胞的增殖，以及淋巴细胞、巨噬细胞的浸润，偶见浆细胞。

痛风石是嘌呤代谢障碍致尿酸盐结晶沉积于关节周围组织，引起慢性炎症和纤维组织增生形成的结节肿，既能在关节滑膜中发现，也能在其他部位发现。在关节滑膜及其他部位的痛风石的晶体是针状的，通常放射状排列成簇。痛风石的组织病理学显示为由单核和多核巨噬细胞、成纤维细胞及淋巴细胞围绕无定型团块或单尿酸钠盐（MSU）晶体组成的异物肉芽肿。其他组成痛风石的成分包括脂类、黏多糖和血浆蛋白。至少有些病例在首次痛风发作时即可在关节滑膜中观察到痛风石。这些滑膜中的痛风石通常位于近关节表面，且包裹痛风石的壳非常脆弱，以至于轻微外伤或者晶体平衡的改变均可导致尿酸盐晶体释放入关节引起痛风发作。

五、尿酸盐晶体引发的炎症

痛风急性发作时关节液内的尿酸盐晶体可能是来自关节滑膜内原有沉积的

破裂或者新生沉积的产生。然而，在无症状关节的滑液中发现晶体这一现象说明除晶体外的其他因素在调节炎症反应中起了重要作用。

通过刺激体液及细胞介质的合成和释放，尿酸盐晶体启动、扩大，并维持炎性发作的强度。尿酸盐晶体通过两种广泛的机制来与吞噬细胞相互作用。首先，它们通过调理作用和被吞噬颗粒激活细胞，诱发典型的溶酶体溶解，呼吸爆发，释放炎症介质等吞噬细胞反应。其他的作用机制涉及尿酸晶体的特性，通过对吞噬细胞细胞膜的干扰和膜糖蛋白的交联直接作用于膜脂质和蛋白。这种作用导致几种信号传导通路的活化包括 G 蛋白质、磷脂酶 C 和磷脂酶 D、Src 酪氨酸激酶、分裂素活化的蛋白激酶 ERK1/ERK2、9c - Jun N 端激酶和 p38 分裂素活化蛋白激酶。上述步骤对单核细胞中晶体引起的白介素（IL）8 的表达起了重要作用，后者在中性粒细胞的积聚上发挥关键作用。近来，固有免疫反应包括 Toll 样受体（TLR）2 和 4 被证实参与软骨细胞及巨噬细胞信号传导。此外，骨髓细胞触发受体 1（TREM - 1）的诱导表达被认为是参与急性痛风炎症加重的早期、诱导的固有免疫反应的另一个潜在机制。

痛风的动物模型表明单核细胞与肥大细胞参与炎症早期阶段，中性粒细胞的浸润发生较晚。来自无炎症的关节内的巨噬细胞可含有尿酸盐晶体。单核吞噬细胞的分化情况决定了是否晶体会触发炎症反应。在吞噬尿酸盐晶体后，未分化的单核细胞可诱导促炎因子（肿瘤坏死因子 α、IL - 1β、IL - 6、IL - 8 及环氧化酶 2）的产生和内皮细胞的活化。而分化良好的巨噬细胞不能够诱导这些因子或者活化内皮细胞。这些发现说明单核细胞在刺激痛风急性发作上扮演了核心角色。相反，分化了的巨噬细胞则扮演了抗炎角色，有助于终止痛风发作并使其回归到无症状状态。此外，痛风的动物模型证实肥大细胞参与了晶体诱导的炎症的早期阶段。通过 C3a、C5a 及 IL - 1 的作用，肥大细胞释放组胺及其他炎性介质。血管舒张、血管通透性增加和痛风典型的疼痛也受激肽类、补体分裂肽及其他血管活性前列腺素的调节。

中性粒细胞——内皮细胞的相互作用导致中性粒细胞涌入，是痛风炎症反应的核心事件，也是秋水仙碱发挥药理学作用的基础。中性粒细胞涌入被认为是由 IL - 1、肿瘤坏死因子 α、IL - 8、中性粒细胞趋化蛋白 1（MCP - 1）及其他细胞因子与趋化因子所触发的，内皮细胞——中性粒细胞黏附所促进的。中性粒细胞的移行涉及中性粒细胞—内皮细胞相互作用，是由细胞因子诱导的簇集于内皮细胞上的 E 选择素调节的。秋水仙碱通过改变内皮细胞和中性粒细胞上的选择素的数目和分布来干扰两者间的相互作用。

一旦进入滑液组织中，中性粒细胞顺着化学趋物如 C5a，白细胞三烯 B4，血小板活化因子，IL−1、IL−8 的浓度梯度流动。在这些因子中，IL−8 及生长相关的基因趋化因子对中性粒细胞的侵入发挥了核心作用。例如，在尿酸晶体引发的人单核细胞反应中，仅 IL−8 就与约 90% 的中性粒细胞趋化活性相关。因此，中和 IL−8 或其受体为痛风的治疗提供了可能的靶位。其他的中性粒细胞趋化因子，包括钙粒蛋白家族成员 S100A8 及 S100A9，也参与了尿酸晶体诱导的中性粒细胞移行。

数个途径参与了急性痛风的自限特征的形成。在体外，分化了的巨噬细胞对尿酸晶体的清除作用，被认为与白细胞和内皮活化的抑制相关。中性粒细胞的凋亡及其他凋亡细胞的清除代，表了急性炎症缓解的基本机制。转化生长因子 β 大量出现在急性痛风的关节滑液内，可抑制 IL−1 受体的表达及 IL−1 源性细胞炎性反应。此外，尿酸盐晶体能够诱导过氧化物酶体增殖活化受体−γ 受体（PPAR−γ）在人单核细胞中表达，促进中性粒细胞及巨噬细胞凋亡。与之相似，IL−10 的上调表达可限制实验性尿酸盐诱导的炎症，可能起到痛风炎症天然抑制剂的功能。蛋白水解分裂使炎症介质失活、趋化因子受体的交叉脱敏作用、脂氧素类的释放、IL−1 受体拮抗剂及其他的抗炎介质均有助于缓解急性痛风。由于血管通透性增高，大分子物质，如载脂蛋白 B、E 及其他血浆蛋白，进入滑液囊也有利于痛风的自发缓解。

慢性痛风性关节炎通常发生在痛风发作数年后。参与尿酸盐诱导的急性炎症反应的细胞因子、趋化因子、蛋白酶类及氧化剂也参与了慢性炎症，导致慢性滑膜炎、软骨丢失和骨侵蚀。即使在痛风发作的缓解期，由于白细胞在关节内吞噬晶体，轻度滑膜炎仍可能在受累关节持续存在。尽管高尿酸血症和急性痛风发作都得到了充分的治疗，但是关节镜下所见到的位于软骨表面的痛风石仍可能导致软骨溶解。被覆的软骨细胞吞噬微晶体，产生活化的金属蛋白酶。此外，晶体—软骨细胞膜间的相互作用能够触发软骨细胞活化、IL−1β 和诱导型一氧化氮合成酶基因的表达，一氧化氮释放和基质金属蛋白酶，导致软骨破坏。晶体还能够抑制 1，25 – 二羟胆钙化醇诱导的碱性磷酸酶及骨钙素活性。因此，晶体能够通过减少成骨细胞的合成作用而改变其表型，从而导致近关节处的骨破坏。

第二节　临床特征

痛风是一种与高尿酸血症相关的临床疾病，由单钠尿酸盐结晶在关节内或者结晶在关节周围组织沉积所致。晶体沉积相关症状包括急性关节炎发作、慢性破坏性关节病，以及软组织内单钠尿酸盐结晶的聚积。痛风的非关节（软组织）的临床表现包括痛风石形成及晶体在肾集合管中沉积，从而导致尿石症，如图 2 – 3。

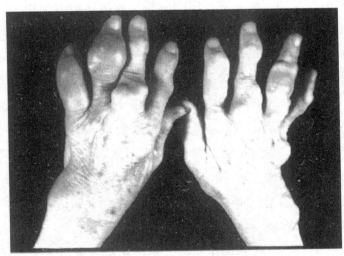

图 2 – 3　晚期痛风患者所有手指及右侧第五掌指关节及双腕可见巨大的痛风石

一、典型痛风的分期

典型痛风的病程分为三个不同的阶段：无症状高尿酸血症、急性间歇性痛风期和晚期痛风，如图 2 – 4。从无症状高尿酸血症进展为晚期痛风的速度因人而异，有赖于众多的内在及外在因素。

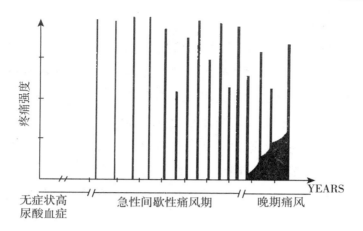

图 2 - 4　经典痛风的疾病发展的三个阶段

（一）无症状高尿酸血症

高尿酸血症是一种基于流行病学或生理学角度的、常见的生化异常。在细胞外液中，pH 7.4 时，98% 的尿酸以尿酸盐的形式存在。在临床实验室检测中，高尿酸血症的定义是：血清尿酸水平高于年龄性别相匹配的健康人群的均值加两个标准差。依据该标准，正常血清尿酸的上限值多为 8.0 ~ 8.5 mg/dl。然而，从生理学角度来说，血清尿酸大于 6.8 mg/dl 即为高尿酸血症，因为该浓度已超过体液中单钠尿酸盐的溶解度。儿童期血清尿酸盐水平相对较低（2.0 ~ 4.0 mg/dl）。在男性中，这一数值从青春期开始大幅上涨、达峰，并维持整个成年期。在女性中，血清尿酸的水平在成年早期逐渐上升，直到绝经期后达峰。这种血清尿酸水平升高的时差，是痛风好发于男性的主要原因。

痛风的发病率随着年龄的增长及高尿酸血症的程度而增加。一项标准化年龄的研究显示，在尿酸水平为 7.0 ~ 8.0 mg/dl 的受试者中，痛风性关节炎的累计发病率为 3%；而在尿酸水平 9.0 mg/dl 及以上的受试者中，痛风性关节炎的 5 年累计发病率为 22%。当然，绝大多数高尿酸血症患者并不会出现尿酸过多的相关症状，如痛风性关节炎、痛风石或肾结石。

（二）急性间歇性痛风期

急性痛风的首次发作常见于无症状高尿酸血症数十年后。17 世纪，著名医生托马斯·西德纳姆记录了其本人的痛风经历，生动地描述了急性痛风发作最初数小时的情形。

患者上床入睡时感觉良好。凌晨两点左右，他被痛醒；疼痛可发生于拇趾、足跟、小腿或踝关节。疼痛犹如骨头脱臼，受累部位好似冷水泼过一般；表现颤抖、冷战继而发热。疼痛初起尚和缓，随后愈演愈烈，至深夜达到顶峰，转向跗骨和跖骨的骨骼及韧带。时而是韧带的剧烈牵拉撕裂痛，时而是噬咬般疼痛，时而是压迫感。与此同时，患处的感觉变得极为敏锐，以至于不能承受被子的重量和人在房间走动时的震动。

这段经典的描述刻画了急性痛风性关节炎时的剧痛，提起痛风常常会想起这段临床描述。

对男性而言，痛风的首次发作时间多在 40～60 岁之间。而在女性，痛风发作的年龄相对更晚，且与数个因素相关，包括绝经年龄及噻嗪类利尿剂的使用。痛风发作前驱表现为受累关节快速进展的发热、肿胀、红斑及疼痛。经历 8～12 小时后，疼痛从最初微小的刺痛直至剧痛。初次发作通常为单关节，且半数患者发生于第一跖趾关节。第一跖趾关节的累及率在痛风患者中可高达 90%，即所谓的足痛风（源于希腊语中的"足陷阱"）。痛风初次发作常累及的其他关节包括足中段、踝关节、足跟、膝关节，其次为腕关节、指关节及肘关节。疼痛通常很剧烈，但可因人而异。就像西德纳姆所观察到那样，当累及下肢关节时，患者行走困难，甚至无法行走。

在痛风急性发作的早期，约 30% 的患者可出现高于 38℃ 的发热。痛风发作所致的皮肤红斑可越过受累关节范围，呈现类似细菌性蜂窝织炎的表现，如图 2-5。

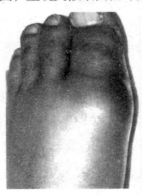

图 2-5　急性痛风关节炎累及第一跖趾关节

未经治疗的急性痛风的自然病程不尽相同，从数小时即缓解的轻微疼痛（小发作）到持续 1~2 周的严重发作。在急性间歇性痛风的早期，急性关节炎不常发作，发作之间的间隔有时可长达数年。随着时间的推移，痛风发作的频率增高、持续时间延长、累及关节数增多。

急性间歇性痛风的间歇期与其急性发作一样有特征性。既往受累关节已无症状。尽管如此，其关节滑液检查却常可见尿酸盐晶体。一项研究显示，在既往曾有发作的 37 个膝关节滑液检查中，有 36 个存在尿酸盐晶体。关节滑液发现尿酸盐晶体者，其关节滑液的细胞计数均值亦高于无尿酸盐晶体者（449/mm^3 vs 64/mm^3）。这些精细的差异显示存在亚临床炎症。

（三）晚期痛风

尽管有以痛风石为首发临床表现的病例报道，但通常认为晚期痛风（有时被认为是慢性痛风石痛风）常需经历 10 年甚至更长时间的急性间歇性痛风期。间歇期不再有无痛期是急性间歇性痛风进展为慢性痛风石痛风的标志。受累关节呈现持续性不适及肿胀，但程度比急性发作时要轻得多。在慢性疼痛基础上可有痛风发作，如不治疗，痛风甚至会每隔几周就发作一次。如果不采取正确的干预措施，这些慢性疼痛会随着时间的推移而逐步加重。这一阶段初，数年的痛风患者查体时不一定都可发现痛风石。但是，MRI 发现的关节周围痛风石，以及通过关节镜发现的"微小痛风石"在该阶段早期肯定已经存在了，实际上它们在急性间歇性痛风期的早期可能已经存在了。这一时期多关节受累更为常见。由于手足小关节常弥散性对称性受累，故慢性痛风石痛风易与类风湿关节炎的对称性多关节炎相混淆。

单钠尿酸盐形成痛风石的进展情况取决于高尿酸血症的持续时间及严重程度。亨奇发现未经治疗的痛风患者，从首次急性痛风发作到出现痛风石平均需要 11.7 年。一项纳入了 1 165 例原发性痛风患者的研究显示，无痛风石的患者血清尿酸水平为 10.3 ± 1.3 mg/dl，而有广泛痛风石沉积者的血清尿酸水平为 11.0 ± 2.0 mg/dl。其他与痛风石形成相关的因素包括：早年起病的痛风、长期活动且未经治疗的痛风、平均每年发作 4 次，以及有明显的上肢及多关节受累的趋向者。在未经治疗的患者中，从痛风初次发作到晚期关节炎或形成肉眼可见的痛风石之间的间隔时间差异较大，范围 3~42 年，平均为

11.6 年。

　　皮下痛风石是晚期痛风最具特征性的损伤。痛风石可发生在身体的任何部位，但常见于手指、腕关节、耳郭、膝关节、鹰嘴囊，以及受压部位，如前臂尺侧和跟腱。对结节性骨关节炎患者而言，更易于在赫伯登结节中形成痛风石。痛风石亦可见于其他部位的结缔组织中，如肾锥体、心脏瓣膜及巩膜。类似结节亦可见于其他风湿病，如类风湿关节炎、多中心网状组织细胞增生症。在降尿酸药物问世之前，50%的痛风患者最终出现临床上或影像学可见的痛风石。而自别嘌醇及排尿酸药物应用以来，痛风石性痛风的发生率已经下降。

　　许多有关成熟的、多发分叶状痛风石形成过程的认识均来自索科洛夫及舒马赫的经典病理组织学的描述，以及帕尔默及其同事近期的免疫组化研究。图2-6 展示了假设的痛风石形成过程：无晶体的细胞团（巨噬细胞腺泡）通过晶体沉积、花冠状细胞肥大，以及最后晶体融合和细胞萎缩，最终形成临床上所见到的痛风石。巨噬细胞腺泡（图2-6A）是痛风石形成过程中光学显微镜下可观察到的最早期结构形态。该腺泡具有非晶体、无定型物的核心，环绕以单核吞噬细胞，形成玫瑰花样外观。中心的无定形物被认为是单核细胞的碎片，而这些单核细胞的聚集是由于对某些刺激的反应所致。

　　在腺泡形成后的某些时候，在单核细胞来源的无定形物核心内会形成小的、偏心性的、放射状排列的单钠尿酸盐结晶（图2-6B）。巨噬细胞并不吞噬单钠尿酸盐晶体，但随着晶体团块逐渐膨胀，与周围细胞相接触。该核心外壳会从1~2个细胞的厚度增殖为8~10个细胞厚的环（图2-6C）。随着痛风石的成熟，细胞环消失并且被纤维间隔取代（图2-6D），其内含成纤维细胞，偶见多核巨细胞。邻近的晶体沉淀融合形成直径1~10 cm的多发分叶状痛风石（图2-6E），其内交织着纤维丝，纤维丝含少许细胞，外被薄厚不一的纤维组织。通过 MRI 能够清晰地鉴别痛风石内的细胞及晶体成分，如图2-7。

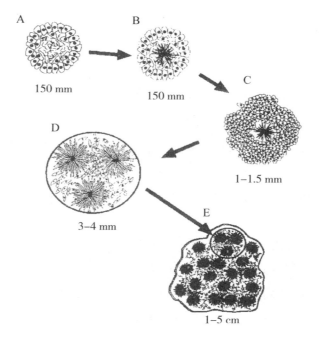

图 2-6　痛风石形成的阶段

注：A. 无晶体的巨噬细胞腺泡是痛风石最早的结构形态。B. 在腺泡的无晶体中心出现尿酸盐晶体。C. 随着晶体团块的增大，其周边环绕的巨噬细胞冠也随之肥大。D. 晶体进一步形成，致使细胞冠变薄，直到纤维隔将晶体化了的胞窝彼此分开。E. 完全成熟的痛风石。

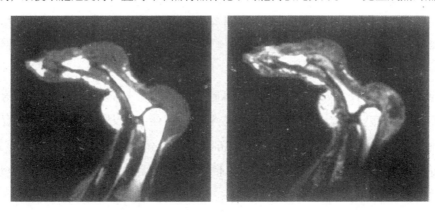

图 2-7　痛风石 MRI 扫描显示结构

注：（左）中线矢状位 MRI：痛风石导致手指关节畸形。（右）采用自旋回声技术加钆增强的 T_1 加权像显示了深层软组织的解剖结构。近端趾间关节和远端趾关节背侧的结构不均匀的痛风石清晰可见。中心的晶体沉积仍为低信号强度，但周围组织被增加。

二、罕见临床表现

（一）早发痛风

3%～6%的痛风患者在25岁前发病。早发痛风是一类特殊的亚型：通常有遗传因素、疾病进展更快和需要更加积极的降尿酸治疗。在典型痛风的大规模流行病学研究中，有25%～30%的患者有痛风和（或）肾结石的家族史。在早发痛风的患者中，有家族史者约占80%。在这群年轻患者中，覆盖几代人的详尽问诊为了解该病的遗传形式提供足够的信息（X连锁或常染色体显性或隐性遗传）。

和典型痛风一样，早发痛风也可能是尿酸盐产生过度或者肾尿酸清除率下降所致。可导致儿童和青年人尿酸盐产生过多的疾病包括嘌呤代谢酶缺陷、糖原贮积症，以及血液病，如血红蛋白病和白血病。次黄嘌呤—鸟嘌呤磷酸核糖转移酶（HGPRT）完全缺失是一种X连锁遗传的先天性嘌呤代谢缺陷病，其典型的临床表现为Lesch－Nyhan综合征。如早期未予别嘌醇治疗，这些有严重神经系统异常的男孩在十余岁时就将罹患痛风及肾结石。HGPRT部分缺失（Kelley－Seegmiller综合征）可导致早发痛风或尿酸性肾结石，也同样具有X连锁特质。该综合征患者有轻微的或无神经系统异常。

糖原贮积症中的Ⅰ型、Ⅲ型、Ⅴ型及Ⅶ型是常染色体隐性遗传病，均与早发痛风相关。在镰状细胞贫血、β地中海贫血及非淋巴细胞白血病的年轻患者中可并发痛风性关节炎。

导致年轻患者尿酸排泄减少的疾病包括一种特异性肾小管异常，即家族性幼年高尿酸血症肾病。这种常染色体显性遗传病使患者从很年轻时起即存在高尿酸血症，而且是在发现肾功能不全之前。至40岁，可导致进行性肾衰竭和终末期肾病。其他早发痛风相关的肾病包括多囊肾、慢性铅中毒、肾髓质囊性病、局灶性小管间质疾病。

（二）器官移植患者的痛风

在常规服用环孢素防止排异反应的心脏移植患者中，高尿酸血症的发病率为75%～80%。而在肾移植和肝移植患者中其发病率相对低些（约50%），推测可能是由于此类患者使用的环孢素剂量较低。在普通人群中，无症状高尿酸血症发展为痛风的概率是 1/30；而环孢素导致的高尿酸血症进展为痛风的概率高达 1/6。环孢素 A 导致的痛风与原发性痛风之间的其他不同包括：无症状高尿酸血症期和急性间歇性痛风期显著缩短，痛风石迅速出现。无症状高尿酸血症期在典型痛风中常持续 20～30 年，但在环孢素 A 导致者仅持续 6 个月～4年。同样，急性间歇性痛风期在移植患者中只持续 1～4 年，但在典型痛风中持续 8～15 年。

由于器官移植患者常需服用其他药物，如糖皮质激素及硫唑嘌呤，故其痛风症状相对于典型痛风而言，更不典型，很少有戏剧性变化。

（三）女性痛风

和其他大多数风湿性疾病不同的是，痛风在女性中比男性中少见。大多数大型综述显示，在痛风患者中，女性痛风患者不足 5%。90% 女性患者的首次痛风发作是在绝经后。除首次痛风发作的时间在女性中比男性晚以外，绝经后痛风的临床表现及病程与经典痛风相似。与男性痛风患者相比，绝经后女性痛风多与以下情况相关：如使用利尿剂（95%）、高血压（73%）、肾功能不全（50%）和曾患关节疾患，如骨关节炎。

绝经前痛风有很强的遗传倾向。大多数在绝经前发生痛风的女性存在高血压及肾功能不全。对于那些罕见的肾功能正常的绝经前女性痛风患者，应该警惕常染色体遗传的家族性幼年高尿酸血症肾病或者更加罕见的非 X 连锁先天性嘌呤代谢缺陷病。

（四）血尿酸正常的痛风

对于血尿酸水平正常者发作痛风的常见解释是：①痛风的诊断不正确。②患者实际上存在慢性高尿酸血症，只是在检测时血尿酸水平是正常的。

一些关节疾患跟痛风极为相似，包括脱水焦磷酸钙（假性痛风）、碱性钙（磷灰石）及液态脂类引起的晶体性关节病。其他可导致急性单关节病变的原因也应纳入考虑范围，如感染、结节病和外伤。临床上疑似痛风者需进行关节滑液的晶体检查以确诊。如果无关节滑液分析结果，则诊断仍有疑问。

对于高尿酸血症定义的错误理解可导致将其误诊为血尿酸正常的痛风。血清尿酸持续高于 7.0 mg/dl 为尿酸盐晶体形成提供条件，但有急性和慢性痛风患者的尿酸水平可低于该生化定义规定的高尿酸血症。事实上，约 1/3 急性痛风患者剧痛时的血清尿酸水平低于 7.0 mg/dl。产生此种现象的可能原因是疼痛刺激引起的促肾上腺皮质激素释放及肾上腺素分泌促进了尿中尿酸排泄。急性痛风发作时血尿酸正常的现象在酗酒者中比非酗酒者更常见。除别嘌醇、丙磺舒、磺吡酮等常规降尿酸药物外，大剂量水杨酸、血管紧张素 Ⅱ 受体拮抗剂、非诺贝特、糖皮质激素、华法林、愈创甘油醚及 X 线造影剂也可降低尿痛风患者的血尿酸水平，从而误认是尿酸水平正常的痛风。

据报道，2 145 例痛风患者在停用别嘌醇或者促尿酸排泄药后，1.6% 的患者血尿酸可持续正常达数月。尽管有些痛风症状很轻的患者的血尿酸在一段时间内继续保持正常，但大多数这些患者会恢复高尿酸血症。

三、急性发作的诱因

对于为什么有些高尿酸血症患者会出现晶体聚积而另一些却没有的原因尚不明。当关节滑液的尿酸浓度处于稳态时，痛风患者的关节滑液比骨关节炎或类风湿关节炎患者的关节滑液更易形成结晶。许多滑液蛋白已被报道与促进或者抑制晶体核的形成相关。已知的重要的生理性成核剂还较少，代表性的有 Ⅰ 型胶原和 γ 球蛋白亚片段。

高尿酸血症的严重程度与痛风的发生呈正相关。但是关节滑液内尿酸浓度的急剧上升或下降与急性痛风发作的关系更为紧密。血清尿酸水平的快速波动是外伤、酒精摄入及药物相关痛风的一个触发机制。

外伤常被报道是引发痛风急性发作的一个诱因。外伤可小到仅为一次长途行走，途中可无疼痛，但可引发关节内肿胀。一旦关节开始休息，关节滑液中的游离水分很快流失。其结果是导致关节滑液内的尿酸水平突然升高，从而引起尿酸盐结晶聚积及痛风发作。这一机制可解释为何痛风发作常在夜间。

乙醇摄入可通过数种机制导致痛风。饮用铅污染的走私酒可造成慢性肾小管损伤导致继发性高尿酸血症及铅痛风（铅中毒在这里是指铅或与铅相关的，该词来自古代的观点，认为这种金属构成了土星）。任何形式的乙醇摄入均可通过增加细胞内腺苷三磷酸的分解，从而导致尿酸的增加。饮用啤酒对痛风有额外的影响，因为啤酒内含有大量的可代谢为尿酸的鸟嘌呤核苷。

药物可通过快速升高或者降低尿酸水平而引发痛风。噻嗪类利尿剂能选择性影响近曲小管的尿酸盐分泌。低剂量阿司匹林（每天低于2 g）也能增高血尿酸盐水平，但更大剂量的阿司匹林却有促尿酸排泄作用，可降低血尿酸浓度。过快地增高或者降低血尿酸水平均可诱发痛风；别嘌醇就是此类情况的代表。这种矛盾现象的机制可能是当关节滑液内尿酸水平急剧改变时，滑液内的微小痛风石失稳态所致。当微小痛风石断裂的时候，晶体脱落入关节滑液，从而导致痛风发作。

四、临床相关疾病

（一）肾病

高尿酸血症造成唯一持续性损伤的内脏是肾。高尿酸血症导致的肾病共三种，包括：①慢性尿酸盐肾病。②急性尿酸肾病。③尿酸肾结石。

慢性尿酸盐肾病是由单钠尿酸盐晶体在肾髓质及肾锥体沉积所致，伴有轻度蛋白尿。尽管慢性高尿酸血症被认为是尿酸盐肾病的病因，但是此类肾病基本上不发生在没有痛风性关节炎的患者身上。进行性肾衰竭在痛风患者中较常见，但由于痛风患者常伴发多种疾病，因此很难确定肾衰竭与慢性尿酸盐肾病之间的关系。正如以下所述，常与痛风伴发的疾病，如高血压、糖尿病、肥胖及缺血性心脏病也是肾功能不全的危险因素。在很大程度上，高尿酸血症作为慢性肾实质疾病的独立危险因素这一说法仍然存在争议。高尿酸血症对肾的其他慢性影响可能不是晶体沉积所致，而是由于可溶性尿酸分子对肾小球、入球小动脉的直接作用。

急性肾衰竭可由急性肿瘤溶解综合征时的高尿酸血症所致。该综合征可在快速增殖的淋巴瘤及白血病患者接受化疗时产生。由于细胞溶解时释放大量嘌呤，致使尿酸在远曲小管及肾集合管内沉积。

急性尿酸肾病可引起尿少或无尿。通过随机尿或者24小时尿中尿酸与肌酐比值大于1.0可以将此种急性肾衰竭与其他形式的肾衰竭区分开来。

有10%~25%的痛风患者患有尿酸肾结石。其发病率与血清尿酸水平强相关，当血清尿酸在13 mg/dl以上时发生肾结石的可能性达50%。40%的患者肾结石的症状先于痛风发作。含钙的肾结石在痛风患者身上的发生率比普通人高

10 倍。

（二）高血压

25% ~50% 的痛风患者患有高血压，同时 2% ~14% 的高血压患者患有痛风。由于血清尿酸浓度与周围及肾动脉阻力直接相关，而肾血流量减少可以解释高尿酸血症与高血压的联系。肥胖及男性等因素也使高血压和高尿酸血症相关联。

（三）肥胖

不论男女，高尿酸血症及痛风均与体重十分相关，同普通人相比痛风患者经常是超重的。肥胖可能是高尿酸血症、高血压、高脂血症和动脉粥样硬化之间的联系因素。

（四）高脂血症

血清三酰甘油增高占痛风患者的 80%。尽管在痛风患者中高密度脂蛋白水平通常要低些，但高尿酸血症和血清胆固醇之间的关系仍然存在争议。血清脂类的这些异常通常不是由于遗传，而是由于生活放纵所致。

五、影像学特点

在疾病的早期，痛风的影像学改变不显著。在急性痛风性关节炎时，影像学可仅见受累关节周围软组织肿胀。在大多数情况下，关节和骨的异常发生在病史多年者，提示存在尿酸盐晶体沉积。最常见的异常多呈不对称性，且多见于足、手、腕、肘及膝。

痛风骨侵蚀的影像学与其他炎性关节病的骨侵蚀改变截然不同。痛风所致的骨侵蚀通常稍偏离关节，而典型的类风湿骨侵蚀紧邻关节表面，如图 2-8。典型痛风骨侵蚀的特征是既有萎缩又有肥大，从而导致有垂悬边缘的侵蚀（白箭头）及痛风石导致的软组织肿胀。痛风患者能保持其关节间隙直到疾病晚期。近关节处骨量减少这种类风湿关节炎常见的早期改变在痛风中罕见或者极轻微。

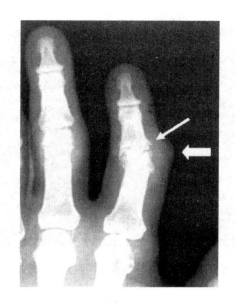

图2-8　晚期痛风的影像学改变

注：包括有垂悬边缘的典型痛风侵蚀（白箭头）及痛风石导致的软组织肿胀。

六、实验室检查及诊断

长期以来，增高的血尿酸水平被认为是痛风诊断的基石。事实上，这项实验室检查对痛风的诊断意义有限。大多数高尿酸血症的人并不会发展为痛风，而痛风发作期间其血清尿酸水平也可能正常。大多数患者痛风的确诊有赖于临床三联征：单关节炎、高尿酸血症，以及治疗后关节症状显著缓解。根据这些参数做出诊断仅仅是一种推测，但是医生应该对其他的可能保持警惕。

药物（如非甾体抗炎药或者糖皮质激素）治疗的临床反应尚可见于其他类型的关节炎，包括焦磷酸钙假性痛风及碱性磷酸钙（羟基磷灰石）肌腱炎。血清尿酸测定对随访抗高尿酸血症治疗的疗效是有帮助的并且是必要的。

确诊痛风只能通过抽取关节滑液并检查滑液或痛风石物质，证实有特征性的单钠尿酸盐晶体，如图2-9。这些晶体通常为针状或者杆状。在补偿偏振光显微镜下，呈现明亮的双折光晶体：当与慢轴平行时呈现黄色（一级补偿）；而与慢轴垂直时则呈现蓝色。在痛风急性发作时晶体存在于细胞内，但是小的、粉碎状，细胞外晶体常见于发作减轻和间歇期。

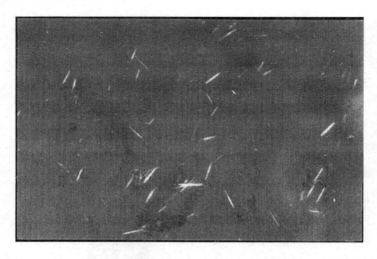

图2-9　偏振光显微镜下可见急性炎性关节滑液中典型的针状单钠尿酸晶体

节滑液检查结果与中至重度炎性相一致。白细胞计数常波动于5 000～8 000/mm³，平均为15 000～20 000/mm³。这些细胞主要是中性粒细胞。关节滑液需行培养，因为细菌感染可与痛风晶体同时存在。

24小时尿液尿酸测定不是所有痛风患者所必需的。该检测对于考虑使用促尿酸排泄药（丙磺舒或磺吡酮）的患者或者需要探讨显著高尿酸血症（＞11 mg/dl）原因者。正常饮食下，24小时尿液尿酸排泄量超过800 mg提示尿酸生成过多。在儿童及年轻人中，这种尿酸生成过多可能是酶缺陷所致。在老年患者中，这一尿酸水平说明存在与细胞快速转化相关的疾病，如骨髓或者淋巴增殖性疾病。某些药物、造影剂和乙醇可干扰尿液尿酸的检测。因此，在检测前几天应予以避免。

第三节　治疗

痛风的处理包括两个主要方面：①治疗和预防关节及关节囊的急性炎症。②降低血清尿酸水平，目的在于避免痛性炎症复发，抑制关节损伤的进展，防止尿石症的发生。痛风性关节炎的治疗和尿酸水平降低的现有策略多基于医生的个人偏好，而非循证医学。

一、非甾体抗炎药及其他止痛药

急性痛风治疗的主要目的是快速、安全地缓解疼痛及恢复功能。由于急性痛风发作具有自限性，因此有关该病的临床试验结果值得斟酌。非甾体抗炎药（NSAIDs）通常能够在 24 小时内缓解大部分症状。如无禁忌证，NSAIDs 被认为是急性痛风的一线治疗。在治疗痛风时，没有哪种 NSAIDs 是明确优于其他 NSAIDs 的。例如足量布洛芬（800 mg，每天 4 次）与吲哚美辛（50 mg，每天 3 次）的疗效相当。不幸的是，NSAIDs 的胃肠道和肾毒性是许多患者用药时的主要顾虑。有关急性痛风的头对头试验证实依托考昔的疗效与吲哚美辛相似，提示选择性环氧化酶－2（COX－2）抑制剂可作为非选择性 COX－2 抑制剂禁忌时的替代方法。然而，对于选择性 COX－2 抑制剂的心血管安全性尚存在争议。在早期急性痛风治疗中，阿片类也可作为辅助的镇痛剂，但是目前缺少对照临床试验对其进行评估。

二、糖皮质激素及促肾上腺皮质激素

糖皮质激素（全身或局部）及促肾上腺皮质激素（ACTH）是治疗急性痛风确切有效的二线药物。此类药物的使用也因其潜在毒性而受限，尤其是可加剧高血糖。为有效地治疗急性痛风，常需全身使用相对大剂量的糖皮质激素，尤其是多关节炎时或者累及如膝关节等大关节时。在这种情况下，典型的方案是泼尼松，初始剂量每天 30 ~ 60 mg（可分开服用），在 10 ~ 14 天逐步减停。口服甲基泼尼松的用药剂量方式在治疗急性痛风方面尚未被系统评估过。一些小的、开放研究证实了在累及 1 个或 2 个大关节的痛风患者中采用关节腔内注射糖皮质激素的疗效。

对急性寡关节和多关节痛风而言，合成的 ACTH 可以在数小时内起效，而且一项对照临床试验显示合成的 ACTH 治疗急性痛风的效果优于吲哚美辛。一项针对急性痛风患者的对照研究显示，全身使用抗炎剂量的糖皮质激素所取得的疗效与 ACTH 相似。ACTH 的外周抗炎作用是由黑色素受体 3 活化调节的，发生在诱导肾上腺糖皮质激素释放之前，这可解释急性痛风中 ACTH 能够迅速起效的原因。然而，ACTH 相对来说较昂贵，也不能够广泛获得。使用全身皮质激素或 ACTH 初治急性痛风时仍面临关节炎反跳性发作。因此，在使用全身糖皮质激素或 ACTH 的同时，预防性使用小剂量秋水仙碱是有效的辅助治疗方式。

三、秋水仙碱

秋水仙碱口服或者静脉注射给药曾经是急性痛风的标准治疗方法。然而，由于口服秋水仙碱抑制发作所需的时间过长、治疗窗过窄，以及静脉秋水仙碱潜在的严重毒性反应，现在已不再推荐用于急性痛风发作。对几乎全部急性痛风患者而言，NSAIDs、糖皮质激素或者 ACTH 提供了很好的可选择药物。如以下所讨论的，秋水仙碱在预防痛风发作上仍然发挥着重要的作用。

四、急性痛风性关节炎的预防治疗

低剂量秋水仙碱（如 0.5 mg 或 0.6 mg，口服每天 1~2 次）是十分适合用来预防急性痛风复发的。尽管秋水仙碱并非强力抗炎药，但是该药对预防痛风及脱水焦磷酸钙沉积病（CPPD）等晶体诱导的炎症十分有效。即使是低浓度的秋水仙碱也能调控中性粒细胞与内皮细胞的黏附。高浓度的秋水仙碱能够抑制尿酸晶体诱导的 NALP3 炎症体的活化。低剂量 NSAIDs 预防痛风发作的疗效是否可靠尚不清楚。

在降尿酸治疗的最初数月，痛风性关节炎是很常见的事件。标准的临床实践是抗高尿酸血症治疗的前 6 个月每天口服秋水仙碱（肾功能正常的患者 0.6 mg，口服，每天 2 次）。当肾功能不全或者年龄超过 70 岁时，应进一步减少预防性低剂量秋水仙碱的剂量。即便如此，在使用低剂量秋水仙碱的时候也应当保持警惕，注意可能产生的严重毒副作用，包括神经肌病和骨髓抑制。合并使用红霉素、他汀类药、吉非贝齐和环孢素时可减少秋水仙碱的清除，从而增加秋水仙碱的毒性。由于透析不能清除秋水仙碱，因此在依靠透析维持的肾衰竭患者中不可使用秋水仙碱。

五、降低尿酸的方法

在决定开始降尿酸治疗痛风前需要进行全面的考虑，因为降尿酸药物具有多重潜在的药物间相互作用和毒性。有些患者通过改变生活方式可使血清尿酸水平恢复正常。生活方式的改变可影响尿酸水平，如停止酗酒、降低体重、停用噻嗪利尿剂转用其他的抗高血压药。常规的限制嘌呤的饮食并不可口，且其降低血清尿酸的效果一般。根据患者情况制定的可口的、低热量的、低糖的饮食能够提升胰岛素的敏感度，减少高尿酸血症达 15% ~ 20%。其他的饮食控制措施，如限制啤酒的摄入、增加低脂奶制品的摄入尚需进一步的验证。

六、抗高尿酸血症治疗的药理学

痛风患者采用缓慢降尿酸治疗的两个主要指征是肉眼可见的皮下痛风石和痛风性关节炎频繁发作（如每年 3 次或以上）。标准做法是在急性痛风的炎症阶段缓解之后开始降尿酸治疗。这种做法出于担心降尿酸治疗可使尿酸晶体从重塑的微小及巨大痛风石中移出，从而加重急性痛风。通过这种机制促发急性痛风发作是降尿酸治疗最初数月的常见副反应。

目前常用的降尿酸药物包括：①别嘌醇，这是一种黄嘌呤氧化酶抑制剂，能够降低尿酸的生成。②促尿酸排泄药物（以丙磺舒为例），能够增加肾尿酸盐排泄。丙磺舒和其他促尿酸排泄药通过抑制近曲小管的有机阴离子交换器 URAT1，从而抑制尿酸盐的重吸收。

在痛风传统评估中，依据 24 小时尿液尿酸排泄量将患者分成两组：尿酸产生过多者和尿酸排泄减少者。尿酸产生过多者是指每天尿液尿酸排泄量超过 800 mg 的痛风患者，绝大多数的痛风患者都属于该类型。然而，收集 24 小时尿液常给患者带来不便，容易不准确，并且无法辨别尿酸产生过多和尿酸排泄减少二者并存的情况。而且，当肌酐清除率 < 60 mL/min 时，24 小时尿液尿酸定量将不能可靠地辨别尿酸产生过多。测定随机尿液中的尿酸不能可靠地将尿酸产生过多与排泄减少相区分开。因此，在临床上，无论 24 小时尿液尿酸排泄测定结果如何，一旦决定需要行降尿酸治疗时，常用的治疗方法是别嘌醇。在无明显引起高尿酸血症的原因时，24 小时尿液尿酸测定可用于筛查尿酸产生过多。可引起高尿酸血症的原因包括肾衰竭、使用利尿剂或者骨髓增殖性疾病。该检查对于 30 岁前罹患痛风者或痛风并发尿石症者更为有用。降尿酸治疗的最佳目标是保持血清尿酸低于 6.0 mg/dl，该浓度比尿酸盐在体外生理溶液中的溶解度低了约 1 mg/dl。

标准的临床方案是在治疗的最初数月，逐渐增加降尿酸药物的剂量使血清尿达到这一水平。然而，即便是降低血清尿酸至 6.0 mg/dl 以上，多数患者至少是部分临床有效。当血清尿酸降低至相似水平时，别嘌醇和促尿酸排泄药促进痛风石缩小的速率相同。

别嘌醇是医生最常用的抗高尿酸血症药物，因为其每日一次服用方便，以及不论痛风患者高尿酸血症的原因如何，该药都可获得预期疗效。对大多数患者而言，别嘌醇的初始剂量应为每天 100 mg（对肾功能不全患者应减量，对肾功能健全的年轻患者可增加剂量）。根据血清尿酸水平，在数周内逐渐增加剂量。每天 300 mg 甚至更高剂量也可使用。限制别嘌醇有效使用的普遍原因是患者的依从性差，因此教育患者更好地按照长期目标进行降尿酸治疗是医生面临的挑战。

别嘌醇的副作用包括轻微过敏反应，如瘙痒和皮炎，发生于约 2% 的患者。在小样本开放研究中，约半数有此轻微反应的患者成功脱敏。但是，别嘌醇的毒性，包括肝损伤及严重过敏反应，可以变得很严重。重症别嘌醇过敏综合征具有剂量依赖性，死亡率约达 20%。其典型表现为重症皮炎，伴血管炎、发热、嗜酸性粒细胞增多、肝功能损伤及肾功能不全。肾功能不全及合用噻嗪类利尿剂可能是重症别嘌醇过敏综合征的易患因素。在中国汉族人中，人的白细胞抗原（HLA）- B5801 与重症别嘌醇过敏综合征强烈相关。幸运的是，重症别嘌醇过敏综合征并不常见，并且普遍认为按照肌酐清除率调整别嘌醇初始剂量能够降低发生药物毒性的风险。由于别嘌醇具有剂量依赖性毒副作用，因此在晚期肾功能不全的患者中，使用别嘌醇过于激进地将血清尿酸降至 6.0 mg/dl以下是极具风险的。

当需要使用促尿酸排泄药物的时候（如别嘌醇过敏时），丙磺舒是常用的选择。丙磺舒能够增加肾尿酸清除，并且可用于肾尿酸排泄减低但肌酐清除率≥60 mL/min 的患者。为保证有效，使用促尿酸排泄药要求肾功能良好。丙磺舒的起始剂量是 500 mg 每天两次，根据尿酸水平逐渐加量至最大剂量 1 g 每天两次（或直到达到目标血清尿酸水平）。服用丙磺舒的患者发生尿酸性尿石症的风险增高，故患者应有依从性，确保每天至少饮水 2 L 以减少尿石症风险。低剂量的阿司匹林能够减少肾尿酸排泄，但不会显著阻断丙磺舒的抗高尿酸血症的活性。其他强效促尿酸排泄药物有磺吡酮和苯溴马隆，但是这些药物由于毒性而受到限制，而且不能普遍获得。更弱的促进尿酸排泄的药物有血管紧张素1（AT1）受体拮抗药（氯沙坦）、降脂药（阿托伐他汀和非诺贝特）。在这几个药中，非诺贝特的降尿酸能力最强。氯沙坦的促尿酸排泄效果持续性有限。使用氯沙坦、阿托伐他汀和非诺贝特作为降尿酸的主要用药还是辅助用药视所选择的患者而定。通常选择中等程度高尿酸血症患者，伴有痛风和其他并存疾患如高血压、代谢综合征和高脂血症。然而，此类药物在治疗中的地位尚未建立，而且与其他促尿酸排泄药一样，有发生尿酸性尿石症的风险。

七、对于痛风的并发症及无症状高尿酸血症的考虑

痛风患者医学管理的含义是指认识和合理治疗那些与痛风相关的可影响尿酸水平和寿命的疾病。这些疾病包括代谢综合征、高脂血症、高血压、酗酒、肾病及骨髓增殖性疾病。无症状高尿酸血症本身不会引发临床上显著的肾疾病。然而，高尿酸血症既是动脉粥样硬化的独立危险因素，又是缺血性心脏病不良事件的预测因子。血清尿酸与儿童血压呈正相关，有关啮齿类动物的大量研究表明高尿酸血症可对动脉内皮细胞和平滑肌细胞产生直接的、有毒的和致动脉粥样硬化的作用，同样会对肾小球血管系统、肾功能及全身的血压带来毒性作用。目前尚无证据支持对无症状高尿酸血症进行治疗。

八、器官移植患者的痛风

难治性痛风显著的例子常主要来自器官移植患者。对这些患者，环孢素或者他克莫司是异体移植成功的关键。在这种情况下，环孢素或者他克莫司引起的肾部病变和肾尿酸转运的改变可导致显著的高尿酸血症和显著加速的痛风石形成。因此，移植相关痛风一旦诊断总是需要进行抗尿酸治疗的。对于主要器官移植受体来说，采用低剂量环孢素微乳剂及发展非环孢素的免疫抑制剂能够降低此类医源性疾病的范围及广度。

九、难治性痛风患者的治疗

降尿酸治疗受限常成为患者的主要临床问题。最常见的问题是对别嘌醇不耐受、肾功能不全或者尿石症（使促尿酸排泄药失效或者禁忌）以及广泛痛风

石。以下将讨论一些新的具有潜在治疗痛风的药物，如奥昔嘌醇、非布索坦、尿酸氧化酶。

别嘌醇的局限性不只是是过敏反应及其他形式的药物不耐受。别嘌醇的主要代谢产物奥昔嘌醇以极高的亲和力跟还原型黄嘌呤氧化酶结合，但是不能有效地结合和抑制氧化型黄嘌呤氧化酶。这或许是一些患者即使在别嘌醇剂量高达每天 300 mg 时仍然缺乏有效性的原因。一些别嘌醇过敏患者能够耐受奥昔嘌醇，但是奥昔嘌醇的口服吸收性比别嘌醇差，因此可能需要花更长的时间来调节奥昔嘌醇的用量，以取得满意的降尿酸效果。与别嘌醇的交叉反应及依赖良好肾功能去有效清除奥昔嘌醇，使得奥昔嘌醇在治疗别嘌醇不耐受的难治性痛风时的使用受到了进一步的限制。

非布索坦能够通过不同于别嘌醇与奥昔嘌醇的机制来抑制黄嘌呤氧化酶，通过占据进入酶活性中心的通路来阻止底物与黄嘌呤氧化酶结合。这使得它对黄嘌呤氧化酶的氧化型和还原型均有抑制作用，但是对于其他参与嘌呤与嘧啶代谢的酶影响很小。此外，和目前使用的黄嘌呤氧化酶抑制剂不同，非布索坦代谢主要通过在肝中形成葡萄糖醛酸苷、氧化，并且在粪便与尿液中大致等量排泄。一项以血清尿酸水平 <6.0 mg/dl 的患者所占百分比为主要终点的 III 期临床研究显示，对于起始血清尿酸水平 >8.0 mg/dl 的痛风患者，非布索坦（每天 80~120 mg）降低尿酸的疗效优于别嘌醇每天 300 mg 的疗效。然而，治疗 1 年后，痛风复发率的降低和痛风石体积的缩小在所有治疗组中结果相似。

肝尿酸氧化酶，在人体中缺乏表达，可氧化相对不溶性的尿酸成为高溶解度的尿囊素，同时产生氧化剂过氧化氢及尿酸氧化的活性中间体。尿酸氧化酶能够显著地降低血清尿酸水平，加速痛风石溶解（主体消除）。重组未修饰黄曲霉尿酸氧化酶（拉布立酶）是美国 FDA 批准的治疗高尿酸血症介导的肿瘤溶解综合征的药物。但是，这种尿酸氧化酶有很高的免疫原性，能够触发包括过敏反应在内的严重的甚至是致命的副作用。受过敏反应和产生尿酸氧化酶中和抗体的限制，未修饰尿酸氧化酶仅能够单次、短程使用。通过尿酸氧化酶上特异氨基酸的突变和重组酶的聚乙二醇修饰，降低尿酸氧化酶的抗原性，延长半衰期，从而实现尿酸氧化酶活性最佳化。研究表明，PEG 修饰的尿酸氧化酶对痛风患者可能有较好的前景。就免疫原性而言，静脉注射可能好于皮下注射。

然而，尿酸氧化酶引起的注射或输液反应及氧化还原应激反应让人担忧。在此种情况下，尿酸氧化酶能够引起溶血现象及高铁血红蛋白症，其中大多数是可以预测的，患者多有葡萄糖－6－磷酸脱氢酶缺陷。因此，在治疗痛风时，修饰的尿酸氧化酶仅适用于那些经过慎重选择的、对其他抗高尿酸血症治疗不耐受或者无效的，且短期需要溶石的患者。

第三章　骨关节炎

第一节　概述

骨关节炎是人类最常见的关节疾病。早在几百年前这种疾病就存在于我们祖先的骨骼上。然而，直到 100 年前，当病理学及影像学联合研究证实了存在两种完全不同的滑膜关节的破坏类型时，才得以将它从其他关节炎中区分出来：一种是萎缩性关节炎，表现为关节旁骨质疏松、骨侵蚀改变及软骨丢失；另一种是增生性关节炎，表现为软骨丢失伴随着骨密度的增加及关节周围的骨形成。

萎缩性关节炎随后又被区分为多种关节炎，包括类风湿关节炎在内的炎症状态和感染性关节炎。增生性关节炎就是我们现在所说的骨关节炎。骨关节炎也包含了各种不同的疾病状态，如各种不同的亚型，但目前对这方面尚缺乏全面的了解。因此骨关节炎这个名词是描述了有着相似的病理及影像学特征的一组异质性疾病状态。

骨关节炎是一种与年龄密切相关的疾病。在 40 岁之前少见，但在 40 岁之后其发病率增长迅速。大多数人超过 70 岁后可能在没有症状的情况下，某些关节已经存在了骨关节炎的病理改变。

但是对于某个特殊关节的骨关节炎来说某些危险因素可能比其他因素更为重要。例如，膝骨关节炎与女性及肥胖密切相关，在黑人中比白人更常见，相比之下髋的骨关节炎男女性别发病率相似，与肥胖的关联较小。中国人的髋骨关节炎少见。

第二节　病理和发病机制

一、病理学

骨关节炎可以被定义为一个关节软骨逐步丧失的过程，伴随着软骨下骨的增厚、关节边缘的骨赘形成及轻度的、慢性非特异的滑膜炎症。老化软骨与骨关节炎软骨的生理改变区别并不明显。但可区分出三个软骨阶段：阶段Ⅰ，正常软骨；阶段Ⅱ，老化软骨；阶段Ⅲ，骨关节炎软骨。

（一）正常软骨

正常软骨有两个主要组分。一个是细胞外基质，其含有丰富的胶原（主要类型有Ⅱ，Ⅸ及Ⅺ型胶原）及蛋白聚糖（主要是蛋白聚糖多聚体）。蛋白聚糖多聚体是指一个中央核心蛋白质与许多由硫酸软骨素及硫酸角质素组成的糖胺聚糖链结合，所有成分均有储存水分子的能力。第二个组分是孤立的软骨细胞，它们分散在基质中。这些基质成分负责软骨弹性并用以对抗施加于关节软骨的机械压力。

（二）从正常软骨到老化软骨

在软骨老化中发展出的裂缝主要是因为胶原网络的应力性断裂。在老化过程中也可出现基质中非胶原成分参与在内的少数结构性的及生物力学的改变。这些变化改变了软骨的负重区域在分解压力时所需要的生物力学性质。糖胺聚糖的性质发生了改变，当软骨老化时开始变短。在老化过程中6型硫酸角质素的浓度相对于有害的4型硫酸角质素是增加的。同时有报道在骨骼成熟后蛋白聚糖的合成总量的减少与年龄相关。这种减少可能或至少部分是因为软骨细胞随着年龄增长而减少。这些蛋白聚糖质及量上的改变使分子储水的能力下降。老化的一个突出特征是蛋白类经非酶的糖基化进行修饰并由此导致了晚期糖基化终末产物（AGE）的积累。一旦它们形成了，AGE就不能从胶原中移除并因此在关节软骨中逐渐积累。这种AGE在软骨中的积累导致软骨力学性质变差。此外，软骨细胞能够表达与AGE结合的受体并调节细胞功能。最有特点的AGE

受体被称为晚期糖基化终末产物受体（RAGE）。因此，AGE可激活软骨细胞上的RAGE，导致软骨细胞分解活性增加使软骨降解。最终，老化软骨含水量减少并因此改变了软骨的生物化学特性，软骨细胞减少导致了软骨合成基质的能力下降，同时胶原的性质也发生了改变。

（三）骨关节炎的关节

骨关节炎的关节存在软骨及骨的异常改变，伴随着滑膜及关节囊的病变。宏观上看，最典型的特征是关节间隙的减少，多位于关节边缘的骨赘（骨及软骨的突起）的形成及软骨下骨的硬化。这些变化是组织学阶段的结果。

阶段1，水肿及显微裂纹：骨关节炎中第一个可识别的改变是细胞外基质的水肿，主要在中层。软骨失去了其光滑的表面，并出现了显微裂纹。局部软骨细胞丢失区与软骨细胞增生区交替出现。

阶段2，裂隙及小孔：在受力切线方向的显微裂纹垂直加深并伴随着胶原纤维被切割。垂直裂缝在软骨下骨的软骨表面形成。软骨细胞簇出现在这些裂缝周边及表面。

阶段3，侵蚀：裂隙导致软骨碎片脱离并落入关节腔，形成骨软骨的游离体并暴露出软骨下骨，从而导致小囊变的产生。这些关节游离体导致骨关节炎轻度的滑膜炎症。这种滑膜炎症常是局灶性的，但常同类风湿关节炎中的滑膜炎症一样严重。骨关节炎滑膜炎组织学上是以非特异性淋巴浆细胞及组织细胞浸润为特征。

软骨下骨硬化是由小片状新骨的沉积形成。在此区域周围形成骨赘并在表面由纤维软骨所覆盖。随着疾病进展软骨下硬化随之增加。由于骨更新的加速造成了软骨下骨小梁结构的特异性改变。

二、发病机制

关节软骨的生理稳态是由合成胶原、蛋白聚糖及蛋白酶的软骨细胞所决定的。由于关节内软骨细胞功能失调，导致不能合成抗性及弹性好的基质，及细胞外基质的合成及降解之间的平衡失调，进而造成了骨关节炎。

由于软骨细胞分化过程中的变化导致合成基质的性质的改变。软骨细胞肥大化可能参与了骨关节炎的进展，包括以下影响，由于Ⅱ型胶原及蛋白聚糖多聚体的表达减少导致的基质修复失调，X 型胶原的表达增加，基质金属蛋白酶 13（MMP - 13）的上调，及病理性钙化的增加。典型的骨关节炎软骨会出现局灶成熟细胞向肥大化分化。在深部及钙化区域还出现了胚胎期骨骼发展史的重演，此区有肥大的软骨细胞—特异性 X 型胶原表达，并在中上层区域可检测到 Ⅲ 型胶原的表达。软骨细胞去分化现象也曾被描述。在骨关节炎中主要的软骨细胞去分化的证据是存在 Ⅰ 型及 Ⅲ 型胶原，同时常常不在成人关节软骨中存在的软骨祖细胞黏接变异体 ⅡA 型胶原的产量比正常的 Ⅵ 型胶原总量还多。

细胞外基质的合成及降解的不平衡是由于降解胶原及蛋白聚糖多聚体的蛋白酶的合成增加造成的，同时这些蛋白酶的天然抑制剂的合成减少，像金属酶组织抑制剂（TIMP）。由细胞因子、脂质介质（主要是前列腺素），自由基（NO，H_2O_2）及基质自身成分（如纤连蛋白片段）激活组织导致了软骨细胞合成的异常。活化的软骨细胞能够合成某些蛋白酶及前炎症因子。尽管软骨细胞的作用貌似是最基本的，但滑膜组织帮助维持了软骨细胞的活化。滑膜细胞吞噬了软骨释放到关节中的片段，从而导致滑膜炎症。此后，骨关节炎滑膜细胞能够产生一系列的调节因子释放入关节腔，如 MMP 及细胞因子，它们随之可以改变软骨基质并活化软骨细胞。最后，软骨下骨也可能参与到软骨的降解中。从骨关节炎软骨下骨分离出的成骨细胞证实了存在表型的改变。与正常的成骨细胞相比，它们产生了更多的碱性磷酸酶、骨钙素、胰岛素样生长因子 - 1（IGF - 1）及尿激酶。骨关节炎成骨细胞的表型通过抑制软骨基质成分合成并增加关节软骨细胞 MMP 合成参与了软骨的降解过程。

（一）软骨降解中参与的酶类

主要参与骨关节炎中软骨破坏的酶类是 MMP。这个含中性 Zn^{2+} 的金属蛋白酶类基因家族至少有 18 个成员。因为它们在中性 pH 值时有活性，MMP 在距离软骨细胞一定距离的软骨基质中仍有作用。它们可以在细胞因子作用下由软骨细胞及滑膜细胞合成。

蛋白聚糖酶是一种切割蛋白聚糖球间区上 Glu373 - Ala374 连接键的酶，在基质的降解中也具有重要的作用。两种蛋白聚糖酶已被克隆出。它们属于 MMP 家族，特别是解聚素及带有凝血酶敏感蛋白基序金属蛋白酶（ADAMTS）家族。它们被称为蛋白聚糖酶1（或 ADAMTS - 4）及蛋白聚糖酶2（或 ADAMTS - 11）。

在软骨中，MMP 及 TIMP 的量之间的平衡决定了软骨是否降解。由软骨细胞产生并释放到细胞外基质的 MMP 由丝氨酸蛋白酶（纤溶酶原激活剂、纤溶酶原、纤溶酶）、自由基、组织蛋白酶及一些膜 1 型 MMP 所参与的酶级联瀑布反应激活。这个酶级联瀑布反应由天然抑制剂调节，包括 TIMP 及纤溶酶原激活剂抑制剂。MMP－13 在骨关节炎关节组织中是升高的，特别是在关节软骨，同时在骨关节炎软骨的基质降解区域局部存在 II 型胶原分解的抗原决定簇。其他可以降解 II 型胶原及蛋白聚糖的酶有组织蛋白酶。它们只在低 pH 时有活性，它们通常存储在软骨细胞的溶酶体中，并被释放入细胞周围微环境中，其中包含天冬氨酸蛋白酶（组织蛋白酶 D）及半胱氨酸蛋白酶（组织蛋白酶 B，H，K，L 及 S）。因为蛋白聚糖有非常丰富的碳水化合物链，糖苷酶可能也是重要的。尽管软骨中不存在透明质酸酶，其他糖苷酶可能参与到对蛋白聚糖的降解过程中。

（二）细胞因子

尽管骨关节炎常常被归为非炎症性疾病，大量的研究已显示炎症因子提供了必要的生物力学信号以激活软骨细胞来释放软骨降解的酶类。软骨细胞及滑膜细胞合成的前炎症因子与软骨细胞的特异性受体结合。这些结合的细胞因子会导致 MMP 基因的转录，同时基因产物将以非活化的形式被运出细胞。通常认为白介素－1（interleukin 1，IL－1）是骨症中释放的一个重要的细胞因子。其他细胞因子也被释放，包括趋化因子（IL－8，GRO－α，MIP－1α 及 MIP－1β）。其中一些细胞因子及趋化因子可能有调节作用或抑制作用。

一个新的细胞因子家族，称为脂肪因子（因为这些因子由脂肪组织产生），最近认为其参与了骨关节炎的病理生理机制。脂肪因子，如瘦素、脂联素、抵抗素，在骨关节炎患者的血浆及滑膜液中均可被检测到。从人骨关节炎受累关节中获得的不同组织，包括滑膜、髌下脂体、半月板、软骨及骨均释放瘦素及脂联素。脂肪因子在骨关节炎病理生理中的大部分作用仍不明确。

（三）脂质介质

类花生酸类物质也参与了软骨细胞的活化。前列腺素，是由磷脂酶 A_2，环氧合酶（主要是环氧合酶－2 亚型）、前列腺素合成酶（主要是微粒体 PGE 合成酶1）经前炎症因子活化后产生，通过特异性细胞或（和）核前列腺素受体活化细胞以帮助 MMP 的合成。在类花生酸类物质中，PGE_2 似乎主要是由滑膜细胞、软骨细胞、软骨下成骨细胞产生的脂质介质，并参与了骨关节炎中软骨的降解。

（四）活性氧簇

活性氧簇（ROS）在许多软骨细胞基础活动的调节中起了重要作用，如细胞活化、增殖及基质重塑。然而当 ROS 产量超过细胞抗氧化能力时，将发生一个氧化应激反应，并导致软骨结构性及功能性的破坏，如细胞死亡及基质降解。

氧化亚氮（NO）是由通过 NO 合成酶（NOS）氧化 L - 精氨酸合成的一种气体。软骨细胞在细胞因子作用下上调了 iNOS 基因进而产生了大量 NO。大多数的体外实验提示 NO 在 IL - 1 介导的抑制糖胺聚糖及胶原的合成过程中起了部分作用，并可能参与了 MMP 的活化。NO 也可以介导 IL - 1 激活的 MMP mRNA 及蛋白质的合成，并可能通过干扰来自细胞外基质的生存信号的传导参与了软骨细胞的死亡的发生。然而 NO 可能在特定状态下对软骨还有同化及抗分解作用。因此，NO 在骨关节炎的降解过程中的实际作用仍不清楚。

（五）基质降解产物

基质降解产物，像纤连蛋白片段，可以通过整合素受体、活化软骨细胞导致 MMP 的合成。这些产物还可刺激或活化其他因子，如可放大破坏反应的促分解的细胞因子。这种破坏，反过来又升高了降解产物本身的浓度，从而进入一个正反馈循环中。

（六）机械应力

除了化学介质，生物物理介质也可能直接参与到骨关节炎软骨细胞的活化中。软骨上存在压迫性、剪切性及拉伸性的压力。有趣的是，相当多的证据提示生物力学因子与前炎症介质之间的相互作用参与了骨关节炎的发生及进展。在体试验中显示了，在机械压力诱导的骨关节炎模型中，关节的炎症因子及介质的浓度升高。在体外外植体研究中，证实了机械压力对基质代谢、细胞发育及前炎症介质（如 NO 及 PGE2）的产生是一个潜在的调节因素。软骨细胞上有对机械压力应答的受体，其对直接的生物力学波动可通过上调合成活性或上调其他的关节组织产生炎症因子进行应答。软骨细胞表达少量整合素家族的成员，它们可作为纤连蛋白（α5β1）、Ⅱ型及Ⅵ型胶原（β1β1，α5β1，α10β1）、层粘连蛋白（α6β1）、波连蛋白及骨桥蛋白（αVβ3）的受体。这些受体中某些对于持续的压力变化是敏感的（机械感受器）。静态损伤或动态压缩刺激了蛋白聚糖的消耗，同时破坏了胶原网络并减少了软骨基质蛋白的合成，然而低强度的动态压缩可增加基质合成的活性。特定类型的机械压力及软骨基质降解产物能够激活那些由 IL−1 及 TNF−α 介导的相同的信号通路。这些通路有激酶的级联瀑布反应的参与，包括应激活化蛋白激酶（SAPKs）也被称作 JNKs，p38MAP 激酶、IκB 激酶、磷脂酰肌醇−3′−激酶及 NF−κB。这些通路可能诱导编码这些细胞因子的基因表达，因此目前对于炎症因子在骨关节炎软骨破坏进展中是主要还是次要调节因子仍然存在争议。

（七）修复软骨的尝试

在骨关节炎的早期阶段，骨关节炎破坏的关节中有试图修复的过程，尤其是在软骨及软骨下骨。生长因子参与了基质合成的生理过程，并在骨关节炎的软骨细胞，软骨下骨及滑膜组织中过量产生，如血小板衍生生长因子（PDGF）、IGF−1 及转化生长因子 β（TGF−β）。TGF−β、IGF−1 及基础成纤维生长因子对于基质合成有同化作用，还有抑制前炎症因子效应的作用，并对于软骨细胞具有促有丝分裂的性质。这些生长因子也有高的基质亲和力。被合成后，它们陷入软骨之中，以作为这些因子的存储库。当基质裂解，这些因子被释放，并用于修复病变。

目前大家相当关注软骨下骨在这个修复过程中发挥的作用。在骨关节炎中软骨下骨的代谢是增加的，并因此产生了生长因子，如骨形成蛋白 2（BMP−2）。实验显示这种蛋白可以修复软骨的缺损。然而，尝试修复软骨缺损的努力是徒劳的，原因如下：①软骨细胞分化过程的改变导致合成的基质的生物力学特性差。②没有产生足够的生长因子及 MMP 以抵抗细胞因子及蛋白酶的作用。③某种生长因子的生物利用度是下降的。

（八）骨关节炎的发病

骨关节炎的发病不是很好理解。它有局部、全身、基因及环境因素的参与。大量的机械因素可以直接或间接增加软骨的脆弱性。实验显示软骨上压力的增加可改变基质的结构，这解释了在肥胖人群中膝骨关节炎高发病率的原因。关节周韧带随着年龄增加变得更松弛，导致了关节的不稳定性及外伤。随着年龄增加，关节强度逐渐下降同时保护关节的外周神经反应也变慢。所有这些因素参与形成了软骨压力的不正常分布，并导致切应力。

软骨下骨结构的变化也可能触发骨关节炎。这个假说是基于在某些患者中观察到软骨下骨硬化发生在软骨缺损之前。重复地影响关节的微创伤会激发软骨下骨微裂缝的形成，反过来可能改变这些微裂缝所在环境中软骨的生物力学性质。这些改变将导致骨生长因子的合成，还能产生骨赘及骨硬化。

绝经后女性骨关节炎发病率的流行病学研究提示一个或多个激素因素可能参与了骨关节炎的发病。软骨细胞上有雌激素受体，激活这些受体可触发生长因子的合成。绝经后血浆雌激素浓度下降，可能导致软骨细胞生长因子合成的减少。这个理论正处于被验证的过程中，特别是手及膝关节炎患者中，该人群中这两个部位较常受累。

三、结论

有一个简单的假说提供了一个更有趣的视角，其认为软骨的被动退化是骨关节炎的主要原因。目前清楚的是骨关节炎的发病机制是由于不同的自分泌及旁分泌信号通路介导的软骨细胞表型的改变，进而导致许多炎症介质的合成并通过降解过程改变了基质。此外，最近的实验研究强调了机械压力在软骨细胞活化中的重要作用。在未来十年的研究中，很可能将进一步了解生物力学及软骨细胞的分子生物学之间的相互关系以及在骨关节炎发病机制中骨与软骨之间相互作用这些问题。

第三节　诊断

骨关节炎是滑膜关节的疾病，它可能累及体内 200 个左右的滑膜关节中的任何一个。实际上，只有其中的一些关节较常受累，而其他关节很少受累。颈椎及腰椎的骨突关节、手的指间关节、拇指的基底部、第一跖趾关节、膝关节及髋关节是最常受累的部位。肩关节、踝关节及掌指关节是骨关节炎较少受累的部位。

骨关节炎也是关节的一种局限性病变。与炎症性关节病不同的是，它不总是影响整个关节。例如，在膝关节最常受累的部位是胫股关节的内侧及髌骨关节的外侧间隙，而髋关节的上极则是关节最可能被破坏的区域。

我们如何来解释这个现象？如果是机械因素驱动了骨关节炎的进展，那么用年龄相关的疾病进化来解释似乎是合理的。人类的祖先用四条腿走路还不能抓握，而在进化时期，人类站起来并在相对短的时间内开始用手指抓取东西，以至于骨骼还没有时间来适应这些姿势及关节应用方面的变化。这样的后果之一是人类关节的某些部分的形状，例如，髋关节的上极，并不能很好地承受我们每日活动所呈递给它的机械压力。

一、病史

尽管骨关节炎被描述为一种异质性的疾病，但其共有的临床特征将彼此联系在一起。骨关节炎两个主要的症状是与活动相关的疼痛及短暂的晨僵或静止后关节的胶化感。

目前对 OA 疼痛的原因了解得并不深入，无论是对患者关于疼痛的体验或是它的发病机制均是如此。大多数人描述这种疼痛会因关节的使用而加重，但是这种不适感通常在活动停止后会持续一段时间，然后逐渐减弱。一些人在某个特定的运动或活动中会经历特别严重但短暂的疼痛发作，另一些人中这样的疼痛会自发的发作。在其他人中疼痛可能在夜间发生，并中断睡眠。各种各样的形容词被用来描述这种疼痛或不适。疼痛经历的次数取决于患者的职业及他们能够避免特殊活动或运动的程度，这使得对骨关节炎疼痛程度的评估较为困难。

相似地，关节胶化现象是一种点难以理解的症状。在静止之后再开始活动关节变得困难是最常见的现象，像骨关节炎的老年人常有坐下一会儿后才能"开始活动"的问题。目前并不知道这个现象的原因。OA 还可出现其他不同的症状，包括关节弹响（可听到捻发音）、关节绞锁、肿胀、乏力，以及每日活动的困难。

二、临床症状

骨关节炎的关节通常有轻到中度关节边缘的硬性肿胀，可触及活动时的摩擦感，以及因疼痛所致的关节活动范围受限。这种肿胀通常是由于在骨边缘的软骨赘或骨赘的形成，可伴有压痛。而关节本身也可能有压痛。在一些病例中伴随着关节皮温升高及渗出提示存在轻度炎症。其他常见体征包括依附于关节活动的相关肌肉的无力及失用，及关节周围区域的压痛。在一些严重的病例中还可见到关节的变形及不稳。

三、检查

对于大多数病例，不需要依赖检查的结果，仅靠病史及临床症状就可诊断骨关节炎。这是一种局限性的疾病，没有任何系统性的症状，血液学检查结果均正常（血清中 CRP 可有小幅度升高）。但 X 线及 MRI 等关节影像结果异常，它反映了关节的病理改变。X 线片是最常用于证实临床诊断的检查方式。骨关节炎主要的影像学特点是关节间隙的狭窄（由于关节软骨的丢失）、骨赘的形成及软骨下骨的各种改变，包括囊性变、硬化、形状的改变及骨量的丢失。

与类风湿关节炎患者的滑液相比，骨关节炎病变关节中的滑液相对较黏稠，呈半透明，这是因为类风湿关节炎的关节内炎症程度较重，与之相关的细胞数量的增多使其滑液相对稀薄且不透明。

目前骨关节炎较为受关注的另一个研究领域是寻找疾病的生物标记物，如来自关节中结缔组织成分的异常分解或合成的产物，但是这类检查的临床价值有限，它们与临床并没有相关性。

四、疾病类型及亚型

在 OA 疾病谱中很难再明确定义其疾病的亚型，这是骨关节炎研究中面临的主要困难。即使目前大量的基因分型研究，除非能够恰当地描述其表型，否则并不一定对 OA 有价值。

对 OA 亚型分类有提示意义的因素主要包括：

1. 有无明显的病因（原发性或继发性骨关节炎）。

2. 关节的分布及受累数量（局限性或全身性骨关节炎）。

3. 关节周围骨赘，或相反，骨磨损的程度（增生性还是萎缩性骨关节炎），以及有或无相关的弥漫性特发性骨肥厚症（DISH）。

4. 有无明显的炎症（炎症性骨关节炎）。

5. 有无软骨钙质沉积症（焦磷酸盐关节病）或碱性磷酸钙结晶沉积（磷灰石相关关节病）。

6. 进展的速度（快速进展的骨关节炎）。

然而，重要的是，目前并没有找到可以用于区分 OA 亚型的最重要标记。面对骨关节炎患者，有些医生自然地将他们进一步的分型，如全身炎症性骨关节炎、膝继发性骨关节炎或焦磷酸盐关节病，因为似乎这些关节病是明显不同的亚型。但是有大量的证据提示这类患者代表的是 OA 疾病谱的极端，而不是不同的疾病。例如，外伤后或半月板切除术后患继发性膝关节炎的概率取决于一系列危险因素，而这些危险因素与患原发或散发膝骨关节炎的危险因素相同。同样，大多数骨关节炎患者在他们的关节液渗出物中会有一些晶体，这在有些 OA 患者中更明显，对于这类患者有可能就将他们诊断为焦磷酸盐关节病。

遗传学的研究有助于解决这方面的问题。例如，遗传性异常关节软骨的家族（如携带 COL2A1 异常基因或那些患黑尿病的患者），他们关节受累的特点与散发或全身性骨关节炎常累及的关节不同（如肩关节），其胫股骨外侧较内侧更常受累。同样，某些骨骺发育异常的类型中，由于软骨成分的遗传缺陷，如 COL9A3 基因缺陷，可以导致特异的骨关节炎表型。这提示大多数散发性骨关节炎可能不是由于关节软骨的异常所引起的。

典型的骨关节炎是一种中年或老年人缓慢起病的膝关节或髋关节的不适或僵硬感，通常伴随着腰背痛。这些患者关节损伤的主要部位是单侧或双侧髋关节或膝关节。部分患者病变最重的关节既往有外伤史。

然而，常规的临床实践中，还存在大量不同于 OA 疾病原型的患者，也属于骨关节炎。

1. 绝经后女性、炎症性、结节性、全身性（或侵蚀性）骨关节炎　像标题描述那样，这种疾病可能是一个独特的类型，曾被冠以许多不同的名字。它常见于女性，在绝经期左右开始发病，以手指间关节的进展性的疼痛、肿胀及炎症为特征。一个或多个关节同时起病并且常发红。疼痛及炎症可以缓解，只留下关节肿胀，有时会有关节变形及僵硬。关节也可出现骨侵蚀性改变，同时还可出现囊性肿胀，里边充满透明质酸。这些特点导致许多人推测这是一种炎症性的关节炎，并且尝试用在类风湿关节炎中应用的病情缓解药（DMARDs）来治疗这些患者。然而，这种疾病几乎总是在几年后自行缓解，也没有证据证明DMARDs的有效性。另外，这类疾病似乎与普通的膝及其他关节的骨关节炎存在密切联系。

2. 弥漫性特发性骨肥厚症（DISH）　这种疾病以脊椎边缘骨刺桥接的形成以及外周关节的骨赘形成为特征。这类患者常多患有骨关节炎。受累关节常常"变硬"伴随明显的活动度受限。DISH 与代谢综合征相关，主要见于老年人、肥胖男性或糖尿病患者。

3. 神经病性关节病（夏科氏关节）　这类患者的关节去神经支配或失去疼痛的感觉，可能导致发展成破坏性骨关节炎，并伴随有关节周围广泛新骨的形成。此病最常见于晚期梅毒患者（伴膝关节病）。但目前常见的病因是糖尿病神经病变（足为主要受累部位）或脊髓空洞症（肩关节是最常受累的关节）。所谓的 Milwaukee 肩综合征或磷灰石相关的破坏性关节炎可能是这种疾病的变异。

4. 快速进展的髋或膝骨关节炎　骨关节炎的自然病程通常进展缓慢，但少部分患者会有关节破坏的快速进展期，常常伴随着比以往更明显的炎症和疼痛的加重。这些病例常会发展到需要进行关节置换。引起这种快速进展的病因尚不明。

五、鉴别诊断

骨关节炎的诊断并不困难。主要的问题并不是了解是否存在骨关节炎的特征性病理学改变，而是了解患者的疼痛及功能障碍是否是由这种病理改变所引起的。目前已经注意到，许多人有明显的病理改变却没有症状。同时骨关节炎关节的病理改变十分常见，以至于在老年人中见到也是正常的。所以不能认为所有的症状性疼痛都是骨关节炎病理改变的直接结果。疼痛可能是反应性的，可能是关节周的问题（如髋关节周的大转子的滑囊炎，膝关节周鹅掌状滑囊炎），也可能是疼痛敏感的结果，导致对正常活动的异常感觉。心理因素（如焦虑、抑郁）及社会问题（如孤立、心理应对策略）都可能对骨关节炎患者的疼痛产生影响。

六、病程、预后及结局

骨关节炎通常被认为是一种慢性进展性疾病。它与年龄及关节软骨的丧失相关，后者是骨关节炎一个非常明显的病理特点，因此 OA 又被称为"退行性关节疾病"。这个名字带来的负面概念就是，它将不可避免地恶化并且关节将会丧失功能。但事实并非如此。

骨关节炎是一个疾病谱，那些相对独特的临床类型是因为位于这个疾病谱的极端而被人认识，包括进展性骨关节炎。快速进展的关节破坏显然是不常见的。流行病学研究的资料表明，大多数骨关节炎是稳定的：40% 老年人在他们的髋关节或膝关节有典型的 X 线的骨关节炎证据，同时只有不到 5% 的老年人需要关节置换。这些数据提示在大多数人中不管是关节破坏还是还症状均不会进展。在经历一段时期之后，大多数病例都是稳定的，只有部分患者会进展，同时另小部分患者又会自行改善（特别是髋骨关节炎）。

骨关节炎似乎是一个关节活动和静止交替存在的病理过程。或许较小程度的生物力学的变化就会促发这种病程的进展。病程本身是关节试图对于损伤的修补反应，因此，骨赘的形成及关节囊的增厚是试图对关节破坏的保护措施，而那些软骨下骨的改变，改变了的关节形态，是关节试图将承受的负荷转化为正常的反应。这些过程伴随着软骨的丢失（在此过程中假设软骨是无辜的旁观者），不可避免地导致了 X 线的改变，而不是症状的变化。然而，也可能是因为关节解剖的改变导致了疼痛的产生，伴随着外周及中枢疼痛的敏感度的改变，在这种情况下正常的活动就可能出现疼痛，甚至在病程处于静止的状态下，这种活动相关的疼痛（由于疼痛系统的增敏作用）也可能持续存在。这也许可以解释了 X 线与症状之间的不一致的原因。

骨关节炎，不一定是一种进展性疾病，其预后也不一定就是不可避免地变得更差。然而，骨关节炎是一个主要影响老年人的疾病，在他们身上增长的年岁及伴随疾病的共同作用使其健康状况下降。由于这些原因，许多（可能是绝大部分）骨关节炎的患者经历数年后的确病情每况愈下，甚至残疾，似乎显示骨关节炎进一步恶化。其实那些伴随疾病可能比骨关节炎更重要，如骨关节炎患者的行走速度可能取决于否患有白内障等。

第四节 治疗

约有12%的25～75岁的美国人有骨关节炎的临床症状及体征。症状性骨关节炎的发病率随着年龄增长而增加，目前缓解症状的治疗不足及缺乏改变病程的治疗，这些因素造成了骨关节炎的总体社会负担。考虑到类似骨关节炎症状的关节周综合征的频发性，尽可能地确定症状是骨关节炎本身引起的是重要的。对于标准治疗方案的治疗反应的差异可能与骨关节炎临床症状的异质性及少数其他原因所引起的疼痛有关。

一、非药物治疗

有许多对骨关节炎的非药物干预方式，每个方法处于不同的发展研究及应用阶段。骨关节炎非药物性治疗的分类包括：体力活动、锻炼、减肥、教育、楔形鞋垫、穿鞋方式、支架、超声治疗及脉冲性电磁场的治疗。对于这些治疗方法，多数有必要进行进一步的研究，以更好定义它们在骨关节炎治疗中的地位。

目前的研究提示针对膝关节松弛性、不稳定性、本体感受的灵敏性、肌肉功能、灵活性、自身功效的治疗，这类非药物的特殊联合治疗可能对膝骨关节炎非常有效，但这些治疗方法的疗效仍需要进一步验证。

骨关节炎的某些非药物治疗方法可能起到二级预防的作用，即预防疾病的进展。这些方法主要是用于缓解症状及保持或改善功能。许多非药物干预方式花费少，联合患者自我管理方式并在家实施，这种方式对公众健康有很大帮助。

规律的体能活动及锻炼有利于症状、功能、生活质量的改善，这也是骨关节炎治疗的重要因素。骨关节炎的锻炼需要注意关节的活动范围、灵活性、有氧条件及肌肉功能的锻炼。通过肌肉强度锻炼和功能锻炼可以改善肌肉的耐力及运动控制性。每日锻炼日程，特别是针对肌肉强度的锻炼，须考虑到局部关节的病理及损伤状态，如力线不良及关节的松弛状况等。理论上说，运动及活动对于骨关节炎的疼痛及功能的改善可能通过许多途径达到，包括强度、耐力、心血管健康、自身功效及减轻超重部分、抑郁及焦虑等方面。范·巴尔及其同事以及贝克等人的综述提示，单独强度练习的效果较多种综合治疗（包括有氧运动，疼痛物理疗法及教育）的效果要差。一个小样本的研究提示本体感觉的灵敏性可以通过运动或像橡胶套管那样简单的矫形器来改善。

目前有大量的流行病学证据提示超重增加了膝骨关节炎的发病风险。但关于体重对于骨关节炎进展的影响却了解较少，尚缺乏减轻体重对骨关节炎的结局的影响的相关试验性数据。尽管如此，目前认为体重超重的膝骨关节炎患者通过减轻体重可能延迟疾病进展、减轻症状、改善功能、并降低并发症的影响。

市场上不少营养产品都自荐对骨关节炎有效，但只有极少数经过严格的临床试验。在这些产品中，氨基葡萄糖及硫酸软骨素在临床试验中被评价过，但这些试验大部分得到了制造商的资助。一项 Meta 分析提示它们对于改善症状可能有益，但也指出文章发表的偏向性，提示药物的实际疗效可能比报道的要差。另外有关氨基葡萄糖研究的 Meta 分析也表明，有一些的临床试验的治疗组及安慰剂组之间没有或只存在非常细微的差异。最近一项来自美国 NIH 的多中心实验提示氨基葡萄糖及软骨素（单药或联合）治疗膝骨关节炎在减轻疼痛方面没有显示出比安慰剂更好的作用，但进一步进行亚组分析提示联合治疗对于中到重度的膝关节疼痛可能有效。

有流行病学研究的证据提示从饮食中摄入维生素 C 及维生素 D 可能减少膝骨关节炎进展的风险，同时一项用维生素 D 治疗膝骨关节炎的试验正在进行中。目前治疗剂量的维生素 C 或维生素 D 在预防或治疗骨关节炎方面的数据仍不充足。

骨关节炎的治疗中应重视患者的教育，而且患者教育应突出重点，如放松和疼痛认知疗法、锻炼、或一个多组分计划。关节炎自我治疗计划（ASMP），是每周集会上由经过培训的指导者进行教授，对患者教育的内容包括疾病进程、药物不良反应、锻炼、认知行为技术，同时应学会如何获得家庭及朋友的支持。很多的文献提示 ASMP 可以改善患者的症状、心理、无助状态的感觉、体力活动的水平、疼痛认知疗法技术的应用、自我治疗行为的应用，如运动、与医生交流等。ASMP 集会是由美国国家关节炎基金会或其他来自加拿大或英国的组织发起和（或）组织的。ASMP 获得良好的影响的主要机制是提高了自我疗效，这在过去的流行病学研究中被证实是一个决定身体功能的关键因素。

矫正膝内翻实质上增加了随之带来的内侧胫股骨骨关节炎进展的可能性。许多年来，楔形截骨术用来减少膝内翻的膝关节内侧间隙的受力。应用外侧楔形鞋垫矫形器可降低内侧间隙的负荷并通过提高跟骨足外翻的矫正以减少外侧张力。大部分的小样本对照试验报道矫正膝内翻对膝关节症状有所改善，但更大型长期的临床试验尚在进行中。

克里根及其同事发现，穿高跟鞋可导致内侧间隙及髌股骨间隙作用力显著增加。尽管这种穿鞋方式的长期效应还不清楚，似乎较明智的做法还是尽量少穿高跟鞋。

在膝内翻的膝骨关节炎关节内侧卸载支架的目的是产生外展力矩来转移来自内侧受压关节接触产生的压力，但大多数研究提示这种办法对症状改善的效果是不确切的。系统回顾提示骨关节炎的超声治疗或脉冲性电磁场治疗的证据也不充分。

二、全身性药物治疗

典型骨关节炎的药物治疗是基于药物是缓解症状还是改善病程进行分类的。目前尚没有充分的证据证明任何药物对骨关节炎有改善病程的作用。

（一）非麻醉性镇痛药物治疗

最新的 ACR 对骨关节炎药物治疗指南认为，对乙酰氨基酚对于轻到中度疼痛是有效的初始治疗药物。最新的 EULAR 指南也同样推荐对乙酰氨基酚作为初始治疗药物及最好的长期用药的选择。但有研究显示对乙酰氨基酚与非甾体抗炎药甾体类消炎药（NSAIDs）的作用是相当的，也有研究提示 NSAIDs 可能更有效并为患者所喜欢。ACR 指南建议 NSAIDs 在中度到重度疼痛及有炎症体征的患者中作为选择性治疗。然而考虑到对乙酰氨基酚有较高的安全性、非处方药性质及价格低廉，而 NSAIDs 有潜在的心血管及胃肠道影响，因此用常规剂量的对乙酰氨基酚作为初始治疗药物似乎是合理的。

对乙酰氨基酚的剂量不能超过 4 000 mg/日，应使用最小的有效剂量。对乙酰氨基酚可能提高华法林的半衰期，那些使用大剂量对乙酰氨基酚的患者，华法林的剂量可能需要调整。对乙酰氨基酚相关的肝毒性在治疗骨关节炎的剂量下较罕见，但是有肝疾病或酗酒的患者则可能发生。

（二）麻醉性镇痛药物治疗

麻醉性镇痛药物只能用于存在严重骨关节炎并且经过规律剂量的非麻醉镇痛药物联合非药物治疗后仍有顽固性疼痛的患者。疼痛治疗的目标是要达到症状充分改善以允许进行适度的体力活动及锻炼，反过来可以防止关节功能的丧失及发生残疾。治疗不足或过度治疗骨关节炎的疼痛均可能出现不良的后果，因此应考虑多学科联合的疼痛治疗，尤其是对于有严重骨关节炎但不适合或拒绝全关节置换术的患者。

（三）非甾体抗炎药

如果应用非麻醉性镇痛药效果不佳，可以考虑用非选择性 NSAIDs 或 COX-2 选择性 NSAIDs。NSAIDs 抑制了产生前列腺素所必需的环氧合酶（COX）的活性。这种酶存在两种亚型，其中 COX-2 亚型对于合成导致疼痛及炎症的前列腺素来说是最重要的。所有的 NSAIDs 均抑制 COX-2，而非选择性 NSAIDs 同时抑制 COX-1 和 COX-2。非选择性及选择性 NSAIDs 对于症状的控制可能与它们镇痛作用及抗炎作用相关。

对于非选择性及 COX-2 选择性 NSAIDs，推荐开始时应用最小的治疗剂量，然后该剂量可以逐渐增加，到达满意的治疗反应，或达到最大的推荐剂量，或患者开始出现不良反应。如果某种 NSAIDs 予以足量治疗后反应不佳，可以尝试换用另一种 NSAIDs。在临床试验中，非选择性及 COX-2 选择性 NSAIDs 之间的疗效并没有本质上的差别。然而，不同 NSAIDs 在不同的患者中的疗效可能存在差异。另外，应用 2 种或 2 种以上的 NSAIDs 并不能增加疗效，反而会增加毒性的风险。NSAIDs 与对乙酰氨基酚可以同时应用，这种联合用药比任何一种单独应用可能更有效。

应用 NSAIDs 时，监测可能存在的不良反应。用药 2 周应检测血压、血常规及肝肾功能；用药每 4~6 个月要检测血压、血常规、肝肾功能、尿常规及便潜血。对于常规使用 NSAIDs 的骨关节炎患者，有增加上消化道毒性的风险（如胃或十二指肠溃疡）及胃肠道出血。COX-2 选择性 NSAIDs 可能会减小这种风险。2000 年，ACR 对于骨关节炎药物治疗的指南中，推荐应用非选择性

NSAIDs 的患者存在胃肠道不良反应增加的风险时，可加用米索前列醇或质子泵抑制剂。在那些胃肠道不良反应风险低的患者中胃肠道保护治疗不是必须的。

应用 NSAIDs 的患者也可出现肾不良反应（如肾功能不全、液体潴留、高钾血症）。非选择性的 NSAIDs 与血小板功能破坏相关，其机制与 COX－1 的抑制作用有关。而 COX－2 选择性 NSAIDs 则可能增加严重心血管事件。但最新的理念强调所有 NSAIDs 对心血管均有影响。鉴于非选择性及 COX－2 选择性 NSAIDs 相关的不良反应，对于骨关节炎药物治疗应考虑相关的并发症及个体的风险，谨慎地进行个体化治疗。

三、局部药物治疗

关节腔内注射糖皮质激素可减轻骨关节炎的关节疼痛，对有炎症体征的关节更有效。但疗效可能只持续几天，也可能持续数月。一年内同一个关节重复注射治疗不应超过 3 次。动物实验研究提示关节腔注射治疗可能加速软骨的丢失，因此不推荐高频率使用。但也有研究提示，关节腔内注射皮质醇不会加速膝骨关节炎影像学的进展。关节注射激素对骨关节炎进展在 MRI 上的表现尚未见报道。糖皮质激素注射治疗不能作为主要的或规律的治疗方式，可作为其他药物或非药物治疗的一种辅助方式。

关节腔内注射透明质酸可以使症状得到适度改善。膝骨关节炎早期应用此治疗疗效可能更好。每周输注一次，持续 3～5 周，可能的不良反应是注射后会引起滑膜炎症或渗出。

在膝或手骨关节炎中局部应用辣椒素对疼痛有一定的缓解作用。要达到最好的疗效需要遵从推荐的治疗方法，即疼痛的关节涂抹 3～4 次/天。在应用区域出现烧灼感可减少常规用量。辣椒碱可能会引起高度的黏膜激惹反应，洗手有助于防止其与其他皮肤黏膜的接触。

四、手术治疗

对于有症状同时功能丧失，又对非手术药物治疗及非药物治疗无效的患者，可以考虑手术治疗。在晚期骨关节炎伴随严重疼痛及功能减退的患者中，全关节置换术对于其中绝大多数的患者是有效的治疗方式，特别是髋关节或膝关节的置换。目前其他关节部位的全关节置换术较髋关节或膝关节的预见价值较小。成功的关节手术不仅取决于手术方面，还取决于药物并发症的预防、手术前后理疗的质量。随着假体设计及固定技术的进步，术后关节稳固性维持的年数逐渐延长。然而，考虑到大多数假体有效期限制、植入技术及修正手术可能带来更多并发症，应避免在较年轻的患者中进行全关节置换术。

　　理论上而言，截骨术有助于减少没有严重骨关节炎的力线不良的膝关节间隙的压力，从而阻止疾病的进展。然而，对于轻度至中度骨关节炎的关节截骨术的具体指征并不确切，加上去除关节周骨的概念不明确，使得这种治疗变得更为复杂。最近的研究显示，关节镜下半月板清创术不能改善膝骨关节炎的预后。膝骨关节炎中半月板软骨病变清除的必要性尚需要进一步的研究。

第四章　类风湿关节炎

第一节　病因、病理、发病机制

一、病因

RA 是多种因素共同作用引起的自身免疫病。感染和自身免疫反应是 RA 发病和病情迁延的中心环节，而内分泌、遗传和环境因素等则增加了患者的易感性，如图 4 - 1。

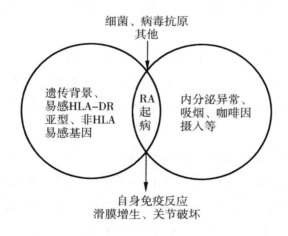

图 4 - 1　RA 发病因素

RA 发病是多因素共同作用的结果，感染和自身免疫反应处于 RA 发病和病情迁延的中心环节，遗传、内分泌异常和吸烟等因素增加了疾病易感性。

（一）感染因素

许多研究从患者滑膜组织中分离到了病原体或其基因，目前有多种细菌或病毒成分被怀疑与 RA 有关。多数研究者认为，细菌或病毒致病的可能机制为病原体的某些蛋白成分在体内作为外源性抗原激活机体免疫反应，进而活化自身反应性 T 细胞。

1. 细菌　多种细菌成分可能与 RA 发病有关，如大肠埃希菌热休克蛋白 DnaJ、结核分枝杆菌 HSP65、奇异变形杆菌菌体抗原等。RA 患者血清中可以检测到针对奇异变形杆菌蛋白的特异性抗体，这些抗体与手足小关节内的透明软骨结合，激活补体和自然杀伤细胞，可造成滑膜及软骨的损伤。奇异变形杆菌的菌体抗原与 HLA‑DR4 及 II 型胶原 α_1 链有相同序列，可能通过与 RA 患者自身蛋白发生交叉免疫反应而致病。

2. 病毒　RA 患者外周血存在 EB 病毒感染的 B 细胞，且血清中可检测到抗 EB 病毒抗体。EB 病毒核抗原‑1（EBNA‑1）的 35~68 位氨基酸中精氨酸替换为瓜氨酸后，可作为抗原刺激 RA 患者产生其特异性抗体，而这种抗体可与瓜氨酸多肽及脱亚氨基的纤维蛋白原存在交叉反应。这些研究为 EB 病毒在 RA 中的致病作用提供了有力证据。此外，EB 病毒 gp110 糖蛋白与 HLA‑DRB1*0404 等亚型存在共同的氨基酸序列，可能作为外源性抗原诱发 RA 的自身免疫反应。

细小病毒 B_{19} 是另一种可能与 RA 发病有关的病毒。B_{19} 急性感染常可引起类似 RA 的自限性多关节炎，部分患者甚至可发展成 RA。RA 患者 B_{19} 感染率增高，在患者骨髓中可以检测到 B_{19} 病毒 DNA，并发现其衣壳蛋白 VP‑1 高表达于活动性 RA 的滑膜病灶部位。

此外，内源及外源性逆转录病毒如 HVR‑5、HERV‑K 及 HTLV‑1 也可能通过上调原癌基因的表达，增加生长因子及基质降解酶的产生，参与 RA 关节破坏的进展。其他病毒如巨细胞病毒（CMV）、肝炎病毒、HIV‑1 等，在 RA 滑膜中的检出率较高。这些病毒对于 RA 有无原发致病性尚需研究。

（二）遗传因素

研究表明 HLA‑DRB1 基因表型与 RA 易感性密切相关，常见易感亚型包括 HLA‑DRB1*0401、*0404、*0405、*0101 和 *1001 等，并与患者病情严重程度和预后相关。不同种族的 RA 易感 HLA‑DRB1 亚型存在差异，见表 4‑1。而其他亚型如 HLA‑DPB1*0401、*0201、*0601，DPA1*0301、*0101 及 *0401 和 DQB1*0301、*0302、*0401、*0501 等，也与 RA 有一定关联。此外，某些基因

如 HLA－DRB1 *0402、*0403、*1302、*1101、*1501、*0301 和 DRB1 *0701 在 RA 患者中的发生率低，可能具有保护机体不患该病的作用。研究发现 RA 易感 HLA－DRB1 基因 β 链在 70～74 位含有 QKRAA、QRRAA、RRRAA 的共同表位（shared epitope，SE），使上述 HLA－DR 分子具有共同的抗原结合特性，可与致病抗原肽结合，并呈递给 T 细胞，引发自身免疫反应。而 RA 保护性基因 DRB1 *0402 和 *0403β 链的 70～74 位分别为 DERAA 和 QRRAE，该部位由于含有带负电的谷氨酸 E，改变了共同表位的电荷，使其不能识别抗原。HLA 基因仅为部分 RA 患者的遗传易感因子，HLA 复合体以外的基因同样对 RA 存在基因易感性，包括控制 T 细胞抗原受体基因、免疫球蛋白重链和轻链基因、TNF－α 和 IL－10 基因等。RA 可能为多基因相关疾病，其易患性、严重程度及病变特点均可能与上述基因有关。

表 4－1　HLA－DRB1 亚型与 RA 的关系

作用	HLA 分型 （DR/Dw）	HLA－DRB1 基因亚型	β 链第 3 高变区氨基酸 序列（70～74 位）	种族
RA 易感	DR4/Dw4	*0401	QKRAA	白种人（西欧）
	DR4/Dw14	*0404	QRRAA	白种人（西欧）
	DR4/Dw15	*0405	QRRAA	中国、日本
	DR1/Dw1	*0101	QRRAA	印度、以色列
	DR10	*1001	RRRAA	西班牙、意大利、希腊、以色列
	DR14/Dw16	*1402	QRRAA	美国印第安人和土著人
RA 保护	DR4/Dw10	*0402	QERAA	白种人（西欧）
	DR4/Dw13	*0403	QRRAE	波利尼西亚人
	DR2/Dw2	*1501	QARAA	白种人
	DR3/Dw3	*0301	DARGR	白种人

注：Q，谷氨酰胺；K，赖氨酸；R，精氨酸；A，丙氨酸；D，天冬氨酸；E，谷氨酸；G，甘氨酸。

（三）内分泌因素

RA 发病存在明显的性别差异，因此人们对性激素在 RA 中的作用进行了深入研究。有报道 RA 患者体内雄激素水平降低，雄激素/雌激素比例下降，患者滑膜局部及滑液中的雌激素（特别是 16α 羟雌酮、17β 雌二醇）水平增高可能与诱导发病有关。进一步研究证实，16α 羟雌酮、17β 雌二醇等，可能刺激巨噬细胞、成纤维细胞增殖，进而活化自身免疫反应，而睾酮则可诱导淋巴细胞凋亡。此外，下丘脑—垂体—肾上腺轴以及交感神经系统也与 RA 发病存在一定关系。这些因素均可能在 RA 的发病中发挥一定作用。

（四）其他因素

吸烟、咖啡因摄入、寒冷、潮湿及疲劳等，均与 RA 的发生有关。

二、病理

RA 的基本病理改变是滑膜炎和血管炎。前者可表现为滑膜水肿和纤维蛋白沉积，淋巴细胞和单核细胞浸润，随着症状迁延，滑膜衬里细胞层明显增厚，滑膜内大量炎症细胞浸润，以 T 细胞为主，周围可有巨噬细胞，形成以小静脉为中心的淋巴小结。滑膜内可出现多核巨细胞，并可有肉芽组织增生和血管翳形成。RA 患者增生的滑膜组织存在明显的血管增生和炎症细胞浸润，电镜下可见滑膜呈指状突起，形成所谓"血管翳"。血管翳和软骨交界处可见血管、单个核细胞及成纤维细胞侵入软骨，导致软骨变性，进而引起骨侵蚀。病变晚期，血管翳以纤维增生为主。RA 血管炎可以表现为不同类型，各个部位均可出现。病理表现与其他血管炎相似，急性期为血管壁纤维素样坏死、炎症细胞浸润，继而出现管壁纤维化，严重者可出现小动脉梗死及相应脏器受累。

三、发病机制

关于 RA 的发病机制，目前存在两种假说：一种认为该病的炎症反应是在抗原驱动下，CDT 细胞在滑膜组织中特异性识别交叉抗原引起的；另一种假说认为 RA 患者存在免疫耐受和调节机制异常，产生一群功能异常的 CD 细胞。由此可见，T 细胞异常是 RA 患者免疫病理损伤的关键。目前证据显示，这两种假说在 RA 的发病机制阐述中均具有重要意义。

RA 发病过程可能分为三个阶段：①初始阶段。易感宿主接触相关抗原，由巨噬细胞消化，并结合在 HLA Ⅱ类分子上呈递给外周血中 T 细胞，引起 T 细胞活化并增殖。②早期炎症阶段。抗原活化的 T 细胞迁移并聚集于滑膜。受滑膜巨噬细胞、滑膜细胞或树突状细胞呈递，并且与外源抗原有交叉反应的自身抗原刺激，再次活化，引起克隆性增殖，分泌炎症细胞因子，刺激巨噬细胞、中性粒细胞等炎症细胞向滑膜迁移并激活，分泌 IL-1 和 TNF-α 等炎症细胞因子、炎症介质及降解骨、软骨的酶类，同时刺激内皮细胞增殖和内皮黏附分子表达，促进新生血管形成。③进展期。滑膜细胞继续增殖，并侵犯软骨和骨。活性蛋白水解酶、细胞因子和一系列炎症介质引起各种临床症状和关节破坏。骨和软骨的破坏又释放出新的抗原，引起其他 T 细胞群的活化，造成关节侵蚀，如图 4-2。

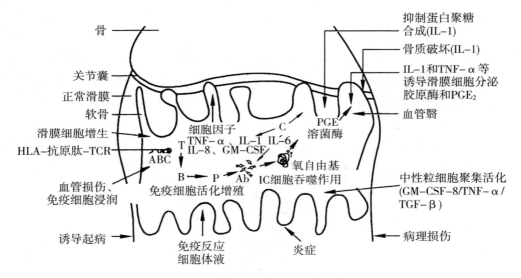

图 4-2　RA 发病机制示意图

注：T，T 细胞；B，B 细胞；P，浆细胞；TGF-β，转化生长因子β；Ab，抗体；IC，免疫复合物；PGE，前列腺素 E。

研究显示，在 HLA 对抗原多肽的呈递过程中，存在分子模拟或模糊识别机制。例如，许多与 RA 有关的细菌或病毒（结核分枝杆菌、EB 病毒蛋白等）含有共同表位 QK/RRAA。进入机体后，其 QK/RRAA 多肽片段可诱导针对外源性抗原的特异性 T 细胞及抗体，引起病理性自身免疫反应。同一种抗原可被多个 HLA 表型识别，而同一 HLA-DR 分子又可分别结合不同抗原，这是 RA 患者存在多种易感基因和自身反应性 T 细胞交叉识别的分子基础。近年来，瓜氨酸化蛋白的致病作用受到人们的重视，RA 患者体内存在抗瓜氨酸抗体，多种蛋白瓜氨酸化后可与之发生交叉反应，如聚丝蛋白、Ⅱ型胶原和纤维蛋白原等。瓜氨酸在 RA 发病中的作用机制有待进一步研究。

关于共同表位与 RA 的相关性有三种解释：①SE 中特异性氨基酸侧链影响了对结合肽的选择。②其自身作为抗原与其他完整的 HLA 分子结合，被抗原呈递细胞加工，并以小肽的形式呈递给 T 细胞。③共同表位 67～74 位氨基酸序列直接与 TCR 作用，导致自身反应性 T 细胞的活化。

第二节　临床表现

RA 主要临床表现为以双手、腕、足等小关节受累为主的慢性和破坏性多关节炎，并可有全身多系统受累的表现。其起病方式、关节受累及关节外表现多样，且因人而异，如图 4 - 3。

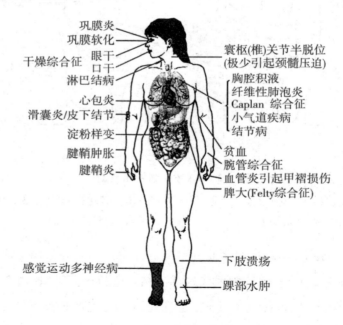

图 4 - 3　RA 临床表现示意图

注：除双手、腕、足等小关节受累为主的慢性破坏性多关节炎外，RA 可有全身多系统受累的表现，常见关节外表现如图所示。

一、起病方式

1. 慢性起病型　60%~75%的RA患者呈隐匿起病。该型起病多以全身症状为主，如疲乏或伴全身肌肉疼痛，随后出现关节疼痛、肿胀。最初为非对称性，逐渐发展为对称性关节炎。明显晨僵是其重要特征之一。慢性关节炎可导致关节畸形、关节周围肌肉萎缩及肌无力等。

2. 急性起病型　5%~15%的RA患者关节症状可在几日内出现，甚至可描述出准确的发病时间及诱因，如感染、外伤、分娩、寒冷刺激等。该型起病急，关节受累数目、肿胀持续时间、晨僵特点等可能不符合RA的诊断标准，有时需与感染性关节炎、反应性关节炎等鉴别。

3. 亚急性起病型　该型占RA的15%~20%。其关节受累特点与急性型类似，但一般在数周内出现。全身表现相对较重。

二、典型关节表现

1. 晨僵　明显晨僵是RA的特征性表现之一，对诊断颇具意义。晨僵是指患者晨起后关节及其周围肌肉僵硬、发紧的症状，活动后可缓解。RA患者晨僵可持续1小时以上甚至整个上午，且程度较重。其他关节炎如骨关节炎等也可出现晨僵，但持续时间及程度均不如RA。

2. 疼痛及触痛　关节疼痛及触痛是RA最主要的临床表现，发生部位及程度存在个体差异。最常见的受累部位是近端指间关节、掌指关节和腕关节，但也可累及肘、肩、膝、踝、足、髋、脊柱、颞下颌、环杓关节等。大关节中肘关节受累比较常见，发生率可达65%~80%。70%的RA患者存在肩关节病变。55%的RA患者可出现颞下颌关节病变。约30%的RA患者伴足关节受累。少数RA患者出现髋关节受累。

3. 肿胀　RA患者关节肿胀主要是因滑膜增生、关节腔积液及组织间隙水肿而致。在炎症早期以滑膜关节周围组织的水肿及炎症细胞渗出为主，在病变中、后期则主要表现为滑膜增生、肥厚。关节腔积液是关节肿胀的另一个主要原因。

4. 关节畸形　关节畸形通常出现于重症或治疗延误的晚期RA患者，严重影响患者生活质量。各个关节均可出现畸形，典型表现为"钮孔花"畸形、"天鹅颈"样畸形等。前者是因屈曲的近端指间关节穿过撕裂的伸肌腱和关节外侧骨间肌移位所致，表现为近端指间关节屈曲，而远端指间关节过伸。后者则是由于远端指间关节伸肌腱裂、下移至关节两侧引起远端指间关节屈曲、近端指间关节过伸。指间关节软骨及骨质的广泛破坏和明显吸收还可导致指骨短缩，表现为关节处皮肤皱褶增多，指骨可像"望远镜"一样缩短或拉长，也称为"望远镜手"。掌指关节屈曲畸形、尺侧腕伸肌萎缩及伸肌腱尺侧移位所致尺偏畸形在 RA 患者也很常见。晚期由于关节破坏、关节周围肌肉萎缩及韧带牵拉，可引起关节半脱位或脱位。

5. **骨质疏松**　本病患者的骨质疏松相当常见，而且随病程延长，发生率上升。研究显示，患者脊柱及软骨骨量减少主要与活动减少及体重增加有关。下述三方面因素可能参与 RA 骨质疏松的形成：①成骨细胞功能降低。②溶骨作用增加。③钙吸收减少。

三、关节外病变

1. **血管炎**　常见于类风湿因子（RF）阳性、伴淋巴结病变及骨质破坏明显的 RA 患者，以中、小动脉受累为主，可致紫癜、网状青斑、指（趾）坏疽、皮肤溃疡等。供应神经和内脏血流的血管受累可引起相应的周围神经病变和内脏梗死。HLA－DR4、补体、CIC 等也与血管炎发生有关。

2. **类风湿结节**　见于 20%～30% 的 RA 患者，为尺骨鹰嘴下方、膝关节等易受摩擦的骨突起部位存在的硬性结节，紧贴骨面，一般无疼痛。类风湿结节也可发生在内脏血管，如胸膜、心包等，偶可见于中枢神经系统、巩膜、心肺组织等。伴发类风湿结节的患者 RF 多为阳性，关节破坏程度较重或有其他关节外表现，如血管炎、脾肿大等。类风湿结节与疾病活动度相关。伴发类风湿结节、血管炎、RF 阳性及病情活动的 RA 患者还可能出现心包炎、心瓣膜炎及心肌炎等，病变累及心脏传导系统时，可导致不完全或完全性传导阻滞等心律失常的发生。

3. **肺**　20% 的 RA 患者可发生胸膜炎，其胸腔积液的特点是蛋白、免疫球蛋白含量增加，补体及糖明显下降，伴有炎症细胞渗出，积液中常可检出 RF。

少数患者可发生肺间质纤维化及肺动脉高压等。

4. 肾脏 RA 患者可能存在与血管炎有关的原发性肾损害和与药物等有关的继发性肾损害，而后者似乎更常见，并可表现为原发性肾损害的任一类型。患者还可出现淋巴结肿大、肝脾损害和巩膜炎、角膜炎等眼部受累等。

除了上述关节和关节外表现，某些特殊类型 RA 可能表现为不同的临床特征。如缓解型血清阴性对称性滑膜炎伴凹陷性水肿综合征（RS3PE）为突发的手背凹陷性水肿、腕关节滑囊炎及手指屈肌腱鞘炎，患者 RF 多为阴性，无关节破坏。费尔蒂综合征（Felty 综合征）伴脾肿大及白细胞减少，多出现贫血、血小板减少、血沉增快、RF 及 HLA - DR4 阳性。大颗粒淋巴细胞综合征患者外周血中可查到大颗粒淋巴细胞，并伴有多关节炎、中性粒细胞减低、脾肿大及易于感染。

第三节　诊断和鉴别诊断

一、诊断

RA 的诊断主要依据病史及临床表现，结合血清学及影像学检查，诊断一般不难。目前国际上应用较广泛的诊断标准仍是 1987 年美国风湿性疾病学会制订的 RA 分类标准：①晨僵，持续至少 1 小时（≥6 周）。②双侧近端指间关节、掌指关节、腕关节、肘关节、跖趾关节、踝关节、膝关节共 14 个关节区中，至少 3 个区的关节炎（≥6 周）。③有近端指间关节、掌指关节或腕关节受累的手关节炎（≥6 周）。④对称性关节炎（≥6 周）。⑤皮下结节。⑥RF 阳性。⑦手和腕关节 X 线片显示受累关节骨侵蚀或骨质疏松。符合 7 项中至少 4 项者可诊断为 RA。

上述标准的敏感性为 94%，特异性为 89%，对早期、不典型及非活动性 RA 患者均易漏诊。因此，RA 的诊断要以病史及临床特征为主，不应完全拘泥于人为的诊断标准。

此外，RA 患者可出现多种检查异常，这些检查有助于诊断和预后的判断。

1. 血清学检查 RA 患者血清中可检测到多种自身抗体，这些自身抗体在诊断和预后评估中的意义各不相同。

（1）类风湿因子（rheumatoid factor，RF）：RA 血清中针对 IgG Fc 片段上抗原表位的一类自身抗体，可分为 IgM、IgA、IgG、IgE 四型。IgM – RF 是人们发现的最早的 RA 相关抗体，在 RA 患者中阳性率为 60% ~78%，但特异性不高。除 RA 外，尚可见于 SS 等其他自身免疫病、慢性感染性疾病及某些肿瘤患者等。

（2）从 1964 年发现抗核周因子（APF）是 RA 的特异性抗体后，人们陆续发现，抗角蛋白抗体（AKA）、抗聚丝蛋白抗体（AFA）、抗 Sa 抗体均在 RA 中具有高度特异性。研究显示，这些抗体针对的抗原表位为含瓜氨酸的抗原肽。上述抗体在疾病早期即可出现，与病情严重程度及骨质破坏有关，可作为 RA 早期诊断及预后判断的重要指标。

（3）抗内质网免疫球蛋白结合蛋白（BiP）抗体：一种对 RA 相对特异性抗体，在 RA 患者中的敏感性为 35% ~64%，特异性为 93%。抗 RA33/36 抗体可出现于早期不典型 RA 患者，对 RA 诊断具有较高的特异性。抗 RA 相关核抗原（RANA）抗体可见于 62% ~95% 的 RA 患者，显著高于其他风湿性疾病，且在 RF 阴性的 RA 患者中可有 38.5% 的阳性率。另外，抗葡萄糖 – 6 – 磷酸异构酶（GPI）抗体、抗钙蛋白酶抑素抗体、抗 II 型胶原抗体等也可出现于 RA 患者，见表 4 –2。

表 4 –2　RA 相关自身抗体

抗体	抗原成分	敏感性（%）	特异性（%）
抗 CCP 抗体	环瓜氨酸短肽	47 ~82	91 ~98.5
IgM – RF	变性 IgG	60 ~78	86
隐性 RF	变性 IgG	50 ~75	70 ~90
抗 APF 抗体	聚丝蛋白和前聚丝蛋白 200 ~400 kDa 的部分去磷酸化产物	48 ~66	72.7 ~97
AKA	人类上皮角质层 37 kDa 前聚丝蛋白及其 40 kDa 中/酸性异构体	44 ~73	87 ~99
AFA	聚丝蛋白及其前体	47 ~68.7	93.7 ~99
抗 Sa 抗体	50/55 kDa 非酰基多肽	34 ~45	90.6 ~98.9
抗 RA33 抗体	hnRNPs	25 ~47	85 ~99

续 表

抗体	抗原成分	敏感性（%）	特异性（%）
抗 BiP 抗体	人免疫球蛋白结合蛋白	35 ~ 64	93
抗钙蛋白酶抑素抗体	钙蛋白酶抑素	45.5 ~ 82.8	71 ~ 96.1
抗 GPI 抗体	葡萄糖 - 6 - 磷酸异构酶	12 ~ 64	75
抗 II 型胶原（CB10）抗体	CB10 片段	88	94

注：CB10，溴化氰裂解片段 10。

（4）除自身抗体外，RA 患者急性时相反应物，如 C 反应蛋白（CRP）和血沉，在病情活动期增高，随着病情缓解可恢复至正常。在关节外表现较多者可出现总补体、C_3 及 C_4 水平下降。病情活动期，RA 患者还可伴有正细胞低色素性贫血、白细胞及嗜酸性粒细胞轻度增加及血小板升高。

2. HLA - $DR\beta_1$（HLA - DR4/DR1）基因分型　RA 共同表位的 QK/RRAA 基因见于 48% ~ 87% 的患者，依种族不同而异。RA 的骨质破坏、类风湿结节及血管炎等表现与 HLA - DRβ0401、*0404、*0101 密切相关，其中 HLA - DRβ0401 影响最大，*0404 次之，而 *0101 相对较弱。

3. 滑液　RA 患者的滑液一般呈炎性特点，白细胞总数可达 10×10^9/L，甚至更多。在个别早期 RA 患者中，滑液内单个核细胞占多数。滑液内可测出 RF、抗胶原抗体及免疫复合物。补体 C_3 水平多下降，而 C_{3a} 和 C_{5a} 升高。

4. 影像学检查　X 线片可见梭形软组织肿胀、骨质疏松、关节间隙变窄、骨侵蚀及囊性变；晚期可出现关节融合、半脱位等。CT 检查可用于需要分辨关节间隙、椎间盘、椎管及椎间孔的患者。MRI 可很好地分辨关节软骨、滑液及软骨下骨组织，对早期发现关节破坏很有帮助。发病 4 个月内，即可通过 MRI 发现关节破坏的迹象。

5. 关节镜及针刺活检　关节镜及针刺活检的应用已日趋广泛。前者对关节疾病的诊断及治疗均有价值，后者则是一种操作简单、创伤小的检查方法。

二、鉴别诊断

RA 在诊断时需与其他累及关节的风湿性疾病鉴别，如强直性脊柱炎、反应性关节炎、银屑病关节炎、骨性关节炎和 SLE 等，见表 4 - 3。

表4-3 类风湿关节炎与其他关节受累风湿性疾病的鉴别诊断

项目	RA	强直性脊柱炎	反应性关节炎	银屑病关节炎	骨关节炎	SLE
发病年龄	青中年多见	青年多见	青年多见	青中年多见	老年多见	青年多见
性别	女＞男	男＞女	男≥女	男女均等	女≥男	女＞男
起病方式	多慢性	缓慢	急	不定	慢性	慢性为主
前驱感染史	不明	不明	有	无	无	不明
手、腕关节受累	常见	少见	少见	可见	可见	少见
骶髂关节受累	少见	常见	可见	可见	少见	少见
晨僵	明显	可有	少见	可有	可有	可有
特征性皮疹	无	无	有	有	无	有
类风湿结节	可有	无	无	无	无	无
Heberden/Bouchard 结节	无	无	无	无	无	可有
关节摩擦感	无	无	无	无	有	无
关节外表现	可有	可有	可有	可有	无	常见
自身抗体	有	无	无	无	无	有
HLA-B27	阴性	多阳性	多阳性	可阳性	阴性	阴性

第四节　类风湿关节炎的治疗

在过去30多年中，与其他任何一种风湿性疾病相比，类风湿关节炎（RA）的治疗发生了重大改变。RA患者确诊后及早接受治疗，大多数可达到疾病缓解。这是因为出现了许多可以联合使用的DIARDs。患者的治疗目标是达到疾病缓解或处于低疾病活动状态，这一点已经达成共识。为了了解当前的进展及呈现这些成果，我们有必要在有30多年历史的《风湿病学教科书》中，回顾RA的治疗。

第一版TOR在1981年出版，RA治疗章节的作者是Ruddy博士，他提出肌内注射金制剂和青霉胺是治疗RA的主要药物，羟氯喹（HCQ）为备选药物，而环磷酰胺和硫唑嘌呤仅作为试验性治疗。1985年，第二版TOR出版，硫唑嘌呤被批准用于治疗RA，而环孢素、甲氨蝶呤（MTX）与全淋巴结照射仅作为试验性治疗。1993 年，第四版 TOR 中，同时期的领军人物泰德·哈里斯提出早期使用 DMARDs，但建议从不良反应最小的 DMARDs，如羟氯喹和柳氮磺吡啶（SSZ）开始，在羟氯喹、金制剂、青霉胺治疗失败后，才建议使用 MTX。1997 年，第 5 版 TOR 中，明确提出早期黄使用 DMARDs，其中首选 MTX，并首次提出与传统 DMARDs 联合使用。2001 年，马克·杰诺韦塞的第六版 TOR 在 RA 治疗方面出现了巨大的改变：首次确立 DMARDs 联合治疗，而且来氟米特可代替 MTX，更为重要的是提出生物制剂依那西普（ETAN）和英夫利昔单抗能持久改善病情。2009 年，第 7 版 TOR 中，提出了目标治疗的概念，以及生物制剂有三种抗肿瘤坏死因子（TNF）抑制剂和两种作用于不同机制的新型生物制剂，即阿巴西普和利妥昔单抗。第九版 TOR 中，讨论了目前 RA 治疗的关键点，包括使疾病缓解或处于低疾病活动的治疗策略；不论使用何种药物均应使患者达治疗目标；传统 DMARDs 新的联合方法；两种新型的 TNF 抑制剂和另外一种抗 11－6受体的生物制剂：托珠单抗；关注 RA 并发症尤其是心血管疾病。第九版中，第一次提出随着患者病情好转，可以逐渐减药甚至停药，这说明在过去 30 多年有关 RA 的治疗已取得了巨大的进步。

　　尽管 RA 的治疗已取得了巨大的进步，但我们依然面临许多挑战，其中首要的就是发现能够预测不同治疗方案疗效和副作用的标记物，以利于确定治疗药物的最佳使用剂量。如果以目前的研究速度发展，那么在未来几年 TOR 也许会提出关于 RA 完全缓解的治疗方案，甚至提出"患者"在 RA 症状出现前就治愈的方案。

　　本章主要探讨 RA 的治疗原则、治疗目标、治疗时机的选择以及目前存在的可有效控制病情进展的多种治疗策略。关于药物的详细描述可参考其他章节，如 NSAIDs、糖皮质激素类、传统 DMARDs、免疫调节药物、抗细胞因子疗法或生物制剂。

一、RA 的治疗目标

　　目前对于 RA 的治疗有超过 19 种传统或生物 DMARDs 可供选择，但最重要的仍是早期治疗以及治疗后达到疾病缓解或低疾病活动度。对于非风湿病患者如高血压、高血脂或糖尿病患者，可以很容易通过检测血压、低密度脂蛋白或糖化血红蛋白（HbA1C）进行早期诊断和早期治疗。但对于 RA 需要不断有效地重复评估疾病活动和缓解，并且长期随访，而目前尚缺乏有效评估疾病活动的单个检查方法和实验室指标。

现有的许多评估方法都是综合性的，包括关节检查、患者和医师对疾病活动的评估、患者的功能、反应炎症的实验室指标。临床医师工作繁忙，很少有时间记录超过 60 个关节的压痛数和肿胀数，或在患者就诊期间等待实验室结果再做评估。因此，简化评估方法是非常必要的，包括限制关节数为 28 个的疾病活动评分（DAS28），不要求实验室指标的临床疾病活动指数（CDAI），以及完全依赖于患者的常规评估指数（RAPID）。临床上对于疾病活动的评估是非常重要的，由于这些评估方法的结果密切相关，所以采用何种方法并不十分重要。

任何一种治疗方案都不能彻底治愈 RA，所以最好的治疗目标是使疾病缓解。然而目前 RA 缓解尚存在一些疑问，首先，既具有相关性又具有实质性的缓解是难以定义的，相关性是指随着时间推移依然能够很好地预测疾病进展，实质性则是临床医师可以早期、简单、实时地对患者进行疾病活动的评估。ACR 和欧洲抗风湿病联盟（EULAR）通过对 1~2 年具有短期放射学改变的患者进行严格随机对照试验（RCT）后，提出了用于临床试验的"缓解"的新定义。"缓解"定义的标准化，使各种临床试验的报道和实验结果的相互比较向前迈出了巨大的一步。

但是，该"缓解"只针对临床试验，而非临床实践，因临床工作中实时获得 CRP 存在一定困难。目前已有多种不需要实验室指标的评估方法，但这些方法尚未得到公认。我们面临的主要问题是：由于接受了临床试验定义的"缓解"，而常常低估了通过滑膜活检或影像学技术如超声（US）或磁共振成像（MRI）发现的低疾病活动的患者。大量数据显示许多 RA 患者虽然已达疾病缓解状态，但通过 US 或 MRI 评估后仍处于疾病活动期。ACR/EULAR 定义的"缓解"允许患者有 1 个关节肿胀，其实并非达到真正的疾病缓解。另一个关于"缓解"的主要问题来自当前一些不确切的数据，即不论如何定义，缓解都应是所有 RA 患者的治疗目标，许多处于低疾病活动度的患者，同样得很好地控制病情。这种情况类似于近年来研究显示的 HbAIC 低于 6.5 提示血糖控制理想，但如果有心血管疾病，血糖水平过低则增加其死亡率。

1. RA 的治疗风险和花费在什么时候会超过治疗带来的益处？

2. 哪些患者在病情得到迅速改善，但仍然存在两个关节压痛或肿胀时，需加用其他生物制剂？

3. 如同前面提到的糖尿病合并心血管疾病患者，如果治疗过于积极，会给哪些患者会带来风险？

4. 对大多数患者而言，疾病缓解是指在持续使用 DMARDs 的情况下，而真正意义上的缓解是在患者停止治疗的情况下，但目前大多数患者不能停止治疗。

尽管缓解或低疾病活动度的定义存在较多问题，但可以肯定的是，只要临床医师明确治疗目标，患者病情就可得到很好的控制。苏格兰一项关于 RA 的随访研究（TICORA）有力地证实了这一点，纳入病程小于 5 年的患者随机接受常规治疗和强化治疗，两组患者均接受常规 DMARDs 治疗。一般治疗组定期随访和监测，强化治疗组每个月监测，如未达低疾病活动（DAS≤2.4）则接受进一步治疗。两组患者在 18 个月内病情均得到显著改善，但有治疗目标的强化治疗组 DAS 平均分值（=1.6）改善更明显。强化治疗组有 71% 的患者达到美国风湿病学会 70（ACR70）缓解，而一般治疗组仅为 18%（P＜0.000 1）。此外，与一般治疗组相比，强化治疗组放射学进展也更慢（0.5 vs. 3.0，P=0.002）。更重要的是疾病改善与治疗副作用无相关性。强化治疗组尽管随访频繁，但因患者只接受传统 DMARDs 治疗而未使用生物制剂，所以短期内花费并不多。其他研究结果也证实了上述观点。此外，一项 Meta 分析也建议进行严格程序化控制策略，使病情得到更好的控制，正如 TICORA 研究所证实的。

尽管 TICORA 研究将降低疾病活动作为治疗目标，但治疗目标也可以是疾病缓解，之前提到的大部分评估方法已经定义了"缓解"的程度。可以想象，为了更好地达到疾病缓解，我们如果增加传统或生物性 DMARDs 的剂量，其产生的毒副作用也越大，并且治疗费用也会增加。ACR 和 EULAR 指南以及最近的观点都将低疾病活动或缓解作为治疗目标，临床工作中应根据每例患者的具体情况作出最恰当的治疗。因此，在进一步研究阐述该问题前，临床医师需要不断通过兼具艺术性和科学性的临床实践来为患者选择最适合的治疗方案。

二、药物的种类

（一）AMDRAs：甲胺蝶呤、柳氮磺胺吡啶、羟氯喹、来氟米特

DMARDs 是一类用于治疗风湿性关节炎等自身免疫性疾病的药物，但严格来讲，DMARDs 是指经 RCT 证实不仅可以控制病情，还可以减缓放射学进展的药物。常采取单药，联合两种、三种或四种药物的方法，并且每种联合方案均不包括生物制剂，这样对于一例患者将可能有 2 569 种联合方案。显然，临床医师面对如此多的治疗方案难以选择，而且不可能每种方案都有效。因此，为了更好地选择治疗方案，临床医生需要有治疗目标及策略、需要了解药物的最新知识以及药物之间的相互作用和毒副作用。

目前临床上应用最多的是 MTX、SSZ、HCQ 和来氟米特（LEF）这四种传统药物和糖皮质激素，而金制剂（肌内注射和口服制剂）、硫唑嘌呤、环孢素和四环素类（米诺环素和多西环素）应用较少，青霉胺最早用于治疗 RA，目前几乎不再使用。

（二）生物 DMARDs

生物 DMARDs 包括抑制炎症因子和炎症细胞的多种药物，如抑制 TNF 的单克隆抗体英夫利昔单抗、阿达木单抗和戈利木单抗；抑制 TNF 受体蛋白的依那西普；抑制聚乙二醇化 Fab 片段的赛妥珠单抗；白细胞介素 – 1（IL – 1）受体拮抗剂阿那白滞素；IL – 6 受体单克隆抗体托珠单抗；抑制 B 细胞的利妥昔单抗和抑制 T 细胞的阿巴西普。保守地说，生物制剂从预后和发病机制上已经改变了 RA 的治疗前景。由于其起效快（特别是 TNF 抑制剂），可以减缓放射学进展，所以提倡早期应用。而临床医生面临的主要问题就是如何恰当地联合传统药物与生物 DMARDs，同时尽可能减少花费。

（三）糖皮质激素

糖皮质激素治疗 RA 有一段漫长而传奇的历史。1948 年，梅奥诊所首次应用"可的松"治疗 RA，起效迅速且疗效显著。14 例接受糖皮质激素治疗的 RA 患者，在 1~3 个月内大于 50% 的患者达 100% ESR 改善，80% 的患者至少达 70% ESR 改善（ESR70，一种方便的 ACR70）。几个具有里程碑意义的研究也证明糖皮质激素临床疗效显著，并有延缓放射学进展作用。近年来，COBRA 试验和 BeSt 研究再次证实了糖皮质激素具有显著的临床疗效和延缓放射学进展的作用。虽然糖皮质激素起效快，疗效显著，但副作用也大。目前糖皮质激素主要与 DMARDs 联用作为部分 RA 患者的初始"诱导"治疗，以迅速控制病情，在 DMARDs 起效后逐渐减药。之前人们一直认为 RA 患者一旦开始糖皮质激素治疗就不能停药，这是因为没有规范地使用 DMARDs。对 RA 患者来说，糖皮质激素如何顺利减药是关键。如果患者无法顺利停药或至少减量至"可接受"的低剂量，那么就意味着当前使用的 DMARDs 是无效的；如果长期使用的剂量相当于泼尼松大于 7.5 ~ 10 mg/d 时，就表明需要加强 DMARDs 治疗。更重要的是，如果 RA 患者未接受 DMARDs 治疗，则不应该使用糖皮质激素。

（四）其他传统 DMARDs

金制剂治疗 RA 已有近一个世纪的历史，最初采用肌肉注射，目前多为口服。随着新药的不断出现，已很少使用金制剂。肌内注射金制剂较为困难且烦琐，需每周使用，通常第 1 周初始剂量为 10 mg，第 2 周 25 mg，以后每周 50 mg 直到起效，一般需要使用 3 ~ 6 个月，起效后则每个月一次，需定期监测全血细胞数及蛋白尿，也可能出现一些严重的毒副作用包括皮疹骨髓抑制和肾病综合征。尽管金制剂治疗存在一定的问题，但大量数据显示肌内注射金制剂对 RA 治疗有益，包括可以延缓放射学进展。RA 患者每 2 ~ 4 周肌内注射金制剂，10% ~ 20% 的患者基本能达到长期缓解。在一项为期 48 周的随机对照试验中，活动期 RA 患者使用 MTX 和肌内注射金制剂，结果显示 61% 的患者达 ACR20 反应，而安慰剂组仅 30%，提示 MTX 联合金制剂治疗 RA 有效。尽管金制剂疗效肯定，但大量证据显示由于需要严密监测其严重毒性，并且监测过程不方便，两种肌内注射金制剂硫代苹果酸金钠和硫代葡萄糖金钠在临床中的应用越来越少。

目前，已问世 20 多年的金诺芬作为一种口服金制剂已很少使用。金诺芬与肌注制剂相比，副作用更小，不会引起血细胞减少和蛋白尿，但是常出现轻微的肠炎，产生腹泻而导致治疗失败。金诺芬是一种有效的 DMARDs，但随机对照试验显示其疗效不如 MTX、肌注金制剂、青霉胺或 SSZ。

使用金制剂治疗 RA 过程烦琐且难以监测其毒性，所以除非发现一些标志物可以预测哪些患者使用金制剂后疗效显著，才会使用该药物。在注射金制剂发生血小板减少或肾病的患者中，HLA-DR3 的阳性率较高。也有证据表明，HLA-DR3 阳性患者可能对金制剂治疗具有更好的反应，这也证实了许多临床医师长期以来的一种观点，即具有与金制剂相关的皮疹的患者临床疗效更好。

三、免疫抑制剂

（一）硫唑嘌呤

硫唑嘌呤（AZA）用于治疗 RA 已近 50 年，剂量通常为 50～200 mg/d，因在临床上使用很多年，所以近年来关于该药的研究较少。虽然 AZA 不是 RA 治疗的首选药物，但当患者对 MTX 禁忌或不耐受时，AZA 则可以替代 MTX。不耐受 MTX 最常见的就是"MTX 感冒"。当 RA 患者出现妊娠、肝及肾病时，也是使用 AZA 的适应证。AZA 常常与传统或生物 DMARDs 联用，McCarty（RA 联合治疗的先驱者）和同事报道了 69 例患者接受 MTX、AZA 和 HCQ 联合治疗的开放性试验，有 45% 的患者达到 ACR 旧的缓解标准，并且联合方案耐受性好。

中性粒细胞减少是 AZA 最常见的不良反应，可以通过测定硫代嘌呤甲基转移酶（TN/IPT）遗传多态性来进行预测。当患者体内存在无功能的突变纯合子时，AZA 的骨髓抑制和其他毒性更敏感，而存在杂合子时则可能只出现轻微的中性粒细胞减少。但是该检测费用非常昂贵，一些地方甚至高达 1 000 美元，并且不一定能报销，所以一些临床医生选择先从低剂量 50 mg/d 开始使用，2 周后检测 CBCs，如果白细胞（WBC）计数正常，则根据需要增加剂量。据推测在非功能多态性的患者群中，MTX 治疗方案稳定，加入硫唑嘌呤后会出现以发热、白细胞增高、皮肤白细胞破碎性血管炎为特征的急性发热性中毒反应。

（二）环孢素

20 世纪 90 年代，环孢素（CsA）治疗 RA 取得了一定的进步。CsA 多用来抑制同种异体移植的排斥反应，它通过阻断 IL-2 和其他 Th1 细胞因子的产生，抑制 T 淋巴细胞中 CD40 配体的表达，从而抑制 $CD4^+T$ 细胞的活化。由于抑制了 CD40 配体的表达，T 细胞通过 CD40 配体对 B 细胞的活化作用也受到抑制。20 世纪 90 年代中期，人们对 CsA 的关注达到顶峰，特格韦尔等人发现，在固定剂量的 MTX 方案中加入小剂量环孢素 2.5～5 mg/kg·d，通过监测肌酐水平调整环孢素剂量，肌酐水平升高 30% 以上时减量，结果发现两药联合疗效优于单用 MTX，36 例 CsA 联合 MTX 患者（48%）和 12 例单用 MTX 患者（16%）达到了 ACR 20 反应标准，该治疗方案同时减慢了放射学显示的骨侵蚀进展速度。但关于此研究的后续报道显示，只有 22% 的患者在 18 个月后继续使用联合方案，停药最常见的原因是血压或肌酐升高。

四、米诺环素和多西环素

四环素及其衍生物治疗 RA 和其他关节炎有着漫长而曲折的历史，作用机制尚不清楚。四环素属于抗生素类，同时具有抑制基质金属蛋白酶（MMP）、调节免疫及抗炎作用。最初认为四环素可以治疗"感染导致的 RA"，目前尚无证据证明该观点。但是四环素可以通过上调免疫应答抑制一些非特异性感染如牙周炎、支气管炎和胃炎，这对于控制 RA 患者的病情也许有效。四环素类药物能够抑制 MMP 的生物合成和活性，而 MMP 在 RA 关节软骨的降解中起着主要作用，这在骨关节炎（OA）的动物模型中可以得到证实，可能的机制是该类药物能螯合钙和锌分子，从而改变酶原的分子构象，将之灭活。米诺环素对滑膜 T 细胞增殖和细胞因子的产生有轻微但肯定的抑制作用，并已被证明能上调 IL - 10 的生成。米诺环素还具有调节免疫的作用，如用于诱导抗 DNA 抗体阳性的狼疮患者病情缓解。

RA 患者使用米诺环素 100 mg/d，其疾病活动性指标较安慰剂组有中度改善。46 例未治疗过的类风湿因子（RF）阳性的早期 RA 患者，在使用米诺环素 6 个月后，65% 的患者在关节压痛、肿胀、晨僵持续时间及 ESR 等方面获得了 50% 的改善，而安慰剂组仅有 13% 的患者得到相同的改善程度。在 2001 年，一项为期 2 年的小样本研究比较了早期 RA 患者使用米诺环素和羟氯喹的疗效，米诺环素组达 50% 改善的比例高于羟氯喹组，这证明了米诺环素的有效性，尤其是在 RA 早期。

多西环素在 RA 治疗中的研究很少。有一项研究比较了早期 RA 患者使用多西环素联合 MTX 与单用 MTX 的疗效，结果发现小剂量（20 mg，每日 2 次）和大剂量多西环素（100 mg，每日 2 次）联合 MTX 的疗效均优于单用 MTX，但该结果仍需进行重复研究。

四环素类药物潜在的副作用包括头晕、眩晕、罕见的肝毒性、药物性狼疮，长期使用出现皮肤色素过度沉着，高龄患者出现眩晕的风险性增加。有报道称，服用四环素类药物的患者可能出现狼疮样综合征，产生包括抗 DNA 的自身抗体，偶尔也会出现核周型—抗中性粒细胞胞浆抗原（P - ANCA），对于多西环素和米诺环素治疗 RA 诱发的药物性狼疮尚未见报道。色素过度沉着多发生于米诺环素与多西环素联用时，这在一定程度上限制了四环素类的应用，但停药后可缓解。

五、非甾体抗炎药

NSAIDs 包括水杨酸类。在过去一个多世纪中，NSAIDs 是 RA 治疗中最常用的药物，多年的研究证实 NSAIDs 的主要副作用为胃肠道反应及心血管毒性，这在一定程度上限制了其使用。目前已知的一些严重的心血管事件不仅与选择性环氧化酶 - 2（COX - 2）抑制剂有关，也与所有 NSAIDs 有关，尤其对于 RA 患者，NSAIDs 引起的心血管事件导致其死亡率增加。如同糖皮质激素一样 NSAIDs 不应在未使用 DMARDs 的情况下单独使用。此外，正如使用糖皮质激素一样，NSAIDs 也应尽可能逐渐减量，以避免胃肠道和心血管副作用。

（一）治疗方法和策略

如前所述，RA 患者的治疗目标是使疾病缓解或处于低疾病活动状态。除了药物毒副作用和患者耐受性外，临床医师关注的不应该是给患者使用哪种药物或是联合哪些药物，更应该关注达标治疗。没有任何一种 DMARDs 或 DMARDs 联合治疗适于所有患者，每例患者都有独特的疾病特点、治疗期望值、侧重点、疾病活动度、疾病对机体的损害程度、并发症及治疗成功概率。一项有关 RA 的调查显示，迄今为止还没有明确的指标可以预测何种治疗方案对绝大多数 RA 患者有效。有人建议根据 RA 的预后好坏来选择不同的治疗，但这个建议存在一些问题，尽管有数据显示某些特征提示预后不良，但将患者区分为预后良好与预后不良很难，而且令人遗憾的是，目前尚无数据证明基于预后的分层治疗可以使患者获得更好的疗效。例如，我们将预后分为 1 ~ 10 分，可以想象，大多数处于中间评分的患者经积极治疗可获得很好的疗效，而评分低的患者可能不需要积极治疗，评分高的患者经积极治疗可能出现不可接受的副作用。

（二）未用过 DMARDs 的 RA 患者的治疗

治疗 RA 最重要的原则是早期、有效地应用 DMARDs，尽管证明该观点的数据很少，但已被大家普遍接受，因为将患者随机分为早期治疗组与晚期治疗组的随机双盲试验不太现实，也不符合伦理要求，但是根据这个原则，早期治疗能防止关节损害和畸形，保留关节功能。许多研究为这一原则提供了有力的、令人信服的证据，这些证据来自比较早期治疗与晚期治疗的队列研究，比较强化治疗与常规治疗的随机研究，以及比较联合用药与单药治疗的随机对照研究，这些研究最终确定了早期 RA 的定义。

一项著名的有关早期 RA 的队列研究显示，一组患者在确诊平均 123 天后接受 DMARDs 治疗，另一组患者在确诊平均 15 天后接受 DMARDs 治疗，2 年后第一组影像学破坏得较多，并出现进行性的影像学进展，而第二组则没有上述表现。另有多项研究比较了早期 RA 患者的治疗方案，结果均显示联合用药疗效优于单用药，如 COBRA 试验中 MTX、SSZ、泼尼松联合用药与 SSZ 单药的比较；FINRACO 试验中 MTX、SSZ、HCQ、泼尼松联合用药与 SSZ 单药的比较；BeSt 试验中多种药物联合应用与上阶梯治疗组或下阶梯治疗组的比较；AT-TRACT 试验中英夫利昔单抗与 MTX 联合用药与 MTX 单药的比较；PREMIER 试验中阿达木单抗和 MTX 联合用药与阿达木单抗或 MTX 单药的比较。

ROMPT 试验还回答了一些上述研究未解决的问题，患有关节炎但尚未确诊 RA 的患者，随机接受 MTX 治疗或安慰剂，最终安慰剂组患者全部发展为 RA，而 MTX 组则可以显著延缓关节炎发展为 RA 的时间，该研究结果也证实了 RA 治疗需要早期使用 DMARDs。

ACR/EULAR 新的 RA 分类标准旨在使患者得到早期诊断、早期治疗，之前的诊断标准要求患者必须在至少 6 周内具有某些特征，而新的分类标准虽然也要求 6 周，但并非绝对要求，因为许多患者特别是存在预后不良因素的患者可能在 6 周前就已经达到分类标准。更重要的是抗环瓜氨酸蛋白抗体（ACPAs）尤其是高滴度 ACPAs 在新的分类标准中占很重要地位。前面提到的 PROMPT 试验证实了符合新分类标准 ACPA 阳性的 RA 患者早期使用 MTX 可使患者获益，因此可以认为 PROMPT 试验是一种验证 RA 早期治疗与延迟治疗的试验。

1. 首选 DMARDs　　患者应尽早接受 DMARDs 治疗，那么选择哪种

DMARDs？是先单药治疗还是联合治疗？虽然之前提到的许多随机对照研究均证明联合用药优于单药治疗，但这并不意味着一开始就联合用药是标准的治疗方法。近期一项有关早期侵蚀性关节炎治疗的研究证实，许多临床医生开始多采用 DMARDs 单药治疗，这一结论将在后文论述。针对不同患者，首先选择哪种 DMARDs 是非常复杂的，而且所有患者没有统一的治疗方案在该情况下，同等剂量，同种药物显然不适合所有患者，这中间需要考虑许多因素，包括患者疾病活动度、并发症、爱好、疾病消费支出和卫生保健体制（权衡收益，包括直接和间接的费用）以及在病情许可的情况下患者对受孕的期望（女性和男性）。在出现可供选择的数据前最好由临床医师做出这个复杂的治疗决策。

总之，MTX 是大多数 RA 患者首选的一线 DIARDs 药物，其价廉、有效且耐受性好，在很多联合用药的研究中属于基础用药，特别是 TNF 抑制剂及其他 DMARDs 与 MTX 的联合治疗，无论在临床上还是影像学上均有有效的数据可以证实。虽然 MTX 皮下给药具有较好的生物利用度，但首选口服用药。一般情况下，如果需要控制病情，MTX 剂量至少应为 $20 \sim 25$ mg/w，除非有禁忌证或不能耐受。大多数研究表明，规律使用 MTX 6 个月可达最大疗效，3 个月时可预测其是否有效。如果按照上述剂量使用 MTX，约 50% 患者具有良好的疗效，并且多个研究一致证实约 30% 的患者可达到低疾病活动状态。

2. DMARDs 单药治疗与 DMARDs 联合治疗的比较　大多数临床医师主张从单药治疗开始，但 DMARDs 联合治疗显然已经彻底改变了 RA 的治疗模式。90 年代初主张 DMARDs 单药治疗，必要时调整 DMARDs，当时还没有联合治疗。90 年代中期的研究表明，DMARDs 联合治疗不仅疗效好且耐受性强，这在当时极大地改变了 RA 的治疗模式。目前 RA 患者大多使用两种、三种或更多的 DMARDs 联合治疗。DMARDs 联合治疗首次得到公认来自于一项关于 RA 三药联合治疗的研究，该研究清楚表明 MTX、HCQ 与 SSZ 联合治疗效果显著优于 MTX 单药或 HCQ 与 SSZ 联合，最重要的是 DMARDs 联合治疗并未导致毒副作用增加。之后多家刊物也报道了传统 DMARDs 成功联合应用的研究。

开始给予患者 DMARDs 联合治疗，再逐渐减药，还是开始给予 DMARDs 单药治疗，若病情未达标再逐渐加药，是目前仍存在争议的一个重要问题。对于这两种方法分别有其支持者及相关资料证实。一方面，通过短期观察发现联合用药优于单药治疗，这里的联合用药包括传统 DMARDs 的联合，和传统 DMARDs 与生物制剂的联合。另一方面，在 TICORA 试验中开始给予单药治疗，仅在患者病情需要时才联合治疗也可获得显著疗效。更重要的是 BeSt 试验和 TERA 试验指出患者早期联合用药疗效更好，BeSt 试验和 TERA 试验中所有患者采取个体化治疗，在最后 2 年时间 DAS 或 DAS 28 评分相同。如果 2 年或更久的时间后发现单药和联合用药疗效相似，使用最低剂量的 DMARDs 就可以获得有效的治疗，那么对于患者及医疗卫生系统来说，DMARDs 潜在的毒副作用及花费将有希望降到最低。

3. BeSt 研究　BeSt 研究是一个重要的开放性、多中心、随机试验，508 例早期 RA 患者随机接受 1～4 组的治疗"策略"，研究方法如下：

（1）第 1 组：序贯 DMARDs 治疗；初始 MTX15 mg/w→MTX25→35 mg/w→SSZ→LEF→MTX + 英夫利昔单抗→等等。

（2）第 2 组：逐渐加量的联合治疗；初始 MTX 15 mg/w→MTX25～35 mg/w→MTX + SSZ→MTX + SSZ + HCQ→MTX + SSZ + HCQ + 泼尼松→MTX + 英夫利昔单抗→等等。

（3）第 3 组：联合治疗；MTX7.5 mg/w + SSZ 2 000 mg/d + 泼尼松 60 mg/d（7w 时渐减量至 7.5 mg/d）→MTX 25～35 mg/w + SSZ + 泼尼松→MTX + CsA + 泼尼松→MTX + 英夫利昔单抗→等等。

（4）第 4 组：MTX 联合英夫利昔单抗；MTX 25～35 mg/w + 英夫利昔单抗 3 mg/kg→英夫利昔单抗 6 mg/kg（每 8w 1 次）→英夫利昔单抗 7.5 mg/kg→英夫利昔单抗 10 mg/kg（8 周/次）→等等。

每 3 个月监测病情并调整治疗，使患者 DAS≤2.4（低疾病活动度）。DAS 用 4 个变量来计算：Richie 关节指数（66 个触痛关节数），肿胀关节数（44 个），ESR（mm/h）和患者总体评估（0～100），DAS = 0.539 38～RAI + 0.6465（SJC）+ 0.33 in（ESR）+ 0.072 2（GH）。1～2 年的结果显示，两个联合组（第 3 组、第 4 组）比第 1 组、第 2 组改善更快，在 1 年时使用大剂量泼尼松的第 3 组和使用大剂量 MTX 联合英夫利昔单抗的第 4 组，两组的 DAS 评分和其他临床结果是相似的，2 年时的结果也是相同的。在 1 年时早期联合治疗组（第 3 组、第 4 组）健康评估问卷评分改善，但各组之间无显著差异。在

2 年时第 1 组比第 2 组临床及放射学进展快，第 1、2 组与联合治疗组比较则进展更快（四组平均 Sharp Van Der Heijde 得分分别为 9、5.2、2.6 和 2.5）。关节间隙变窄的进展得分（稍后讨论其重要性）在四组中分别为 4、3、2.1、1.2，第 1 组数值最高，但四组之间无统计学差异。解释该原因比较困难，因为尽管只有 6 个月的病程，但第 2 组患者在基线时有更为严重的放射学进展。

BeSt 试验结论：所有 RA 患者都应接受达标治疗以改善预后，目前有许多不同的治疗方法，患者接受哪种治疗并不重要，只要他们能处于低疾病活动即可。几项重要的适应证及注意事项如下：

1. 从 BeSt 试验中使用 DMARDs 的顺序来讲，虽然 2 年的临床结果相似，但第 2 组中加入 DMARDs 比从一种 DMARDs 调整为另一种 DMARDs 更有效。第 1 组的影像学进展更快（平均 9 : 2.5），有更多的患者需要使用英夫利昔单抗（26% : 6%），而且第 1 组患者最终使用了联合治疗。

2. 开始使用传统 DMARDs 联合（第 3 组）或联合生物制剂（第 4 组）比升阶梯治疗组（第 2 组）起效更快，但在 2 年时临床结果是相同的。联合治疗组比升阶梯治疗组在放射学进展方面有优势（2 年间△2.5 分），在关节间隙变窄方面没有区别。除非在接下来的若干年联合治疗组和升阶梯治疗组放射学进展程度保持原来的进展趋势，否则这种放射学进展的差异没有临床意义。少数患者（约 10%）在常规治疗基础上如果有放射学进展需要更多的治疗方法。

3. 在 BeSt 试验中，115 例患者（23%）DAS 评分 <1.6 达 6 个月，使用药物逐渐减量，并在一段时间内停药。虽然有许多患者复发，但 59 例（11.6%）患者在缓解期停用所有药物（平均随诊 23 个月）。

（三）TEAR 试验（早期进展型 RA 治疗的试验）

TEAR 试验是应用 DMARDs 治疗早期（平均病程 3~6 个月）、难治性（RF 阳性，抗 CCP 抗体阳性，或有侵蚀破坏）RA 的一项具有划时代意义的研究，是迄今为止在 RA 研究方面样本量最大的（n=755）一项随机双盲试验，为期 2 年，试图探讨如何解决早期进展型 RA 的两个关键性问题：

1. 直接开始联合治疗还是单用 MTX 后逐渐升阶梯联合治疗？

2. MTX 联合依那西普（MTX – ETAN）是否优于 MTX – SSZ – HCQ 三药联合？

在这个为期 2 年的研究中一些小的统计学差异并无临床意义（详见之后讨论的临床试验中的放射学变化）。更重要的是，大量数据显示两组之间的毒副作用无显著差异。很多人推测严重的不良反应在 ETAN 组更常见，而一些轻微的毒副作用比如胃肠道反应在三药联合组更常见——这在大型的双盲临床试验中均并未见到。

（四）TEAR 试验的结论

1. 单用 MTX 的患者在 6 个月时尚未达标则升阶梯为联合治疗，这与一开始就联合治疗的患者相比，1~2 年的临床和放射学结果无显著差异。就 DMARDs 单药治疗还是联合治疗，其核心问题是应在多长时间内使 RA 病情得到控制，是数天到数周，还是 3~6 个月控制滑膜炎和放射学进展？

目前还没有明确的长期的数据来回答这个重要的问题，无论是 TEAR 试验还是 BeSt 研究都证实早期联合治疗疗效更好。在这两项研究中，升阶梯治疗组和早期联合治疗组在 2 年时的临床数据无显著差异，但联合治疗组在 2 年时的放射学进展更慢，虽然差异很小，但具有统计学意义。TEAR 试验中该差异是 0.5TSS/年，BeSt 研究是 1.3/0.2 年。因此这个问题的核心是放射学进展在一定程度上与临床的相关性，将在后面做详细论述。

2. 这项极具权威的研究报告证实三药联合治疗与 MTX - ETAN 联合治疗疗效相当，这让临床医师可以放心地使用传统的治疗方案。一些学者认为，该试验中的四组患者 1~2 年时的 DAS28 平均值为 3.0 左右，意味着几乎有一半的患者无论采取何种治疗均不能达标（DAS28 < 3.2）。因此，临床上患者通常治疗 6 个月后调整治疗以更好地控制病情，如在三药联合治疗的患者中加用依那西普或 MTX - ETAN，联合治疗的患者加用 HCQ 和 SSZ。目前还没有数据能够证明三药联合治疗失败后再用生物制剂治疗，反之亦然。

（五）使用 MTX 后仍处于疾病活动期的患者的治疗

如前文所述，约有 30% 处于高疾病活动或存在预后不良因素的患者单用 MTX 可达低疾病活动，这与前面所述的三个试验的结论一致，约有 70% 的患者未达治疗目标，可能是由于患者或临床医师未加强治疗。有 50% 的患者接受的是不同于单用 MTX 的一些其他治疗。临床上首先面临的问题是患者应该调整为另一种 DMARDs 还是在 MTX 基础上联用其他 DMARDs？多项研究包括之前提到的 BeSt 研究显示相比调整为另一种 DMARDs，更支持在 MTX 基础上联用传统 DMARDs 或生物制剂。近期的一项研究很好地回答了开始使用 ETAN 的患者是停用 MTX 还是继续使用 MTX 这个问题，其随机纳入 151 例患者，开始使用 ETAN 时或者停用 MTX，或者继续使用 MTX。结果显示，继续使用 MTX 组中有 86% 的患者达 ACR20 改善，而停用 MTX 组仅 64% 达 ACR20 改善，另外继续使用 MTX 组的放射学进展也更慢。

一些研究数据有力地证实了 MTX 联合其他 DMARDs 治疗的有效性（这些患者使用 MTX，仍处于疾病活动期），包括联合常用的传统 DMARDs 和生物制剂。

目前临床医师面临的关键性问题是在 MTX 基础上联用传统治疗，还是直接联用生物制剂。有两项关于这方面的研究，但不幸的是这两项研究采用间接的方式得出了不同的结论。一项是在使用 MTX 后仍处于疾病活动期的患者中进行的开放性研究（SWEFOT），比较 MTX 联用 SSZ、HCQ（三药联合）和 MTX 联用英夫利昔单抗的疗效。6 个月时，三药联合组有 25% 的患者达 EULAR 缓解，MTX 联合英夫利昔单抗组有 26% 的患者达 EULAR 缓解，两组的结果一致，但 1 年时结果就明显不同（三药联合组为 26%，MTX 联合英夫利昔单抗组为 39%）。如何解释该结果目前尚不清楚，一种可能的解释是英夫利昔单抗以某种方式延迟了疗效，6～12 个月时疗效增加。这种解释是有疑问的，因为基本上所有的盲法试验显示 TNF 抑制剂起效快，在 3～6 个月时达最大疗效。另一种解释是这种开放性的试验和（或）调整为其他治疗的方法影响了预期的结果。尽管如此，在 2 年时两种治疗方法达 EULAR 缓解或处于缓解期的患者人数没有差别。

另一项研究是之前提到的莫兰等人的 TEAR 试验，该研究也是采用间接的方式，主要观察初始治疗，有半数患者初始接受 MTX 单药治疗，但有 72% 患者或者说是 271 例患者未达到 DAS28 缓解（DAS28≤3.2），最终以盲法的方式联用 ETAN 或者联用 HCQ/SSZ（三药联合），所以该研究与我们现在讨论的这个问题也是相关的。

尽管传统的 DMARDs 联合治疗和 TNF 抑制剂有效，但仍有一部分患者持续处于"不可接受"的疾病活动水平，这部分患者占到 10%～40%。"难治性"

和"不可接受"的疾病活动尚缺乏统一的定义。与那些没有接受治疗或单用MTX的患者相比，临床医师希望"难治性"RA患者在调整治疗前具有更高的疾病活动度，这一点是清楚的也是恰当的。虽然需要明确的数据，由于当前毒性风险和治疗费用日益受到重视，这种做法必须谨慎。

随着患者的不断增加，我们希望能更快地控制病情，更早地使用生物制剂，这样跟以前相比患者则更早地被标上"难治性"的标签。当我们面临"难治性"RA患者时，需要逐一仔细检查之前失败的治疗。RA患者常用的治疗方法是初始接受3个月，低剂量MTX治疗然后开始使用TNF抑制剂（联用或不联用MTX），如果几个月后疾病仍处于活动期，则被认为是"难治性"的。评估MTX是否足量是非常重要的，除非存在禁忌证，大多数患者MTX应加量至25 mg/w，并且考虑皮下注射。研究显示三药联合与MTX-ETAN一样有效，因此在使用生物制剂之前应该考虑联合治疗。

那些真正难治的RA患者，与之前提到的尽管使用MTX仍处于疾病活动期的患者一样，因此我们迫切需要一些标志物或因子来预测众多的治疗方法中哪种最好。目前已有数据证实针对不同的患者有多种可供选择的治疗方案，包括调整为另一种TNF抑制剂，或使用利妥昔单抗、阿巴西普或托珠单抗。但是指导如何选择治疗方案的数据还很有限，所以在出现一些有用的标志物或因子前，大部分情况下我们靠经验做出选择。

TNF抑制剂已经问世多年。许多临床医师因为TNF抑制剂的有效性和自己的习惯，在选择具有不同作用机制的生物制剂前试图使用另一种TNF抑制剂。这在许多观察性的研究和一项随机对照试验（RCT）中得到证实。这些观察性的研究具有一致的观点，即如果一种TNF抑制剂因为毒副作用或无效停用时，可以选择另一种有效的TNF抑制剂。与药物的有效性不同，在观察性研究中提到的停药率可以反映很多情况包括在研究同一时间使用的其他一些治疗方法。在2007年发表的研究中，戈利木单抗、赛妥珠单抗和托珠单抗不作为选择。

一项随机试验证实了调整为另一种TNF抑制剂的有效性，在至少一种TNF抑制剂治疗失败的RA患者中使用戈利木单抗，其有效率达43%，而安慰剂组有效率仅17%。另一点需要特别说明的是患者体内可能产生药物抗体。近年来，已有文献报道关于使用阿达木单抗后体内产生药物抗体，使用该药治疗3

年后，有28%的患者产生药物抗体，其中67%的患者在治疗6个月时就产生了药物抗体。药物抗体的产生与疗效欠佳有相关性，这部分患者很难达到临床缓解。重要的是，有38%的患者因为药物抗体产生而导致疗效不佳，这其中有14%的患者在疗效不佳时并没有中断治疗。最近另外一项值得关注的研究发现，抗阿达木单抗抗体的产生与血栓事件有相关性。这个发现促使我们不仅要监测阿达木单药物抗体的产生，而且需要监测其他生物制剂药物抗体的产生，这对于预测疗效、预防血栓事件等毒副作用将非常重要。

临床医师一旦决定使用具有不同作用机制的生物制剂，将面临三种选择（未来选择会越来越多）：利妥昔单抗、阿巴西普和托珠单抗。目前还缺乏数据来证明它们的不同之处。基于一些文献的报道，抗CCP抗体和RF阳性的患者使用利妥昔单抗疗效优于抗CCP抗体和RF阴性的患者，因此大部分临床医师在抗体阴性的患者中选择使用阿达木单抗或托珠单抗。多项随机试验证实了三种不同作用机制的生物制剂的有效性。这些研究在设计和结果干预上是相似的。接受MTX治疗的患者或不能耐受至少一种TNF抑制剂而停药的患者随机接受干预+MTX或MTX+安慰剂治疗。三个试验中，达ACR20改善的比例为：利妥昔单抗组51%对安慰剂组18%，阿达木单抗组50%对安慰剂组20%，托珠单抗组50%对安慰剂组10%。但是，这些研究结果在药物治疗组与发病早期就使用生物制剂的患者的比较中，还有待进一步验证。基于这三项临床试验都具有50%的有效率，在出现能进一步预测疗效的因素或对照试验前，我们的选择还很少。利妥昔单抗至少在6～12个月时大幅降低B细胞数量，所以人们更关注利妥昔单抗之后的另一种生物制剂的治疗。从观察性研究中得出的有限数据尚不能证实日益增加的药物的毒副作用。

（六）缓解期RA患者的DMARDs治疗

RA患者需要治疗多长时间、缓解期如何治疗已经成为一个重要问题。目前对于缓解期的患者，临床医师常常采用DMARDs逐渐减药的方法。最近ACR专家组提出了这个问题的重要性，并且认为在将来的研究中应该优先考虑这个问题。先暂时不考虑确定"缓解期"的困难性，在临床工作中，通过放射学证据或使用先进的影像学技术，临床医师已经发现越来越多的处于"缓解期"或低疾病活动状态的患者，这些患者如何减药？什么时候减药？都是非常重要的问题。

不幸的是有关这方面的数据很少。目前我们还没有实验研究、炎症参数、细胞因子资料来预测哪些患者可以安全减药。考虑到毒副作用，所有患者最有可能优先减药的是糖皮质激素和 NSAIDs。许多研究证实随着 DMARDs 的使用，糖皮质激素可以逐渐减药。最好的例子是 BeSt 研究，三组（开始都使用大剂量的泼尼松）中，有 92% 的患者在 2 年时停用泼尼松，但只有在 DAS28 ≤ 2.4（低疾病活动）时，泼尼松才能逐渐减药。

患者疾病处于缓解期停用糖皮质激素，仅在需要时使用 NSAIDs，接下来如何减药是非常困难的。最常见的情况是患者联用 MTX 和 TNF 抑制剂，由于考虑长期的费用和药物毒副作用，应尽可能将 TNF 抑制剂减至最低剂量。在临床工作中，这部分患者多数是一开始就使用联合治疗或是在 MTX 短期治疗后加用 TNF 抑制剂，这些患者与 TEAR 试验中开始就联合 MTX – ETAN 的患者是相同。我们推测约 30% 的患者不需要使用 ETAN，单用 MTX 就可以很好地控制病情，正如有 28% 开始使用 MTX 的患者不需要升阶梯治疗，这部分患者不仅在 2 年时表现出最低的 DAS28 值（平均 2.7），而且放射学进展也非常慢，但是我们还不能预测哪些患者可单用 MTX。

患者如果使用生物制剂 6 个月至 1 年，疾病持续处于缓解期，那么就可以慎重地减少药物剂量或延长使用的间隔时间。尽管大多数生物制剂（包括皮下注射）在各种情况下的使用剂量相同，但从以前的试验中可以看出，低剂量跟常规剂量一样有效。例如，ERA 试验比较了 ETAN 10 mg 每周 2 次给药与 25 mg 每周 2 次给药，通过 ACR 衡量疗效，结果显示高剂量疗效稍好，但低剂量疗效几乎接近于足量使用的疗效，而且两组放射学进展都较慢。因此，对部分患者尤其是疾病处于缓解期的患者可能存在用药过度的现象。临床上缓解期患者每 2～4 周使用 50 mg ETAN 或每 3～6 周使用阿达木单抗是很常见的。

缓解期患者如何使用 DMARDs 是非常关键的。筛选生物学标记物的临床试验可以回答这个问题，并且有助于发现哪种治疗方案可以达到最好的疗效。超声（US）和 MRI（之后讨论）能够在临床症状不明显时发现滑膜炎的程度。随着研究的深入，我们也许会发现 US 证实存在炎症的患者不适合中断治疗，或是通过 US 或 MRI 提供疾病复发的预警。最近一项研究报道了 US 可以预测哪些处于临床缓解期的患者病情将会复发。

（七）生物制剂联合使用

目前 RA 治疗取得了巨大的进步，传统 DMARDs 联合以及传统 DMARDs（尤其是 MTX）和生物制剂的联合在治疗中发挥了重要作用。但迄今为止生物制剂联合治疗的研究并未取得成功。研究证明，ETAN 和阿那白滞素联合使用与单用 ETAN 组对比，ACR50 并无明显改善（ETAN 组和联合组 ACR50 改善分别为 41% 和 31%），而且联合组发生严重感染的概率增加（7.4% vs. 0）。

同样，80 例使用 ETAN 仍处于疾病活动期的 RA 患者，随机联合阿巴西普或安慰剂，结果显示在 ACR20 改善方面无统计学差异（联合组和安慰剂组 ACR20 改善分别为 48% 和 31%；P = 0.07），但是联合组发生严重不良事件（17% vs. 3%）和严重感染的危险增加（4% vs. 0）。近年一项规模较小的临床试验纳入使用 MTX 联合 ETAN 或 MTX 联合阿达木单抗仍处于疾病活动期的 RA 患者（n = 51），随机加用利妥昔单抗或安慰剂，结果显示 ACR20 得到了适度改善（30% vs. 17%），但联合组严重不良事件包括感染的发生率明显增加。尽管生物制剂联合治疗早期 RA 患者的研究结果不如人意，但对于一些晚期患者，生物制剂联合治疗是可能的。我们迫切需要一些方法来监测治疗措施对免疫系统抑制的程度——对 TNF、IL-1、IL-6 进行调节。当前，对一些患者不恰当的治疗，导致疾病不能得到有效控制，毒副作用不能降到最低。如果有更好的免疫系统监测技术，我们就能更恰当地使用生物制剂，更安全有效地联合生物制剂来提高疗效。

放射学进展的解释和其他影像学技术的使用：放射学进展具有哪些临床意义？什么程度的放射学进展是有意义的？这期间需要经历多长时间？是关节侵蚀重要还是关节间隙狭窄重要？如果 US 或 MRI 在 RA 诊断中起重要作用，那么是何作用？

在临床试验中，RA 治疗是通过临床参数和放射学进展（TSS 或 SHS）来评估的。但仍有许多方面存在疑问，因为临床和放射学进展常常是不平行的。其中最有代表性的是随机对照的 PREMIER 试验，在单药治疗组，单用 MTX 疗效显著优于单用阿达木单抗，而单用阿达木单抗在影像学进展方面却优于单用 MTX。那么哪种治疗方案更好？一些人会认为这个问题是毫无意义的，因为两药联合使用疗效优于任何一种药物单独使用。然而，这种想法忽略了如何平衡放射学进展和临床参数，因为患者不会来医院抱怨放射学进展快或要求阻止放射学进展，那么如何使患者更关心放射学进展？

一些数据将总的 Sharp 评分（TSS）或者与之相似的总的健康评估问卷调查进展（SHS）或 HAQs（RA 身体机能的金标准）的变化相联系。这些数据认为 TSS 变化 1 相当于 HAQ 变化约 0.01。而临床上我们普遍接受 HAQ 变化 0.22，所以要求 TSS 变化 22，才能达到与临床相关的放射学变化。在一些比较不同治疗方案的临床试验中，看不到如此大的变化。因此，尽管许多随机对照研究显示放射学进展具有统计学差异，但很少有研究证实在治疗 1~2 年内具有显著的临床差异。另外，近期研究认为关节间隙狭窄与病情进展有关，而关节侵蚀与之无关，所以我们不太关注 TSS，而更加关注关节间隙的狭窄。另一个关键问题是我们什么时候考虑放射学进展？如果一项研究证实 A 治疗比 B 治疗 TSS 每年变化少，在接下来 11 年时间都采取相同的治疗方案，那么采用 A 治疗的患者具有明显的临床疗效，与 B 治疗的患者相比 HAQ 少 0.22。这就是在试验中观察到一种治疗优于另一种治疗的差异所在。这样的推断存在两个问题：

第一，在临床试验中患者随机接受一种治疗，无论疗效如何都继续该治疗。而在实际临床工作中，如果患者疗效不好，则需要调整治疗。PREMIER 试验是一个很好的例子，患者接受分配的治疗方案长达 2 年，许多患者未取得最佳临床疗效，如果在实际临床工作中患者疗效不佳则会调整治疗方案。在任何一个随机对照研究中，患者都不会一直处于试验中直到出现预测的放射学进展，在患者取得最大临床疗效后都会调整治疗方案，因此放射学进展与临床是不平行的。在 PREMIER 试验中，治疗 6 个月时应达最大疗效，在 6 个月后仍然没有达标（至少低疾病活动）的患者放射学进展与临床不相平行。

第二种观点与之类似，推测 TSS 每年变化 2 一直到 11 年时，如果所有患者均取得好的临床疗效，则 TSS 与治疗是相关的。患者在 TSS 每年进展 2 之前如果没有调整治疗方案，则 TSS 与临床具有相关性。

放射学进展一直困扰临床医师的另一个原因是，在临床试验之外几乎没有患者进行过正规的放射学进展的评估；在许多国家即使有也只是很少数的患者进行过正规的放射学 Sharp 评分。就此而言，许多 RA 患者并没有每年进行常规放射学检查，因为这会增加医疗费用。临床上确实存在这种情况，对于疗效欠佳的患者不论放射学结果如何他们都需要调整治疗方案，那些不愿或者没有能力调整治疗方案的患者同样如此。对于达到临床疗效但仍有放射学进展的少数患者，我们希望能够发现预测一系列放射学进展的重要信息。有时临床试验中的放射学信息存在疑问。在大多数情况下，比较 A 治疗与 B 治疗 TSS 进展平均分值，统计分析得出 A 治疗优于 B 治疗，这是因为 A 治疗的 TSS 进展更少。观察放射学结果的一种更好的方法是放射学变化的累积概率图，通过这种方法我们可以很容易发现少数患者存在放射学进展。在 TEAR 试验中，四个组的累积概率图大致相同。既然如此，那么目前的主要问题是哪部分患者存在放射学进展，我们如何发现这部分患者，如何采用不同的治疗方案使这些患者获得好的临床疗效，而且对 80%～95% 的患者不增加额外的风险和花费。近年来，阿莱塔哈等人对关节侵蚀和临床的相关性产生怀疑，他们认为关节间隙狭窄与临床进展更具有相关性。我们若想更进一步研究放射学进展与临床相关性，就必须考虑到这一点。

影像学技术在 RA 评估方面处于什么地位？US 和 MRI 是评估早期关节侵蚀和检测滑膜炎非常重要的技术手段。正如前文提到的，这些技术敏感性高，其潜在用途是检测处于临床缓解期的患者是否存在滑膜炎。在进一步的研究结果出现之前，这些技术仍是研究 RA 患者治疗的工具。

六、辅助治疗

(一) 患者教育

RA 是一种终身性疾病，良好的病患教育具有重要意义，有资料显示病患教育可以带来更好的治疗效果。通过关节炎自我管理计划（ASMP）可以减少患者的疼痛，减少患者就诊次数，节省费用。RA 等慢性疾病会影响整个家庭，所以配偶参与患者的疾病教育将更为有益，能显著改善无助、自我价值低、疼痛等方面。但是重要因素是 RA 发病率和死亡率与患者的教育水平呈负相关，该结果不能用年龄、病程、受累关节数、功能指标或药物治疗来解释。

有关教育及其在关节炎中的重要作用。患者在慢性病的管理中发挥积极作用显然是非常重要的，患者越了解自己的疾病和治疗方案，越有利于病情改善。

患者和医生共同合作来控制这种终身性疾病，对病情改善和医患双方都是一个重要的因素。医患双方合作越密切，患者因挫败感而转向一些昂贵且弊大于利的替代治疗的可能性就越小。

（二）疼痛控制

如果 RA 患者能够及早有效地使用 DMARDs 以及升阶梯治疗来控制疾病活动，就可以减少特殊止痛药物尤其是麻醉药物的使用。如果疼痛明显，临床医生应首先检查 DMARDs 治疗方案，并调整治疗方案，在最大程度上控制活动性滑膜炎。但是患者在疾病后期常常因实质性关节损伤而需要缓解疼痛。疼痛是影响理疗及康复治疗疗效的因素，正如在由国家咨询委员会举办的关节炎、肌肉骨骼及皮肤疾病的研讨会上指出的疼痛经常滞后关节炎患者的治疗。疼痛除了限制机体功能外，还是导致抑郁的主要原因。在早期 RA 或未分化关节炎患者中，为使治疗最佳化，必须控制疼痛，而且不能影响患者的精神状态或使止痛药物成瘾。以教育、休息、锻炼、病情改善治疗为主的治疗策略是控制关节疼痛的方法，不应单纯依靠麻醉药镇痛。大多数医疗中心均有疼痛科医师为风湿病医师和初级保健医师提供咨询服务。

（三）休息、锻炼和日常活动

风湿病专业人员在教育和治疗关节炎患者时，应强调在休息和锻炼之间寻找最佳平衡点，这作为治疗的一部分，在明确诊断前就可以开展。无论何种原因导致的关节炎，找到这个平衡点，就可以在不加重炎症的情况下，确保患者获得或者保持足够的力量以维持关节功能。

有急性及严重关节炎症的患者需要休息，夹板固定，关节制动，直到抗炎药物起效。使用夹板固定时，即使是最痛的关节，也必须每天进行全范围的被动活动，从而预防屈曲挛缩，尤其是儿童。对于中度的关节炎症，让肌肉在固定的位置收缩进行等长（肌肉休息时的长度）锻炼，可以在不加重关节炎症和疼痛的同时，为肌肉提供足够的张力。最大限度地收缩，保持6秒，重复5~10次，每天做几次这样的锻炼，可以预防炎症关节周围肌肉的进一步萎缩。

业已证明，关节炎病情静止或已获得良好控制的患者，通过可变阻力运动或高强度的力量训练，提高肌肉力量，改善疼痛及疲劳症状。和年轻患者一样，老年 RA 患者也可以从逐步增加的抗阻锻炼中受益。在一项研究中，老年患者通过精密调节的气阻设备进行锻炼，所有主要肌群的最大肌力增加了 75%，同时并未增加临床疾病活动度。进行持之以恒的锻炼不仅能增加患者的肌肉力量，还有助于提高患者日常生活的能力、提高对病情的总体评分、改善情绪、减轻疼痛。

每一例 RA 患者都应该与康复治疗师进行一或多次讨论，以了解怎样在不影响日常必需活动和娱乐活动的同时保护关节功能和形状。核心内容是避免非承重关节承受过大的力量，以及承重关节承受不必要的冲击。加拿大多伦多市关节炎社会服务之家参与了一项前瞻性对照试验，结果显示康复治疗师指导的家庭治疗可以显著改善 RA 患者的关节功能，而这种改善既有统计学意义，也有临床实际意义。

（四）并发症的治疗、风湿病医师与全科医师的合作

全科医师和风湿病医师联合为 RA 患者制订治疗方案，使患者达到最佳疗效。一方面，越来越复杂的治疗、联合治疗方案以及可能发生的毒副作用使风湿病医师成为参与 RA 治疗决策不可或缺的一分子。有充分证据表明，RA 患者使用 DMARDs 及 DMARDs 联合治疗越多，则越倾向就诊于风湿病医师门诊。另一方面，随着对 RA 并发症尤其是心血管疾病的认识，为达到最佳疗效，与全科医师合作是非常必要的。

一些重要的数据表明，接受风湿病医师治疗的 RA 患者，病情可得到更好的改善。一项研究对 561 例 RA 患者进行了超过 20 年的随访，在疾病最初 2 年接受风湿病医师治疗的患者较其他患者的病情改善明显。好的疗效与 DMARDs 药物的早期应用有关。此外，有数据显示，与那些间断或偶尔接受风湿病医师治疗的患者相比，持续接受风湿病医师治疗（平均就诊次数 8.6 次／年）的患者功能障碍发展速度明显减慢。据此可得出如下结论，功能障碍加重不应成为治疗中断的理由，不规律治疗是残疾进展的原因，即残疾加重并非接受间断治疗的原因，而是其结果。此外，有证据表明，与那些只接受全科医生治疗的患者相比，接受专科（风湿科）医师治疗的患者活动能力评分较高。与只接受基本护理相比，同时接受基本护理和专科护理可明显改善患者的关节炎、并发疾病和总体的健康状况。

在 RA 治疗上，全科医师和风湿病医师一样重要。近年来，RA 并发症受到

高度重视，包括早期动脉粥样硬化、充血性心力衰竭，骨质疏松、骨折和感染。最近心脏病学专家和风湿病学专家共同提出，RA 与糖尿病一样，是心血管疾病发病率和死亡率升高的一个重要危险因素。就这点而言，全科医师必须高度重视 RA 心血管疾病的高危因素，如高血压病，尤其是高脂血症。在 RA 患者中，死亡率过高的主要原因是心血管疾病，因此应积极使用他汀类药物，而且他汀类药物可起到辅助抗炎作用。在 RA 动物模型和至少一个人类随机对照试验中，证实他汀类药物可缓解疾病活动。此外，还有一些数据表明使用他汀类药物可以延缓 RA 进展。

使用糖皮质激素是 RA 患者出现骨质疏松的危险因素之一，因此全科医师需与风湿病医师制定治疗方案。大多数患者应补充钙剂和足量的维生素 D_3。现已证实，双膦酸盐类药物可以防止类固醇引起的骨质疏松症，长期使用类固醇的患者建议使用双膦酸盐类药物，除非有禁忌证。

由于 RA 患者感染风险大，加之疾病本身和治疗方案的特殊性，接种最新的疫苗，包括每年的流感疫苗、每 5 年的肺炎球菌疫苗和适时的带状疱疹疫苗是很关键的。带状疱疹疫苗是一种活病毒疫苗，正在接受生物制剂治疗的患者应该避免接种，接受生物制剂治疗 2 周前可以接种该疫苗。流感疫苗和肺炎球菌疫苗因有安全的免疫反应，正在使用生物制剂的患者可以接种，但正在使用利妥昔单抗的患者除外，因为其免疫反应非常严重。风湿病医师和全科医师应强烈推荐戒烟，除了常见的原因外，还因为心血管疾病和肺部疾病已经在 RA 并发症中占了很大比重，戒烟有可能获得额外的益处，使患者取得更好的疗效。最后，由于全科医师经常是疾病的首诊医师，因此必须熟悉 RA 常见药物的毒副作用，包括 MTX 引起的肾损害、肺炎，并高度关注所有潜在的感染，包括使用免疫抑制剂的患者的机会感染，特别是使用生物制剂的患者。通常情况下，生存和死亡，好的结果和坏的结果之间的区别是及时发现某种疾病的早期征兆，如一个简单的蜂窝织炎或肺浸润。

很明显，风湿病医师、全科医师和受过教育的患者三者之间密切合作可获得最佳疗效，此外及时咨询康复理疗师和整形外科医生也很有必要。令人欣慰的是需要关节置换术的 RA 患者数已呈下降趋势，但一些干预措施如及时行髋关节和膝关节置换可以成功地改善患者的活动和生活质量。随着未来卫生保健服务水平的巨大变化，应该确保有正确的团队一直致力于让每一例患者取得最好的疗效，这也将是未来面临的巨大挑战。

（五）研究表明 RA 患者预后越来越好

RA 患者的预后取得了显著改善，每一例有幸看到一个多世纪以来发生的变化的风湿病医师都会很欣慰，以前坐轮椅的患者在诊所司空见惯，许多 RA 患者有 C1 半脱位、下肢慢性溃疡、缩窄性心包炎和角膜软化，现在这种情况已经非常少见。尽管临床医师已清楚地看到这一点，但支持这些变化的强有力的数据还需慢慢积累。

最近一项来自明尼苏达州奥姆斯特德县的研究显示，与 1995 年之前确诊的患者相比，1995 年以后确诊为 RA 的患者寿命延长了将近 9 年。在奥姆斯特德县，相同的患者，膝关节手术率下降了 46%，手外科手术率下降了 55%。来自美国退伍军人的 35 000 多名 RA 患者的数据显示，2000 年以后，RA 患者关节外表现减少了 30%。来自美国加州 1983—2001 年住院部的数据显示，RA 血管炎或 Felty 综合征脾切除的住院人数分别减少 33% 和 71%。此外，早期 RA 患者膝关节置换术下降了 10%。早年未发表的多中心研究显示，RA 患者关节置换术可能减少 50% ~ 80%。来自瑞典和西班牙的数据表明，疾病活动指数和健康评估得分与过去十年相比也明显改善。

研究人员推测，调整治疗方法或方案后观察长期疗效（比如关节置换和死亡率）的时间可能需要长达 20 年的时间，早期一些数据可能反映了 90 年代中期的治疗方案。因此，我们希望这些早期的报告是好消息的前兆，就像一些治疗方案在显示其疗效的 10 年前已经被用于临床一样。

（六）研究方向

前面多次提到目前的主要问题是为获得最佳疗效，我们如何更好地使用 19 种临床上常用的 DMARDs。这其中首要的问题是迫切需要一些预测指标或参数，指导我们对于不同的患者选用不同的 DMARDs，以及预测使用 DMARDs 可能产生的反应和毒副作用。如之前所述，为不同的患者选择不同的 DMARDs 是非常重要的——包括已经使用 DMARDs 的患者、尽管使用 MTX 疾病仍处于活动期的患者，使用 MTX 疗效欠佳加用 TNF 抑制剂的患者。由于不同的患者群体需要不同的临床研究，近年来 ACR 专家组强调优先开展临床研究，从而推动 RA 治疗的进展。强烈建议所有的临床研究包括生物制剂在内，都应该寻找预测不同治疗反应的指标。试验重点如下：

1. 阐明诱导治疗在疾病早期的可能作用。

2. 使用 MTX 和一种 TNF 抑制剂仍处于疾病活动期的患者的治疗。

3. 缓解期的降阶梯治疗。

4. 使用 MTX 仍处于疾病活动期的患者的治疗。

5. 对患者进行分类，从而来提前确定最恰当的治疗方案，以代替目前治疗方案和错误的治疗方案。

除了有关缓解期患者的研究，专家组强调了比较不同治疗方案的必要性。当临床上存在多种治疗方案，但不能为临床医师做重要决策提供有用的信息时，就需要进一步研究证实药物 X 优于安慰剂。

正确比较不同治疗方案的研究很重要，可以为不同类别的 RA 患者提供多种治疗选择。此外，专家组还强调了可以切实反映临床实际的创新实验设计的重要性。研究包括两方面，一是在临床疗效的基础上采用盲法的方式升阶梯治疗或调整治疗方案，另一种是患者在达到最大疗效后，疾病仍持续处于活动期时需调整治疗，而非采用固定不变的治疗。

（七）展望

预测未来是困难的，尤其是预测像 RA 这种变化迅速的疾病。早期版本的 TOR 的作者根本无法预测 RA 的治疗有了如此巨大的进步。正如比尔·盖茨说的"我们总是高估未来 2 年即将发生的变化，而低估未来 10 年即将发生的变化"。在第 10 版 TOR 中，我们将许多新型生物制剂和一些小分子 DMARDs 引入治疗中，主要的生物制剂包括利纳西普，已批准用于 cryopyrin 相关的周期性综合征，以及作为 IL－12、IL－17A、IL－23 和 IL－33 的靶向治疗。抑制信号分子的一些小分子 DMARDs，尤其是 Janus 激酶（JAK）和来自脾的酪氨酸激酶，在未来几年内可能用于临床，并再次给治疗模式带来戏剧性的变化。

除了有可供选择的更多新的治疗方法外，我们在以下两方面也取得了巨大的进步。一是根据能够预测不同治疗方案不同疗效的指标来分析病情；二是可以监测免疫调节的类型和强度。如果在这些方面取得实质性的进展，即使没有新的治疗方法，也能迅速控制病情。更为务实地说，RA 治疗已经成为一种昂贵的尝试，随着卫生保健的变化和花费的不断增加，我们需要合适的研究以便花最少的钱获得最佳的疗效。如果没有合适的实验来研究这些昂贵的药物，那么很难证明其疗效。因此，设计实验时需考虑到这一点，以及考虑到直接和间接的花费，适度控制 RA 也是其中的一部分。

从许多研究中可以清楚地看到，在大多数 RA 患者出现典型的临床症状之前，免疫反应是其始动因素。阐明这种过程的研究正在进行中，而治疗症状出现前的 RA 的研究也为期不远。更进一步地说，针对症状出现前的疾病的研究有希望阐明 RA 的发病机制，如果这样，预防 RA 的最终目标将不会太远。

第五章 幼年特发性关节炎

第一节 概述

幼年特发性关节炎（JIA）是儿童关节炎中最常见的，也是儿童慢性病中较常见的一种疾病。如它的名称所提示，该病病因未明。实际上，JIA 是慢性关节炎所共有的一系列疾病的统称。该病的诊断需要结合病史、体格检查和实验室检查。绝大多数的 JIA 的患儿，他们的免疫遗传相关性、临床过程及转归都与成人起病的类风湿关节炎（RA）患者有很大区别。然而，5% ~ 10% 的 JIA 患儿（即类风湿因子阳性的多关节炎型患儿）较其他类型的 JIA，更像成人的起病的 RA。JIA 这一命名在很大程度上代替了儿童期慢性特发性关节炎的旧标准——幼年类风湿关节炎。此两种分类法的区别及相似点将在下面讨论。事实上，这是"幼年特发性关节炎"这一术语首次被用于本书。

在年龄小于 16 岁的人群的中，JIA 的患病率是 57/10 万 ~ 220/10 万。在一项包括医院及诊所的研究的 Meta 分析中，报道的患病率是 132/10 万。在一项来自瑞典的人口调查研究中，安德森·加雷和法斯特曾报道 50% 的 JIA 患儿有疾病活动并且将持续到成人期。许多已发表的流行病学调查不包括那些已经成为成人的 JIA 患者，因而导致了患病率被低估。在美国和北欧的人口学调查中，其发病率在 7/10 万 ~ 21/10 万。所有关于 JIA 发病率和患病率的研究都有很大的可信区间，这是由于 JIA 的患者相对罕见，即使在大样本的研究中，实际调查到的病例数目仍很小。这就导致实际的 JIA 的患病率高低存在差异。最常被引用的数据是在美国 16 岁以下人群中，针对 70 000 ~ 100 000 的 JIA 患儿（包括病情活动和不活动的）的研究。依据安德森·加雷和法斯特关于此病持续到成人期的报道，在美国 16 岁以上的人群中，可能有 35 000 ~ 50 000 名活动性的

JIA 患儿。

在美国，幼年特发性关节炎相比成人起病的 RA，影响到的人群要小得多。然而，比起其他儿童起病的慢性病，JIA 相对常见，患病的儿童数目和儿童糖尿病差不多，至少是镰刀形红细胞贫血或囊性纤维化患儿数目的 4 倍以上，是血友病、急性淋巴细胞性白血病、慢性肾功能衰竭或肌营养不良的 10 倍以上。

第二节　病因和发病机制

幼年特发性关节炎（JIA）是指一组儿童时期不明原因的持续 6 周以上的异质性关节炎，由国际风湿病学会联盟（ILAR）提出，并定义了各亚型的临床特征。即使是同一种亚型，其严重程度和持续时间也不尽相同。其中，部分可以通过遗传标记/易感基因来进行区分。本章通过病理学和遗传学的角度来研究各个亚型之间的共性与特异性。

一、少关节型幼年特发性关节炎

受累关节在 4 个或 4 个以下的患儿属于少关节型 JIA。按临床表现可分为 2 个亚型：持续型少关节炎（PO）和扩展型少关节炎（EO）。少关节型患者的病症较轻且部分有自限性，然而可能会伴发虹膜睫状体炎。

（一）滑膜和滑膜液

滑膜组织学的角度，JIA 与成人关节炎并无区别，均有淋巴细胞，单核细胞和大量的中性粒细胞浸润。但是各类 JIA 亚型的 T 细胞和细胞因子均不同。

通过对各型 JIA 患者的滑膜进行免疫组织化学分析，发现 T 细胞产生的细胞因子可引起 I 型免疫反应。在对滑膜液中促 T 细胞生成因子的进一步研究中发现，临床较轻微的 PO 型患者的滑膜液中存在一种调节 T 细胞。这也符合当前对较轻的临床表现通常与更平衡的免疫系统相联系的假设。

（二）化验结果

单关节炎或病情轻微的 PO 患者一般不会有明显的急性血清学反应，如 ESR 或者 CRP 升高。在更严重的患者或 EO 患者中，ESR 和 CPR 则明显升高。尽管未发现类风湿因子，但经常可以出现抗核抗体低滴度阳性，除此之外没有发现其他自身抗体。

（三）虹膜炎

JIA 患儿的虹膜炎绝大部分为无痛性并且主要影响前色素层。通过裂隙灯检查可在前房发现细胞。尽管发病的病理机制尚不清楚，但是这种炎症在临床表现上与其他葡萄膜炎如结节病，白塞病或其他的感染有关的葡萄膜炎不同。研究表明，ANA 阳性可能是一个危险因素或相关原因。但是对 ANA 采用更敏感的测试（如 Hep2 细胞测试），则相关性有所减弱。

（四）炎性细胞因子和关节损伤

当前有很多研究致力于测试少关节型患者的血清和关节液中炎性细胞因子和抗炎性细胞因子的含量。这些研究往往受限于提取采样和检测的技术问题：白细胞介素 1（interleukin 1，IL－1）和肿瘤坏死因子（TNF）极易发生体外降解，而在血液凝结的过程中，IL－6 和 TNF 的含量又会大大提升。即便如此，还是有一些一致的发现，在关节液中发现 TNF 及其天然抑制剂可溶性 TNF 受体（TNF receptors，TNFR），以及 IL－6、IL－18 和其他趋化因子，如巨噬细胞抑制蛋白－1α，这些都会导致淋巴细胞、单核细胞、中性粒细胞在滑膜聚集。PO 型患者相对多关节型患者的关节损伤往往较轻，一个可能的猜想是由于对炎性细胞因子的抑制不足会延长疾病的发生时间，从而导致更大的伤害。与此假设相一致的是鲁尼及其同事在研究中发现，PO 型患者血清中的 sTNFR/TNF 比（sTRNF 是 TNF 的一种天然抑制剂）要高于多关节型患者。

JIA 患者常会出现软骨和骨质破坏，导致骨骺的生长速度不一致，最终导致发育畸形。但 PO 患者从影像学上看，这种破坏的发生率和程度均较轻。

（五）遗传倾向

有足够的证据表明少关节型 JIA 有明显的基因倾向。在最大一项对 JIA 病患的同胞（affected siblingpairs，ASP）的调查中发现，53% 的少关节型 ASP 发病症状类似。不仅如此，ASP 一般还有明确的家庭史。这些发现都表明基因因素在这类疾病中起到很重要的作用。约有 17% 的 JIA 发病被认为与 HLA 所在的 6 号染色体的影响有关。在少关节型 ASP 具有相同的 HLA－DR 等位基因，其发病病程、类型则表现一致。HLA 基因一般与自身免疫性疾病有较强的关联。在不同人群中，疾病的发生表明上文所提到基因很可能是通过影响自身免疫反应来影响病理。这主要通过这些 HLA 分子产生免疫系统（B 淋巴细胞与 T 淋巴细胞）的效应臂所对应的蛋白序列来激活，分裂和复制淋巴细胞进一步分化。其他对 ASP 的研究表明，除了该区域的基因，其他区域的基因也对 JIA 有所影响。

与少关节型 JIA 有联系的非 HLA 抗原，包括蛋白酪氨酸磷酸酶 N22（PTPN22），一种单体 TNF，SLC11A1 和一种能决定巨噬细胞抑制因子（MIF）产生的 MIF 的遗传变异体。IL-10 是一种可以抑制炎症细胞因子表达的细胞因子，它的产生由一种特异的 IL-10 遗传变异决定的。克劳利的研究表明这种遗传性变形与 EO 亚型有联系，并且 EO 患者体内 IL-10 产量较低是遗传自他们的父母。由此可见，遗传因素会给患儿带来不同的患病风险，并且造成程度和类型上的差异。

（六）病因

普遍接受的假设是：在特定的自身免疫基因的背景下，各种外界刺激会诱导发病。许多 JIA 患者在发病之前曾发生过上呼吸道感染或疫苗注射。复杂的基因背景会决定患者关节炎的严重程度。各个基因组的具体影响还有待研究，但还没有某个单一因素会导致少关节型 JIA。

二、全身型幼年特发性关节炎

高加索人种中，约有 10% 的 JIA 为全身型。在其他人种中如日本人或中国人，这个比例会更高。疾病的严重程度差别很大。

（一）实验室检查

全身型 JIA（systemic JIA，sJIA），没有特异的化验检查，但仍有很多典型的异常指标：如显著增高的 CRP、ESR、中性粒细胞、血小板和低色素小细胞性贫血。较重的患者还可能会有肝酶和凝血功能异常，以及各种并发症如巨噬细胞活化综合征（MAS）。MAS 最特异性诊断的因素包括血小板及纤维蛋白原降低，血清铁蛋白增高，肝酶上升和血白细胞减少。可以通过骨髓穿刺和活检来确诊 MAS。JIA 患者的血清中不含自身抗体或类风湿因子，血清补体的含量一般正常或偏高。免疫学上的异常包括血清和血浆中的多克隆高丙种球蛋白血症，炎性细胞因子如 IL－1、IL－6、IL－18 和 TNF 升高，以及趋化因子如 IL－8（CXCL18）升高。小部分急性 sJIA 可表现出 MAS，多关节炎以及中型动脉的动脉瘤，可通过血管照影发现。

除去严重的关节损伤外，其他严重的临床症状还包括并发 MAS，全身骨质疏松，生长迟缓/不生长，淀粉样变性。这些都表明全身型 JIA 会对全身机体都造成损伤，而不仅仅只针对关节。

（二）发病机制

普遍认为感染可诱发该病，但是从生物学和病毒学角度并不能确定某个病原体可单独致病。事实上，由于诊断 sJIA 需要除外败血症，sJIA 并未被定义为传染性疾病。MAS 作为常见并发症，这一点很不同寻常，目前为止的研究发现，sJIA 患者在 NK 细胞活性和穿孔基因表达上有可逆的缺陷。这些缺陷可能是感染诱发 sJIA 原因的一部分，包括 NK 细胞功能异常在内的机体免疫功能下降导致机体不能有效的消灭这些传染性病原体。

有限的证据表明遗传因素也是导致 sJIA 的原因之一。来自北美的一份大的 JIA 同胞样本中只有极少的同胞是 sJIA。尽管在某些小样本的研究中，sJIA 与 HLA 的等位基因有一定的相关性，但是这种相关性在其他的病例对照研究中并没有被报道。在英国的大样本研究中，与其他类型的 JIA 往往有多份报道表明与 HLA 有所联系形成鲜明反差的是，sJIA 与 HLA 没有任何关联。

与此相对应的是，非 HLA 基因如控制巨噬细胞迁移抑制因子（MIF）的基因与所有类型的 JIA 都有联系。特别的是，一种可以导致血清和关节液中 MIF 含量偏高的 MIF 单核苷酸被认为与 sJIA 有直接联系。另外，一种非 HLA 基因可导致血清 IL－6 含量过高的 IL－6 的 174G 等位基因也被认为是可能导致 sJIA 的一种遗传因素。这些基因都与促炎蛋白有关，因此很多假设认为这些基因导致患者会对病原体等刺激产生更强烈的免疫反应。sJIA 患者另一种炎性因子 1L－β 的分泌也过高。小样本临床试验显示阻断 IL－1 和 IL－6 的表达取得了令人鼓舞的结果。这些基因失衡与最近在自身炎症性综合征上发现的先天免疫系统和抗炎途径上的基因缺陷相一致。这些自身炎症性综合征包括家庭性地中海热（FMF），高 IgD 和家庭性荷兰热，Muckle－Wells 综合征（MWS），慢性婴儿神经皮肤关节综合征（CINCA），陷阱综合征（TRAPS）。从一般炎症的临床角度或与致炎及抗炎变异基因的联系来看，sJIA 都可以被看作是一种自身炎症性综合征。

三、多关节型幼年特发性关节炎

多关节型 JIA 通常起病较慢且病情较重，需要更个体化的治疗方案。根据 ILAR 的定义可分为两种亚型：RF⁻ 和 RF⁺。

RF⁺ 多关节型 JIA 与成人的类风湿关节炎（RA）相似，均有严重的大范围的关节骨质破坏。幼年与成年 RA 的相似处包括类风湿因子以及其他特定抗体，如抗环瓜氨酸肽（anti – cyclic citrullinated peptides，anti – CCP）、）anti – Bip，以及与一些 HLA 基因的联系。在诊断这类患儿的时候必须十分小心，因为感染也可导致类风湿因子升高，ILAR 明确规定只有两次至少相隔 3 个月以上的诊断结果均为阳性才能确诊。

RF⁻ 多关节型 JIA 是目前最常见的 JIA，发病年龄广且症状多样。与少关节型 JIA 相似，患者通常患有虹膜睫状体炎以及 ANA 阳性。滑膜的组织成分也与少关节型患者相似，但在 T 细胞亚型和细胞因子产物的含量上有微小差别。

感染可能诱使发病，但是一般情况下没有明显外部诱因。因此，病因同样与遗传因素有关。一份对北美 ASP 的研究发现 HLA – DRB1 * 0801 基因被发现与多关节型和少关节型 JIA 都有联系，以及一些其他的基因的影响。这些都是一些初步的数据，需要通过全世界 JIA 研究者来解决这些问题。

四、附着点炎相关的关节炎和银屑病性关节炎

这些使用临床标准分类的关节炎的发病机制不明。在与附着点炎相关的关节炎（ERA）亚型中，部分患者在青春期末期或者成年期会发展成骶髂关节炎和脊柱炎。这些患者的 HLA – B27 一般呈阳性，与成人强直性脊柱炎有很强的联系。当前对 ERA 发病机制的假设是由于 HLA – B27 导致肠道微生物缺陷而影响免疫系统。其他非 HLA 基因包括 IL – 1 基因簇在内也会引发相应的临床表现。

目前尚不清楚银屑病性关节炎的发病机制。遗传因素更多地体现在银屑病本身，即 HLA – Cw6。少部分银屑病患者会同时伴有关节炎的原因及决定发病

年龄的因素都还在研究当中。

五、总结

除了全身型 JIA，所有 JIA 都与 6 号染色体上 HLA 区域的基因突变有关系。这些基因变异在各种 JIA 亚型上都不一致，并且导致了临床表现上的巨大差异，与此同时非 HLA 基因变异同样能导致临床表现的不同。目前为止，病理学和基因角度上的研究都表明全身型 JIA 应被归类为自身炎症性综合征：由于炎性系统内部的基因变异导致患者处于促炎性状态。

第三节　诊断

JIA 的诊断标准包括 16 岁以前起病，一个或多个关节炎持续至少 6 周以上，并且不包括其他原因引起的关节炎。以下 4 个要点中缺少的 1 个或多个，经常则会导致误诊：①关节炎必须客观存在，即关节肿胀、渗出，或是有以下几点中的两点以上——关节活动受限、压痛、活动时疼痛或关节表面皮温升高（如仅有关节痛是不够的）。②关节炎必须持续存在至少 6 周。③其他的 100 多种引起儿童慢性关节炎的病因需要被排除。④没有特异的实验室检查或其他检查能确定 JIA 的诊断，也就是说，它是一种除外诊断。

幼年特发性关节炎被分为 7 类：全身型、类风湿因子阳性的多关节型、类风湿因子阴性的多关节型、少关节型（持续型和扩展型）、银屑病性关节炎、与附着点炎相关的关节炎和未分化的关节炎。这些亚类都有特有的临床表现、免疫遗传相关性和临床病程。JIA 的分类标准是互相排斥的，因此对某一类型的诊断标准也可用作其他类型的排除标准。对于那些不只适用于一种标准的或是不满足任何标准的类型，可采用未分化关节炎的标准。无论是旧的 JRA 的诊断标准，还是现在的 JIA 的诊断标准，这一类疾病均用一个术语来概括以区别于其他类型的慢性关节炎。JIA 的标准是通过临床及免疫遗传的方法去进行不断验证，来评估诊断标准的同质性和稳定性，如有必要，对于已发表的诊断标准可做更改。

除了诊断标准，每一种类型的 JIA 的排除标准用下面列出的标准提示出来：

a. 患儿或其一级亲属患有银屑病。

b. 6 岁以上的人类白细胞抗原（HLA）－ B27 阳性的男性关节炎患儿。

c. 一级亲属中患有强直性脊柱炎、与附着点炎相关的关节炎、炎性肠病性骶髂关节炎、反应性关节炎或急性前葡萄膜炎。

d. 至少两次 IgM 型类风湿因子阳性，间隔 3 个月以上。

e. 全身型的 JIA。

一、全身型幼年特发性关节炎

2% ~17% 的 JIA 患儿是全身型的幼年特发性关节炎（systemic JIA，sJIA）。sJIA 诊断标准需要满足患儿至少持续 2 周的发热，其中至少 3 天为每日热（即弛张热，即一天中体温峰值≥39℃，两个峰值之间体温可降至 37℃ 或更低），并且满足以下中的至少 1 条：a. 易消失的、位置不定的红色斑疹；b. 弥漫性淋巴结肿大；c. 肝大和（或）脾大；d. 浆膜炎（心包炎、胸膜炎或腹膜炎）。如果排除标准列表中的 a、b、c 或 d 存在的话，则可以除外 sJIA。

95% 的病例其特征性的皮疹是淡粉色、发白的、短暂的（持续数分钟或几小时），不伴瘙痒的小的斑疹或斑丘疹。sJIA 的患儿常常出现生长延迟、骨量减少、弥漫性淋巴结病、肝脾大、心包炎、胸膜炎、贫血、白细胞增多、血小板增多和急性期炎性反应物升高。类风湿因子阳性和葡萄膜炎较为罕见。关节外的表现是轻度到中度严重，且大多数常常是自限性的。当出现发热时，大多数的全身症状也会出现；然而，sJIA 患者也可能发展成心包填塞、继发性的消耗性凝血障碍引起的严重的血管炎以及巨噬细胞活化综合征（MAS），这些都需要大量的激素治疗。

sJIA 的长期预后是由关节炎的严重程度决定的，其常常伴随发热和全身表现而出现，但是一些患者在发热数周至数月仍没有关节炎表现。sJIA 可能在低于 16 岁的任意年龄发病，但是发病高峰是 1 ~6 岁。男孩和女孩均易发病。

二、多关节型幼年特发性关节炎

多关节型幼年特发性关节炎（poJIA）的特征是在起病最初 6 个月，患儿有 5 个以上的关节炎。要分类为 poJIA，必须不能存在除外标准中的 a、b、c 和 e。

在病初的前 6 个月，间隔 3 个月以上查 RF，至少两次阳性才考虑为 RF 阳性型。2% ~ 10% 的 JIA 患儿是类风湿因子阳性的多关节型（poJIA RF$^+$），10% ~ 28% 的是类风湿因子阴性的多关节炎型（poJIA RF）。poJIA RF$^+$ 的患儿常常是女孩，较晚起病（最小 8 岁），HLA - DR4 通常是阳性的，有对称性的小关节炎，比 RF$^-$ 的患儿更容易发生骨质破坏、结节和功能障碍。poJIA RF$^+$ 比其他类型的 JIA 更像成人的 RA。这两种 poJIA 的临床表现和结局，包括疲劳、食欲减退、蛋白质—热量营养不良、贫血、生长迟滞、性成熟延迟和骨量减少等，都是大不相同的。poJIA 患者低于 16 岁均可发病，poJIA 的女孩患者发生率与男孩患者发病率的比例是 3 ：1。

三、少关节型幼年特发性关节炎

少关节型幼年特发性关节炎（oJIA）的特征是在病初的前 6 个月患儿有 4 个或更多的关节发生关节炎。其排除标准是 a、b、c、d 和 e。oJIA 的患儿被分成两类：持续型和扩展型。持续型的。oJIA 在病程中受累的总关节炎数目不超过 4 个，而扩展型的 oJIA 患儿在病初的 6 个月以后，病程中受累的总关节炎数目是 5 个或更多。oJIA 是 JIA 分类中最常见的（占所有 JIA 患者的 24% ~ 58%）。持续型的 oJIA 在所有的 JIA 分类中其关节结果是最好的。有一半的 JIA 患者证实是膝关节的单关节受累。这些患者的关节症状通常是很轻微的，正常的或接近正常的躯体功能，膝关节的肿胀和活动受限都不少见。有 50% 的 oJIA 患儿会发展为扩展型的，其中 30% 会在起病 2 年内发展为扩展型的。在发病初期的前 6 个月进展为扩展型（即更广泛、严重的关节受累）的危险因素是腕部、手和踝关节炎；对称性的多关节炎；红细胞沉降率（ESR）升高和抗核抗体（ANA）阳性。oJIA 患儿通常较年幼（1 ~ 5 岁起病），更可能是女孩发病（女男比例为 4 ：1），多是 ANA 阳性，发展为慢性眼睛炎症的危险性最大。oJIA 患儿 30% ~ 50% 有眼睛受累。炎症反应主要累及眼睛前房，任何轻微表现都算的话，超过 80% 的患儿有眼睛受累。因为严重的、不可逆的眼睛病变，包括角膜薄翳、白内障、青光眼和部分或全部的视力丧失都可能发生，所以患者应定期随诊，并由有经验的眼科大夫治疗，见表 5 - 1。

表 5 - 1 美国儿科学会制订的用于幼年特发性关节炎的眼睛随诊的诊断

疾病分类	随访频率
除了 sJIA 以外的，任一分类的 ≤6 岁起病的，ANA + 的 JIA 患儿	病初的前 4 年每 3 ~4 个月随访一次，其后的 3 年每 6 个月一次，之后 1 年一次
除了 sJIA 以外的，任一分类的 ≤6 岁起病的，ANA - 的 JIA 患儿	病初的前 4 年每 6 个月随访一次，之后 1 年一次
除了 sJIA 以外的，任一分类的 ≥7 岁起病的，ANA + / - 的 JIA 患儿	病初的前 4 年每 6 个月随访一次，之后 1 年一次
sJIA	每年一次

对于 oJIA 的亚类来说，患有持续的关节炎的危险性是各异的。在一项研究中，75% 的持续型 oJIA 患者到成人期得到缓解，仅有 12% 的患者发展为扩展型的 oJIA。

四、银屑病性特发性关节炎

与 JRA 不同的是，关节炎患者伴随银屑病则被归为 JIA。≤16 岁的患儿出现慢性关节炎和银屑病就是银屑病性特发性关节炎（pJIA）。然而，典型的银屑病皮疹可能在关节炎出现后的很多年都不出现。据报道，33% ~62% 的患者在关节炎出现之前或出现的同时，没有任何需要皮肤用药的表现。仅有 10% 的患者关节炎和皮疹同时发生。在其余患者中（33% ~67%），首先出现皮疹。因此，在 JIA 的标准中，如果患儿符合以下 3 条标准中的至少 2 条，则被归为银屑病关节炎：指（趾）炎、指（趾）甲凹陷或指甲松离或一级亲属患银屑病。必须由医生来做出银屑病的诊断。相关的排除标准是 b、c、d 和 e。指（趾）炎（dactylitis）是指一个或多个指（趾）肿胀，肿胀常常是不对称分布，超过关节界限；指（趾）甲凹陷是指任何时候 1 个或多个指（趾）甲至少有 2 个凹陷。指（趾）甲松离在 JIA 中没有专门定义，指的是指（趾）甲部分或全部从甲床分离。pJIA 占全部 JIA 的 2% ~11%。

在绝大多数的 pJIA 患者中，其关节炎是外周性的、非对称的，常常累及膝关节、踝关节和手足的小关节。指（趾）炎（香肠指/趾）不仅是足趾或手指小关节发炎，也包括腱鞘发炎。尽管指（趾）炎有明显的肿胀和指（趾）关节活动受限，但是令人吃惊的是，它没有症状。70％的pJIA患者在起病时有4个或4个以上关节炎。在纵向研究中，约40％（范围为11％～100％）的pJIA患者有骶髂关节受累。

在20％的患者中，其出现的无症状的慢性前葡萄膜炎和oJIA患者的葡萄膜炎不易鉴别。

五、与附着点炎症相关的幼年特发性关节炎

这一分类表明了儿童脊柱关节病中轴型的临床表现可能许多年都不明显。患儿既有关节炎又有附着点炎，或是仅有关节炎或附着点炎同时有以下五条中的任意两条表现：①骶髂关节压痛和（或）炎症性腰骶部疼痛。②HLA－B27阳性。③≥6岁发病的男孩关节炎患儿。④急性（有症状的）前葡萄膜炎。⑤一级亲属患有强直性脊柱炎、与附着点炎症相关的关节炎、伴炎症性肠病的骶髂关节炎、反应性关节炎或急性前葡萄膜炎，则归为附着点相关的幼年特发性关节炎（eJIA）。相关的除外标准是a、d和e。约10％的JIA患者是eJIA。

附着点炎是指肌腱、韧带、关节囊或筋膜插入骨头处的炎症。最常见的表现是附着点处的疼痛和压痛，也会有肿胀。附着点炎不是eJIA所特有的，其他类型的JIA、系统性红斑狼疮（SLE）和健康儿童也可以出现。附着点炎最常见于髌骨上方、髌骨下方胫骨粗隆处、跟骨附着处、足背（跖腱膜附着于跟骨处）以及足底跖骨头处。

和JRA标准不同的是，既有关节炎又有炎症性肠病的患儿如果入选标准及除外标准均满足的话，则归为eJIA。在炎症性肠病的患儿中，其关节受累可能比胃肠道（gastrointestinal，GI）炎症早出现几个月或几年。胃肠道受累的线索包括疲劳、体重减轻、生长障碍、夜间肠蠕动、口腔溃疡、结节性红斑、脓性坏疽和贫血（要比常见的关节炎引起的症状严重）。

eJIA的患者也会有其他部位受累。25％的患者可能发生急性葡萄膜炎，其特征是间断发作的眼睛发红、畏光和疼痛等眼睛炎症表现（常为单侧）。大动脉受累及动脉瓣关闭不全很少见于eJIA患儿。

在刚起病时，大约80％的eJIA是外周关节受累，仅有25％的患者有骶髂关节或腰椎的症状或体征。在85％的患者中，有4个或4个以上关节受累。由于

eJIA 的标准相对较新，并且脊柱中轴的表现进展很缓慢，所以没有关于 eJIA 的专门的纵向研究数据。旧的诊断标准的研究数据可以用来观察随时间变化而出现中轴受累的危险性。那些诊断为血清反应阴性的附着点炎和关节炎综合征（SEA syndrome）的患儿，经过 11 年的随访，其中 65% 的患者临床出现了中轴严重受累。在诊断为幼年强直性脊柱炎的患儿中，超过 90% 的患者最终出现临床严重的腰椎和（或）骶髂（sacroiliac，SI）关节受累。

在 eJIA 患者中，ANA 和 RF 是阴性的，常规 X 线片在很多年里都不能显示出骶髂关节和腰椎的特征性的病变。骨扫描也很少有帮助，因为由于骨骼的生长，所有儿童在骶髂关节及和腰椎的放射性同位素的吸收都是显著增加的。计算机断层扫描（CT）及磁共振成像（MRI）是有用的，但是要由熟悉儿童脊柱影像学的放射科医生来解读影像片。没有特异性的实验室检查。

六、未分化型幼年特发性关节炎

如果患者的表现不符合任一分类的诊断标准或是符合一种以上分类的诊断标准，则被归为未分化的幼年特发性关节炎（uJIA）。在已发表的数据中，2% ~ 23% 的 JIA 患者属于 uJIA。在那些 uJIA 患者中，60% 不符合任一的 JIA 分类，而 40% 符合一种以上的 JIA 分类。在那些满足一种以上分类患者中，最常见的是同时满足 poJIA RF 范畴和 eJIA 或 pJIA 的标准。一些患儿是同时满足 oJIA 和 eJIA 或 pJIA 的分类标准。应进行纵向的研究来确定 uJIA 患者的最终诊断，来观察有多少患者仍是 uJIA，有多少进展为 JIA 的其他分类，或是不是 JIA 而是其他病。

七、幼年特发性关节炎中的眼睛受累

JIA 的独特表现是慢性眼葡萄膜炎。对于已发表的 21 个关于 JIA 患儿葡萄膜炎的研究做了 Meta 分析，其中包括 4 598 名患儿。这项研究证实由于地理分布的不同，JIA 患儿的眼葡萄膜炎发病率有明显不同。在对斯堪的那维亚人的研究中，18.5% 的患儿患有眼葡萄膜炎，在美国是 14.5%，在东亚仅有 4.5%。眼葡萄膜炎患病率因 JIA 亚类不同而不同——12% 的 oJIA、4.3% 的 poJIA 和 1.8% 的 sJIA 会发展为慢性葡萄膜炎。其他研究已经证实 20% 的 pJIA 患儿和 oJIA 患儿的眼葡萄膜炎在临床表现、疾病的慢性程度及眼睛受累的后果上都是一样的。

JIA 患儿的统一的早期规律随诊的指导方针已经形成，并且（2006 年）由美国儿科学会的眼科学和风湿病学分会进行了更新。这些改进是基于已知的使 JIA 患儿发展为葡萄膜炎概率升高的相关因素：关节特征、关节炎的发病年龄、疾病的持续时间和 ANA 阳性。尽管广泛地对葡萄膜炎进行定期筛查和及时的治疗，但慢性葡萄膜炎的 JIA 患儿出现严重并发症的概率仍然很高，让人难以接受。在这项 Meta 分析中，在葡萄膜炎的 JIA 患儿中，20% 的患者发展为白内障，19% 发展为青光眼，16% 发展为带状角膜病。目前来说，找到 JIA – 相关葡萄膜炎的有效治疗方法，来避免或最大限度地减轻由于长期激素治疗及眼睛慢性炎症引起的眼睛损害，是很重要的，也是尚未解决的难题。

八、结论

近期对已发表的 21 项儿童慢性特发性关节炎的研究做了 Meta 分析，其中仅有 2 项采用了 JIA 的分类标准。在这些已发表的摘要中，超过 30% 的儿童起病的慢性特发性关节炎（大多数归为 JRA 的亚类中的一类）在 10 年或更长时间的随访后出现明显的功能障碍。12% 患者在发病 3 ~ 7 年后属于 Steinbroker 功能分级中的Ⅲ级（自理能力下降）或Ⅳ级（不能下床活动或必须使用轮椅），但是 48% 的患者在起病 16 年或更长时间后属于Ⅲ级或Ⅳ级。起病 10 年后 30% ~ 55% 的患者仍有活动性滑膜炎。由儿科风湿病医生参与的一项关于 JIA 患者的纵向研究中发现，在病初的 6 个月的随访中，28% 的 pJRA、54% 的 poJRA 和 45% 的 sJRA 患者证实存在影像学的关节破坏或关节腔狭窄。一项针对 1994 年以后发表的研究分析指出，这些研究曾被认为至少可以反映出近年治疗上的一些改进，但是发现仅有 40% ~ 60% 的 JIA 患者病情不活动或是有缓解，平均有 10% 的患者有严重的功能受限（Steinbroker 功能分级中的Ⅲ级或Ⅳ级）。

JIA 死亡率估计是 0.29% ~ 1.10%。这是美国同年龄人群标准死亡率的 3 ~ 14 倍。

在过去的几十年，患有葡萄膜炎的 JIA 患者的眼睛结局已经有了显著改善，但是仍有令人难以接受的较高的眼睛并发症的比例。在一项最近的眼睛结局的研究中，自眼病出现后平均随访 9.4 年，发现 85% 的患者视力正常，15% 有明显的视力缺失，其中视力缺失患者中 10% 的患者至少一个眼睛失明。

第四节 治疗和评估

一、目前药物治疗的原理

幼年特发性关节炎的治疗药物在过去的 15 年里已经发生了很大的变化。有数据显示大部分幼年特发性关节炎的患儿病情并没有得到长期的缓解，并且给患儿、家庭甚至社会造成了很大的负担。直到 1990 年，在对幼年特发性关节炎象牙塔式治疗的基础上，开始尝试应用各种非甾体类抗炎药（NSAIDs）和糖皮质激素，并渐渐开始应用其他的药物治疗。20 世纪 80 年代末期的研究表明，过去对幼年特发性关节炎病程和预后的假设是错误的。先前认为幼年特发性关节炎关节破坏在病程的后期才会在影像上表现出来，并且出现关节破坏的大部分是病程 2 年以内的全身型和多关节型，及病程 5 年以内的少关节型患儿。但磁共振成像（MRI）检查可发现早期的软骨破坏，通常是在患病第一年。

幼年特发性关节炎的患儿长到成人，疾病可自愈的假设也是错误的。研究显示，50% ~70% 的多关节型或全身型关节炎患儿以及 40% ~50% 的少关节型患儿在成人时期疾病仍然持续活动。仅有一部分患儿在经过长期的药物治疗后，达到缓解。30% ~40% 的患儿会发展成非常严重的长期关节功能丧失，25% ~50% 的患儿需要外科治疗，包括关节置换。

幼年特发性关节炎的死亡率为 0.4% ~2%，平均死亡率大约是美国人口死亡率的 3 倍。全身型，淀粉样变性型（除了欧洲）和巨噬细胞活化综合征是幼年特发性关节炎患儿死亡的主要原因，且大部分死亡患儿的死亡原因都是因为这些因素。

葡萄膜炎的结局在近年已经得到了极大的改善，但眼部并发症和失明的发生率仍然很高。5% ~16% 的患儿有严重的弱视，甚至是失明，16% ~26% 的患儿患有白内障，14% ~24% 的患儿患有青光眼，11% ~22% 的患儿患有带状角膜病变。

通过检测提示预后较差的检查指标，可明确哪些患者需要早期进行积极治疗。多关节型，类风湿因子（RF）阳性，抗环瓜氨酸酶抗体（anti - CCP）阳性，人类白细胞抗原 - DR4（HLA - B27）阳性，皮下小结和早期以对称性小关节受累起病的幼年特发性关节炎预后均不良。糖皮质激素依赖型（即需要糖皮质激素控制全身症状），和在疾病治疗后 6 个月血小板计数仍大于 60 万的全身型幼年特发性关节炎预后较差。

二、幼年特发性关节炎的内科疗法药物治疗

（一）非甾体抗炎药

仅有 25% ~33% 的幼年特发性关节炎患儿，并且主要是少关节型患儿，应用 NSAIDs 效果较好。幼年特发性关节炎患儿应用 NSAIDs 治疗时，必须用药达 4~6 周方能评估药物的疗效。NSAIDs 并不能改变疾病的病程，也不能阻止关节破坏，它们主要用来缓解疼痛，僵硬和治疗全身型的发热。尚没有发现有哪一种 NSAIDs 较另一种 NSAIDs 在治疗关节炎方面具有明确的优势。有些患儿对这种 NSAIDs 无效，可能对另一种 NSAIDs 有效。

NSAIDs 是美国食品与药品管理局批准的治疗幼年特发性关节炎的药物，目前美国市场上的 NSAIDs 包括萘普生、布洛芬、美洛昔康和托美丁钠，前三种有临床可应用的液体制剂。NSAIDs 每日仅需给药 1 次或 2 次，因此患儿的依从性是比较好的。而阿司匹林每日需给药 3 次，并且需监测血药浓度和阿司匹林相关的莱耶综合征，因此在治疗幼年特发性关节炎方面，阿司匹林被其他 NSAIDs 取代。

NSAIDs 严重的胃肠道不良反应较少见，但很多患儿会出现胃肠道症状。为了避免这些不良反应，建议吃饭时服用 NSAIDs。且可通过不断更换 NSAIDs，或者应用 H_2 阻滞药或质子泵抑制药治疗胃肠道症状。非甾体类抗炎药导致轻度转氨酶升高也很常见。NSAIDs 的其他不良反应包括假卟啉症，大部分与在金头发的高加索人中应用萘普生有关，对中枢神经系统的影响包括头痛和定向力障碍，特别是在应用吲哚美辛时。在儿童中对肾的不良反应不常见，但在同时应用 2 种或 2 种以上 NSAIDs 时，在儿童中对肾的不良反应较常见。尚未对心血管不良反应进行正式研究，但目前尚无幼年特发性关节炎应用 NSAIDs 治疗出现心血管问题的报道。

（二）糖皮质激素

由于很多不良反应，特别是对骨骼和生长的影响，减少了对幼年特发性关节炎患儿行全身性糖皮质激素治疗。并且也没有证据说全身应用糖皮质激素可改善病情。全身性应用糖皮质激素的主要指征是难以控制的发热，浆膜炎和全身型并发的巨噬细胞活化综合征。另一个用药指征是作为一种桥接疗法，等待其他药物起效。对于一些患儿，采用周期性静脉糖皮质激素冲击治疗（每个剂量为 30 mg/kg，最大量为 1 g/kg）取代高剂量的口服糖皮质激素治疗。但是尚没有对照研究显示哪一种疗法对患儿的不良反应更少。

研究显示，关节腔内糖皮质激素注射治疗是很有效的，但主要应用在少关节型幼年特发性关节炎患儿。但也有一些研究显示，70% 的少关节型患儿对为期至少 1 年的关节腔内注射治疗无效，40% 的少关节型患儿对为期 2 年以上的关节腔内注射治疗无效。MRI 研究显示关节腔内注射治疗可显著降低关节腔积液，而对关节软骨没有影响。也有一项研究显示，极少一部分人在较早地应用关节腔内注射治疗时，出现两下肢长短不一。关节腔内糖皮质激素注射疗法对于其他亚型的幼年特发性关节炎患儿疗效很小，特别是对于全身型患儿。

关节腔内注射不良反应较少。其中一个可见的不良反应是关节腔周围皮肤萎缩。关节腔内注射糖皮质激素后，注射少量生理盐水并加压按压注射部位可有效预防关节腔周围皮肤萎缩。尚未发现对同一关节反复进行关节腔内注射而出现关节或软骨破坏。

一些对照研究，包括一项同时注射双侧受累关节的研究，发现长效醋酸曲安奈德比较有效，并且比其他类型的关节腔内糖皮质激素注射治疗作用时间更长。小患儿和需要多部位腔内注射治疗的患儿在关节腔内注射治疗的过程中常常需要镇静。

（三）甲氨蝶呤

对于大部分幼年特发性关节炎和多关节型关节炎的患儿来说，应用甲氨蝶呤（methotrexate，MTX）是治疗药物计划的基础。MTX 的初始剂量是每周 10 mg/m²，口服或胃肠道外途径给药。如果此剂量无效，可加量至每周 15 mg/m² 且胃肠道外途径给药，但更大的剂量没有额外的好处。

MTX 对各型幼年特发性关节炎的治疗效果不同，最有效的是扩展型少关节型，而效果最不明显的是全身型。对比研究证实，MTX 可减慢放射学上关节破坏的进展速度。

食物可降低 MTX 的生物利用度，因此建议空腹服用 MTX。MTX 剂量 ≥ 12 mg/m² 时应胃肠外给药，而口服并不能很好地吸收那么大剂量的 MTX。

为了防止应用 MTX 引起恶心、口腔溃疡和转氨酶活性异常，服用 MTX 24 小时后服用叶酸（每日 1 mg）或亚叶酸，为 MTX 剂量的 25%～50%。

恶心和其他胃肠道症状是常见的不良反应。减轻这些不良反应的措施包括睡觉前服用 MTX，更换服药方式（口服和非胃肠道用药交替）和服用抑制呕吐的药物。一些患儿服用 MTX 后出现恶心、胃肠不适，是由于心理作用，通过教患儿放松或自我调整，可减轻患儿的心理作用。

经验显示，幼年特发性关节炎患儿长期应用 MTX 还是相当安全的。为监测 MTX 的毒性作用，至少每 3 个月检查 1 次全血细胞、转氨酶和肾功能。在对幼年特发性关节炎患儿应用 MTX 的过程中，常常会出现转氨酶轻度增高，尚未发现严重病例，也没有 MTX 导致不可逆性肝纤维化的报道。因此，并不推荐常规性肝活组织检查。在儿童中发生肺毒性及严重感染极其罕见。患儿在接受 MTX 治疗的过程中应避免使用活疫苗，但推荐接种可接受的其他疫苗和季节性流感疫苗。如果情况允许的话，儿童在应用 MTX 之前应该接种水痘疫苗。在急性感染时，应暂停使用 MTX，特别是 EB 病毒（Epstein - Barr virus，EBV）感染。尚未有 MTX 引起淋巴瘤的报道，目前的数据不支持服用 MTX 的患儿比一般儿童更易患恶性肿瘤的观点。某些淋巴瘤的形成与 EB 病毒感染相关。

（四）其他改变病情的抗风湿药和免疫抑制剂

柳氮磺胺吡啶和来氟米特或许可以取代 MTX。一项对照研究显示，柳氮磺胺吡啶对少关节型和多关节型幼年特发性关节炎是有效的，疗效会持续到停药后的数年。柳氮磺胺吡啶可减慢影像学上关节破坏的进程。柳氮磺胺吡啶对少关节型的老年男性最有效，这意味着或许它对儿童肌腱附着点炎相关的关节炎也是有效的。柳氮磺胺吡啶常见的不良反应有皮疹、胃肠道症、白细胞减少症，这些也是需要停药的原因。对于全身型的患儿来说，不良反应可能会更重。一项对照研究发现，较多的患儿对 MTX 有效，但是来氟米特对治疗多关节型患儿也是有效的。

环孢素 A（Cyclosporine A）可能在控制发热、减少皮质激素的剂量方面较有效，治疗全身型起病的患儿的关节炎，但可能在治疗巨噬细胞活化综合征上更有效。沙利度胺可能对治疗难治性全身型幼年特发性关节炎是有效的，无论是控制全身症状还是关节炎症状。沙利度胺除了致畸的不良反应，在临床用药中也应仔细观察是否并发了周围神经病变。

大部分关于儿童的对照研究并没有证实羟氯喹，口服浓缩大麻，青霉胺，或者硫唑嘌呤对治疗幼年特发性关节炎是有效的。没有应用米诺环素的对照研究，也没有联合应用改变病情抗风湿药物治疗（包括使用或不使用 MTX 治疗）幼年特发性关节炎的对照研究。

（五）生物制剂

抗肿瘤坏死因子抑制剂：近来研究显示这些药物对多关节型患儿是很有效的，包括 MTX 治疗失败的患儿。临床上有 3 种抗肿瘤坏死因子制剂，包括 3 种可溶性肿瘤坏死因子受体（依那西普）和 2 种抗肿瘤坏死因子抗体（鼠源性蛋白英夫利昔以及人源化蛋白阿达木单抗）。3 种制剂的试验结果显示疗效接近，但是目前依那西普是美国食品和药品管理局（FDA）批准应用的唯一药物。50% 以上的患儿应用这 3 种制剂后疗效达到美国风湿病协会（ACR）制订的儿科 70（Pediatric 70 level）缓解。抗肿瘤坏死因子制剂在治疗肌腱附着点炎相关的关节炎（幼年脊柱关节病）方面也是很有效的，但在治疗全身型方面效果不明显。英夫利昔在治疗幼年特发性关节炎相关的葡萄膜炎方面较依那西普更有效。现在仍不清楚，是抗肿瘤坏死因子与 MTX 合用更有效，还是单独使用药物更有效，但先前的资料支持联合使用两种药物。抗肿瘤坏死因子制剂可能会减慢影像学关节破坏的进展，并且可能会增加骨密度。

依那西普的不良反应较轻，依那西普和阿达木单抗的主要不良反应是注射部位发炎，英夫利昔单抗的主要不良反应是与输液相关的过敏反应。为预防或减少英夫利昔过敏反应的发生，可在应用英夫利昔之前应用对乙酰氨基酚、苯海拉明，有时也应用氢化可的松。生物制剂其他较轻微的不良反应包括上呼吸道感染和头痛。然而，一些患儿会出现严重的不良反应包括神经系统病变（脱髓鞘疾病）、精神症状、严重感染（特别是发生相关的水痘）、皮肤脉管炎、全血细胞减少症和形成其他自身免疫性疾病。有报道在应用抗肿瘤坏死因子治疗幼年特发性关节炎的过程中并发肺结核和组织胞浆菌病。儿童应用生物制剂尚无并发恶性肿瘤的报道。儿科采用成人结核筛查指南进行筛查，即在应用抗肿瘤坏死因子治疗前，行 PPD 检查。

（六）其他生物制剂

1. 白介素－1 受体拮抗剂　最初应用阿那白滞素（IL－1 受体拮抗剂）预期的效果是治疗全身型和关节症状，包括对抗肿瘤坏死因子治疗无效患儿。IL－1 好像是全身型炎症反应一个的主要介质。阿那白滞素治疗多关节型患儿方面疗效不如抗肿瘤坏死因子。

2. 白介素－6 受体拮抗剂　IL－6 也是全身型发病中一个重要的细胞因子。一项公开研究显示，将 29 名全身型患儿分为 2 组，静脉应用抗白介素－6 受体抗体，在应用 2 个疗程后都很快的明显地改善了大部分患儿的病情。

3. 静脉注射免疫球蛋白　两项对照研究并没有发现应用静脉注射免疫球蛋白（IVIg）可有效治疗全身型和多关节型的幼年特发性关节炎。应用静脉注射免疫球蛋白可较有效的治疗全身型的全身症状。

（七）自体干细胞移植

对长期治疗无效的全身型和多关节型幼年特发性关节炎患儿自体干细胞移植（ASCT）也是一种选择。然而，自体干细胞移植死亡率很高（15%），因此自体干细胞移植仍然只能作为幼年特发性关节炎的实验性治疗。

三、幼年特发性关节炎亚型治疗的循证指南

幼年特发性关节炎（JIA）的治疗建议根据已发表的基于对照研究的系统评价的结果为指南。目前总共有 36 个对照研究发表，其中 30 个研究是双盲研究。指南强调治疗应根据 JIA 的亚型给予每个患儿个体化的治疗。

（一）少关节炎

只有极少数的患儿在 NSAIDs 治疗后可完全缓解。对于 NSAIDs 无效的患儿或存在关节挛缩的患儿，关节腔内糖皮质激素尤其是曲安奈德注射对大多数患儿有效。对关节腔内注射糖皮质激素无效的患儿，或有扩展的少关节炎，或小关节受累的患儿可按照多关节炎处理。

（二）多关节炎

非甾体抗炎药不如改善病情抗风湿药物有效，常作为改善症状的治疗。甲氨蝶呤（MTX）应在疾病的早期即开始使用，初始剂量为每周 10 mg/m²，如无效增加至每周 15 mg/m²，胃肠外给药。其他治疗方案包括柳氮磺吡啶和来氟米特，如果无效，应考虑给予抗 TNF－α 的治疗。

（三）全身型关节炎

对全身型 JIA 的治疗缺乏有效的证据。NSAIDs 和全身使用糖皮质激素对改善症状（如发热，浆膜炎）有效。相比其他亚型的 JIA 而言，关节腔内注射糖皮质激素，MTX 和抗 TNF－α 治疗对全身型的 JIA，不管是系统症状还是关节症状，疗效都不是十分显著。在目前的可选择的药物中，IL－1 拮抗剂可作为减少激素使用量的一线治疗药物。IVIg 对系统性症状可能有效，可作为减少激素使用量的药物。对巨噬细胞活化综合征的治疗包括大剂量静脉注射糖皮质激素，如不能快速改善症状，应考虑加用环孢素。托珠单抗治疗全身型 JIA 的疗效仅在临床试验中得到证实，可能有一定的作用。

（四）附着点相关的关节炎

柳氮磺吡啶可能有效，尤其是对伴发外周关节炎的大龄男性患儿。而抗 TNFα 是最有效的药物。

（五）银屑病关节炎

尚未有针对幼年银屑病关节炎的临床试验。银屑病关节炎既可以是少关节型，也可以是多关节型或附着点相关关节炎，在有效证据出来前，应按照这些 JIA 亚型的治疗方案给予相应的处理。

（六）虹膜炎

虹膜炎的治疗应参考有经验的眼科医生的意见，并由有经验的儿童风湿病专科医生指导免疫抑制剂和生物制剂的使用。通常，初始的治疗可以使用含糖皮质激素的滴眼液。结膜下糖皮质激素注射也有疗效。对病情严重的患儿或对糖皮质激素依赖的患儿应尽早开始使用免疫抑制剂。

四、幼年特发性关节炎治疗的其他方面

最重要的是 JIA 的药物治疗仅是治疗的一个方面。儿童风湿病医生、眼科

医生、整形科医生、牙科医生、康复科医生、营养师、社会工作者、心理医生和教育顾问等均应参与到 JIA 的治疗中。

很多患儿尽管应用药物后疾病得到了控制，但仍有持续的疼痛，并且这种疼痛未得到充分的控制。患儿应当接受充分的抗疼痛治疗，如果有必要，可以使用包括麻醉剂在内的止痛治疗。同时，还应考虑到其他的疼痛治疗方法，包括物理治疗（如冷或热疗法）、夹板固定、矫形器、针灸和按摩，以及各种减少动作和压力的方法等。

治疗方案的另一个重要组成部分是物理治疗。物理治疗的主要目的是保持受累关节的活动范围，提高肌肉力量，防止畸形，并纠正或最大限度地减少关节的破坏和功能丧失。使用的方法包括对活动范围、肌肉力量锻炼、夹板固定、矫形器和各种减轻疼痛的方法的指导和家庭锻炼计划。水上运动较陆地上的锻炼患儿更容易耐受，尤其是对有下肢关节炎的患儿。夹板固定用于膝关节屈曲挛缩的患儿。一部分存在持续性关节挛缩的患儿可从连续锻炼中获益。矫形器通常用于有踝关节和距下关节炎或有足畸形的患儿，以帮助减少走路时的疼痛，改善步态，如用于扁平足的拱形支撑，可减少距骨的压力，防止假骨形成或足趾半脱位，两腿长短不一致的患儿可以在短的腿上使用增高鞋等。

职业治疗的作用是维持和改善正常生活功能，方法包括：手的练习，手腕、手和手指夹板，教授保护关节的方法，学习使用日常活动中各种辅助工具。各种方法的采用取决于疾病的状态，包括辅助写字、辅助穿衣（穿鞋）、辅助饮食工具、辅助洗浴工具，以及其他为关节炎患儿配备的家庭辅助设备等（如手杖、学步车、轮椅等帮助行动的辅助设备）。使用暖水袋或暖水瓶和洗热水澡有助于减轻晨僵。

治疗中还可能需要饮食咨询，因为一部分有明显关节炎的患儿存在食欲减退和生长发育不充分，原因可能包括疾病活动、颞颌关节炎以及药物（如 NSAIDs 和 MTX）的影响等。对于使用糖皮质激素的患儿，膳食咨询也很重要，建议补充充足的钙和维生素 D，预防体重过度增加、高血压和骨质流失。

鼓励患儿活动，但应根据关节炎的程度和受累关节的情况量身定制每个患儿的活动方式。鼓励患儿设定符合自身情况的运动极限，但应避免会引起关节疼痛的活动。一般而言，活动应是低负重的，如游泳和骑自行车是首选。大多数没有身体接触的体育活动（不包括足球、曲棍球、摔跤、拳击等）是可以耐受的。有颈部关节炎的患儿需限制如跳水或跳跃类型的活动，因为这类运动可能导致颈椎损伤。

如果有必要，应和患儿、患儿家庭以及校方讨论就学问题。通常情况下，JIA 患儿可以达到与健康学生相似的学习成绩。然而，JIA 患儿经常因疾病复发、感染、就医或其他治疗而缺课。有时患儿因为晨僵可能迟到。体育课、行走于不同教室、写作等可能会因行动迟缓而受到影响。由于视力的问题，葡萄膜炎的患儿可能需要学校做出一些调整，这些调整包括：允许使用电梯，在课间和写作方面给予患儿更多的时间，也可以提供电脑和两套书籍，调整体育课内容等。在美国，残疾人法案（504 计划）强制规定每一个孩子都有在最少的环境限制中接受教育的权利。对一些严重的病例，可以采用一个正式的个性化教育计划（IEP）。

对任何慢性疾病，尤其是需要长期使用药物治疗的患儿，往往需要心理支持。鼓励患儿和家属寻求在危险发生前的早期支持。这种支持包括考虑治疗药物带来的可能不良反应，如使用糖皮质激素后体形的变化，应用 MTX 引起的恶心，以帮助增加服药的依从性。社会工作者可以辅助由于疾病和药物花销给家庭带来的财务负担。

一个重要的问题是如何使患儿过渡到成年，包括转移患儿给成人风湿科医生，教育和职业规划。这些问题应该在患儿 18 岁以前开始讨论并做好计划。有数据显示，提前做出好的计划，在将患儿过渡到成人健康保健后，病情可控制得很好。过渡政策已为初级医疗保健组（美国儿科学会，美国家庭医师协会和儿科学会医师和美国医师协会）所接受，对成长为青年的 JIA 患者有专科的医疗支持。

患者保护团体，如幼年关节炎联盟，由关节炎基金会赞助，也可以给予 JIA 患儿相应的支持。

五、幼年特发性关节炎预后的评估

已经建立的几个评估工具可用于 JIA 患儿的疾病评估，包括可用于临床试验和预后评估的评价方法，见表 5 - 2。这些评估工具涉及对 JIA 的各方面的评价，但仍缺乏有效的疾病整体活动性的评估工具。疾病活动性的评估通常包括关节活动的个数（关节肿胀或压痛的个数/因疼痛导致关节活动受限的个数），关节活动受限的个数和急性期反应物，如红细胞沉降率（ESR）和 C 反应蛋白（CRP）。但很重要的是，许多有关节活动的患儿急性期反应物是正常的。主观的但有效的疾病整体活动性的评估包括医生和家长对疾病活动性的视觉模拟尺度评分。

表 5 - 2　JIA 治疗和预后的评估工具

评估内容	评估工具
疾病活动度	关节活动的个数，急性期反应物
总体评估	医生和患儿的视觉模拟尺度评分
功能评估	儿童健康评估问卷（CHAQ），幼年关节炎功能评估报告（JAFAR），幼年关节炎功能状态指数（JASI）
生活质量评估	儿童健康问卷（CHQ），儿童生活质量（QOL）—风湿病范畴，疼痛视觉模拟尺度评分
放射学损伤	Poznanski，Dijkstra 评分
疾病相关的不可逆的损伤	儿童关节炎损伤指数（JADI）
临床试验预后评估指标	儿科 ACR30，无疾病活动性或临床缓解的标准

已经开发的功能评估工具包括儿童健康评估问卷（CHAQ）、幼年关节炎功能评估报告（JAFAR）和幼年关节炎功能状态指数（JASI）。这些工具均经过验证是可靠和敏感的，这些评估工具适用于所有年龄的患儿，并且易于使用（除了 JASI，该方法适用于年龄 >8 岁的患儿，但内容较冗长）。大多数评估方法可由家长和（或）患儿自己完成。这些评估工具通过打分，可提供了一个整体的评价，并能确定特殊的功能障碍。CHAQ 已被翻译成超过 30 种语言，是最常用的功能评估工具。多项研究显示各评估工具间无显著性差异，无论在临床实践还是临床试验中，均是有效的。但有几个功能评估工具有一定的局限性，尤其是在病情轻微的少关节炎患儿和有轻微的功能障碍的患儿中可能会产生天花板效应。

大多数功能评估工具不能反映患儿的整体生活质量（QOL），尤其是与 JIA 相关的一般健康和心理社会方面。在 JIA 中常用的工具包括幼年关节炎生活质量问卷（JAQQ）和儿童健康问卷（CHQ）。CHQ还可用于对不同疾病进行比较的研究中，它已被翻译成超过30种语言，是目前应用最广泛的功能评估工具。在美国，儿科通用的生活质量问卷和风湿病模块（PedsQL－RM）也被广泛使用。

直到最近，仅有的放射学评估工具是 Poznanski 评分，可以通过比较腕骨到第二掌骨长度的比值评估腕关节的损伤。荷兰专家组正在开发和验证更多的评估工具。Djkstra 综合评分是评估炎症（肿胀，骨质疏松）、损伤（关节间隙变窄，囊肿，骨侵蚀）和19个关节或关节组的生长异常。

最近的临床试验中使用非常有效的儿科 ACR 30 评分。该方法建立于1997年，将患儿分为治疗有效或无效两种情况。该工具被用于一些快速起效的生物制剂的撤药临床试验中，可有效定义疾病的复发，也就是，在进入开发试验阶段，初始治疗有效的患儿被随机分组到继续用药组或安慰剂组。由于生物制剂的应用，风湿科医生不再仅仅关心病情的改善，而是希望达到诱导疾病缓解。在大样本的研究中，已经定义和验证了所有 JIA 亚型的临床缓解和撤药的初步标准。

疾病整体损伤评估工具——幼年关节炎损伤指数（JADI）是近期发展和经验证的一个预后评估方法。JADI 包括两个组成部分。JADI－A 用于评估最近6个月患儿 36 个关节或关节组出现的非关节活动性病变所致的关节挛缩、畸形和需要外科手术的关节持久性损伤。JADI－E 用于评估关节外的损伤，包括眼、皮肤、关节外的骨骼肌肉系统、内分泌系统和继发的淀粉样变。

六、总结及未来的研究方向

新的治疗方案显著地提高了 JIA 的治疗疗效。事实上，有证据显示，与晚期治疗相比，对 JIA 患儿早期积极的使用 MTX 和（或）生物制剂可明显改善病情。但是，近期的研究也显示，对多数患儿无法做到长时间的停药。同时对一些 JIA 亚型也缺乏更多的循证医学的证据。需要开展治疗全身型关节炎的新药，包括抗 IL－6 受体单克隆抗体、抗 IL－1、沙利度胺或其他联合治疗的对照研究。治疗类风湿关节炎的新型药物如阿巴西普和利妥昔单抗在 JIA 多关节亚型中的疗效需要进一步研究。

最首要进行的研究应是调查早期积极的治疗对 JIA 病程的影响，包括诱导缓解的治疗方法，各种联合用药的方法，如对多关节型或全身型 JIA 的糖皮质激素联合 MTX 和生物制剂的使用，以及后期减量长期维持治疗的用药方法。短期治疗的疗效需要经过长期的随访进行验证，并评价药物不良反应的影响。这些研究结果应基于循证医学的证据，并确保关节炎患儿得到最好的治疗。

第六章　骨质疏松症

第一节　流行病学和临床评估

一、骨质疏松性骨折的流行病学

仅在美国就有 1 000 万以上的人患骨质疏松症，340 万人骨密度（BMD）低下，每年有 150 万例骨质疏松相关发生。2002 年美国用于骨质疏松性骨折的直接医疗费用超过 180 亿美元。

（一）常见骨质疏松性骨折的发生率、患病率和临床后果

骨质疏松性骨折大多累及股骨颈、椎体或者腕骨。90% 的髋部骨折和脊柱骨折与骨质疏松相关。50% ~ 70% 的肱骨、肋骨、骨盆、踝骨和锁骨骨折病例也是由骨质疏松引起。

在 50 岁的个体中，关于髋部、脊椎或者前臂远端骨折的终身危险率，白种人女性约为 40%，白种人男性约为 13%。骨折的整体健康状况不仅取决于骨折的发生率，也取决于人口数量大小。骨折是主要的国际公共健康问题。尽管髋部骨折在亚洲人群中不如在白种人中常见，但 33% 的骨质疏松性骨折发生于亚洲。此外，在亚洲和许多发展中国家，骨折人数增长迅速。骨质疏松性骨折的经济费用包括外科手术费和住院治疗、康复、长期护理、药品和劳动力的丧失。

1. 髋部骨折　1999 年，北美女性髋部骨折的估计数字是 3 万。到 2050 年，预计这一数字将超过 50 万。年龄在 65 ~ 69 岁的女性中，每年髋部骨折的发生率约为 2/1 000。然而，在 80 ~ 84 岁的女性中，发生率增长了 13 倍，每年达 26/1 000。和非疗养院居民相比，疗养院居民的髋部骨折风险高 4 倍。在 30 万因髋部骨折住院治疗的患者中，每年达 20% 的患者 1 年内死于骨折，常死于并

发症。除 1 年内死亡率增长外，20% 需要疗养院护理，50% 幸存者没有完全康复。髋部骨折的经济费用等同于脑卒中的费用。

2. **椎骨骨折**　椎骨骨折发生率在 50 岁以前很低，但 50 岁之后几乎呈指数增长。骨折高发部位为胸腰椎接合部（T_{12} 和 L_1）和胸椎中部。椎骨骨折是出现更多骨质疏松症相关问题的预兆，约 50% 椎骨骨折的患者以后会有其他骨折。椎骨骨折导致的身高降低不仅引起肺功能下降，还会因身体外观改变会而患上忧郁症。除了急性椎骨骨折发生所致的 6~8 周的剧烈疼痛外，椎骨骨折的死亡率也高于一般骨折。

3. **腕骨骨折**　在美国，女性腕骨骨折的发生率在绝经期迅速增长，60 岁以后达高峰。这一高峰效应与老年人摔倒的模式有关。年迈老年人易于髋部着地——因此比伸手去撑会经受更严重的骨折。相比于没有骨折的女性，发生桡骨骨折的女性很可能更瘦些，并且肱三头肌力量降低。

（二）骨质疏松症诊断的骨密度标准

骨质疏松症主要依赖脆性骨折来诊断。脆性骨折或非创伤骨折，指的是发生于从站立高度或更低处（如从椅子上滑落后）摔倒或其他低冲力创伤所致的骨折。在没有骨质疏松性髋部、椎骨或腕骨骨折时，骨密度标准可用于诊断骨质疏松症。两种分值用于定量骨密度。第一，T 值是患者骨密度测量值高于或低于正常年轻人的平均 BMD 的标准差偏离值。第二，Z 值是测量值高于或低于年龄相当人的平均 BMD 的标准差偏离值。

世界卫生组织（WHO）界定骨质疏松症为 T 值 $\leqslant -2.5$。严重骨质疏松症界定为 T 值 $\leqslant -2.5$ 加上至少一处骨折。骨量减少为 BMD 在 $\leqslant -2.5 \sim \leqslant -1$。正常骨密度为 BMD 大于 $\leqslant -1$。

这些 WHO 标准基于白种人女性与 BMD 相关的骨折发生率的流行病学数据。这些 BMD 界值应用于其他种族和性别人群的准确性仍未明确。对于绝经前女性和小于 50 岁男性，Z 值——包括相对年龄和性别基础参考标准的 BMD——可能比 T 值更适用。然而，T 值是 WHO 规定的预测骨折风险和疾病状态的标准。BMD 标准在预测相对骨折风险的同时并不能判定其低骨密度的原因（如甲状腺功能亢进症或糖皮质激素引起的骨质疏松症）。

单独使用 BMD 标准，60~70 岁的白种人女性中有 1/3 患有骨质疏松症。到了80岁，超过2/3白种人女性罹患骨质疏松症。基于股骨颈骨密度的第三次全国健康和营养状况调查显示，估计18%的白种人女性有骨质疏松症；大约50%白种人有骨量减少。将该T值应用于男性，有1%~4%的白种人男性有骨质疏松症，多达33%的人有骨量减少。

二、骨质疏松症的临床评估

骨质疏松症的临床评价取决于确认引起骨折的生活方式和危险因素、适当的查体和了解继发性骨代谢疾病病史。除了骨量监测，如检测BMD外，对骨质疏松症患者的医学评估应当包括综合病史的采集和体格检查。评估的目的有两个方面：①确定骨质疏松症的后果和并发症（如疼痛和功能障碍），②确认导致骨质疏松症的并存因素（如饮食中钙缺乏，糖皮质激素使用，低25-羟维生素D水平的危险因素等）。

（一）病史

对个人伴随骨质疏松症风险的仔细评估包括代谢性骨病家族史、身高和体重的变化、负重锻炼的数量和频率、日晒程度、既往骨折、生育史（特别对有性腺机能减退迹象的）、内分泌紊乱、饮食因素（包括生活方式和目前钙、维生素D、钠和咖啡因的摄入）、抽烟、喝酒、锻炼、肾衰竭或肝衰竭、过去和现在用药史和其他。此外，增加摔倒的风险，如神经肌肉疾病、步态不稳和不安全的生活条件，也应该考虑到。骨痛史可能有用，但在发生骨折前，骨质疏松症一般不痛，如约2/3的椎骨骨折发生时并没诊断出来。

（二）体格检查

用测距仪准确测量身高比较患者的目前身高和年轻时的最大身高（如通过患者的驾驶证做参考）对确定身高丢失是很有用的。身高丢失2英寸（约5 cm）能敏感提示椎骨压缩。脊椎的检查应包括脊体的对位和椎体或椎旁的压痛。如果目前驼背，应当考虑到肺部危害的可能性，并测量患者肋骨底到髂嵴的距离（髂肋距）。水牛背、易淤血和有擦痕暗示库欣综合征。蓝巩膜沟提示先天成骨不全。牙缺失的数目与BMD相关。关节评估可以提示风湿病引起的低BMD。雄性激素检查可帮助确定性腺功能减退。神经系统检查重点放在肌肉萎缩或神经损伤而易于摔倒上。观察患者的步态是检查的一个重要部分。

（三）骨质疏松症骨骼成像

1. 常规放射学技术　X 线平片不能准确评估 BMD。骨质流失 30% ~40% 或以上才能在 X 线上显示。股骨颈骨小梁模式的评估（Singh 指数）与骨质疏松症相关。其他放射学测量，如髋轴长度，也与骨折风险相关。椎骨骨折有不同的模式，可以依据椎板变形、椎骨前部楔形和压缩性骨折半定量分级。

2. 双能 X 线吸收测定法　双能 X 线测定法（DXA）是运用最广的骨量测量技术。DXA 提供了一种快速、可靠、准确的 BMD 测量法，且更少放射线暴露。DXA 是目前骨质疏松症患者诊治和临床研究的"金标准"。

骨密度测量有助于骨折风险分层，指导治疗选择，监测治疗反应。尽管骨量和骨转换率与骨强度相关，DXA 测量的 BMD 是髋部和椎骨骨折最强的预报器。BMD 每降低约 1 个标准差，骨折的风险增加 1.3 ~3 倍。尽管任何部位的骨折风险都可用 DXA 准确评估，股骨颈的 BMD 比椎骨、桡骨、跟骨的 BMD 能更好预测髋部骨折。关于抗骨质疏松症治疗的反应，药物治疗后 BMD 的增加是引起了骨折风险下降的主要因素。

双能 X 线测定法，作为一种 BMD 的二维测量，不是测量立体密度而是面积密度。BMD 报告为 g/cm^2 的绝对值；与年龄、种族、性别相匹配比较（Z 值）；与年轻成年正常个体的骨质比较。1 个标准差偏离的 T 值或 Z 值相当于约 $0.06\ g/cm^2$ 的改变，相当于 BMD 改变约 10%。DXA 也提供密度影像，用于说明扫描质量和确定明显的压缩性椎骨和各种各样的人工器具。有些更新的 DXA 设备可生成更高分辨率的侧位脊椎图，可以确定椎骨骨折。

大多主要的 DXA 制造者使用国家健康与营养检查服务Ⅲ（NHANESⅢ）数据库来决定正常年龄和性别匹配的 BMD 参数，特别是髋部。因为不同的 DXA 仪器所测的结果有所不同，除非使用转换公式，否则不同设备的结果不能相互比较。

双能 X 线吸收法可用于测量中心和外周部位的骨质。中心 DXA 部位（髋部和脊柱）是最佳的影像定位点，原因有两个。第一，这些部位的测量有较高的准确度。第二，这些部位骨小梁的数目与骨质疏松症负荷和骨折风险高度相关。多部位测量增加了骨质疏松症诊断敏感性。对于脊柱，DXA 报告个体椎骨测量值和 L_1 ~ L_4 椎骨的总 BMD。在髋部，股骨颈、股骨转子和全髋 BMD 测量值提供该部位的骨折风险评估。相较而言，Ward 三角和腕部的一个测定区域，预测价值较低。与髋部和脊柱部位比较，它们的结果重复性较差。Ward 三角 BMD 测量的临床价值非常有限。总之，骨质疏松症治疗的确定应基于中心部位的 BMD 测量。

序列 DXA 检查的意义在于发现特定部位 BMD 改变的速度。需要 2.77% 的改变才能得出统计学上 95% 可信度的有意义差别。这个数值乘以测量设备的精度错误值（变量系数），以确定 BMD 改善或恶化是否有统计学意义。例如，如果设备有 2% 的精度错误值，约需要 5.6% BMD 改变值才能肯定确实有意义，而不是偏移或者精度错误值所致。序列 DXA 监测抗骨质疏松症治疗反应的价值仍有争论。

骨质疏松症发生于整个身体中，并非同质的，它取决于年龄和骨量流失的原因。这样，测量部位间高达 15% 的不一致性并非罕见，特别在老年人中。由于在 65 岁以上成年人椎板和椎弓跟骨关节炎的高发性，脊柱前后部 DXA 测量会产生一个 BMD 升高的错误评估。在老年人中，髋部和脊柱侧面像可以克服这一问题。人工物品（如肠道的钙片、衣物上的金属物体、口袋里的物体）、位置错误（错误椎体的影像、髋部旋转不良）和解剖上变形或变异（严重脊柱侧凸、动脉硬化、椎骨压缩性骨折）可影响 DXA 的精度和准确性。

3. QCT 和超声　质量计算机断层扫描术（QCT）和 DXA 一样，可定量测定骨流失和准确评估骨折风险，相较 DXA，QCT 可测量准确的体积 BMD 和准确地区分骨小梁和骨皮质。QCT 可能高估了老年人和糖皮质激素使用者的骨流失，因为骨髓中脂肪在这两种临床背景下有所增加。除了稍高的放射线暴露外（尽管少于常规 CT 检查），依赖于其他临床用途的图像设备和 QCT 较高的价格限制了它的大范围应用。

超声是一种测量骨量和其他骨特性的补充手段。相比 DXA 或者 QCT，这种方法可取之处在于设备费用较低，轻便和没有电离辐射。尽管胫骨、髌骨、远端桡骨和近端指骨也能用超声检测，但超声检测通常应用于跟骨。骨质疏松症的超声诊断没有通用标准且不可能用超声测量方法预测 BMD。在诊断骨质疏松症上，相比 DXA 和 QCT，超声相对不敏感。因此，即使是很小的异常也要用中心 DXA 来复核。

（四）骨量测定的指征

骨量检查仅在测量结果将影响治疗决定时适用。人们一般在知道他们的 BMD 低于正常时才开始骨质疏松症治疗。美国预防服务专责小组推荐应对有骨质疏松骨折风险的 60 岁以上女性进行常规筛查。国际临床密度计量协会推荐骨密度检查用于所有 65 岁以上女性、70 岁以上男性、脆性骨折者、任何有与骨质疏松症有关的疾病或者服药者、预计要进行骨质疏松症治疗的人群和长期使用激素替代治疗的女性。

（五）骨转换的测量

骨转换生化标志物是细胞产生的一些分子，能在尿液或血液中测定。尽管骨形成和骨吸收通常是相偶联的，骨转换生化标志的测定可判断骨代谢的失衡。

1. 骨形成标志　骨形成标志反映了成骨细胞的新骨合成或前骨胶原的代谢后产物。骨特有的碱性磷酸酶和骨钙素增加代表成骨细胞活性。胶原前蛋白，特别是 I 型前胶原的血清羧基端和氨基端肽可以测量，作为胶原蛋白合成的标记。

2. 骨吸收标志　骨吸收标志反映了破骨细胞活性和胶原蛋白的降解。吡啶啉交链包括吡啶啉和脱氧吡啶啉。这些碎片，释放入血液循环中，最终由肾排泄。脱氧吡啶啉对骨胶原蛋白降解更特异。

骨生物标志提供了骨骼代谢的动态表现，而 DXA 提供的是静态的评估。骨标志物的检测可区分患者是处于高骨转换还是低转换。骨折风险与更快的骨转换有关。抗骨吸收治疗引起的骨转换下降可减少骨折的发生，并不依赖 BMD 的改变。骨标志物也有助于监测抗骨吸收治疗的依从性。

（六）其他的实验评价

实验室评估可协助寻找低 BMD 的继发原因。然而，如果预检查概率较低，这些检查可能导致大量的假阳性结果。因此，这些检查仅在患者的病史，体检和其他实验室结果提示非常必要时才使用。

目前，维生素 D 是一项引起众多关注的实验室评估。25 - 羟维生素 D 水平测量适用于骨质疏松症患者。低于 32 ng/dl（80 nmol/mL）需要补充。

第二节 病理和病理生理

骨质疏松症的病理生理基础是多因素的，包括遗传决定的峰值骨量，由于全身或局部的激素变化和环境影响导致骨重塑中微妙的改变。从多种生物水平以及已知的危险因素考虑这些过程是非常有价值的，对骨质疏松症发病机制的任何理解都要求了解正常的骨结构和功能。

一、骨结构和功能

骨骼是一种十分致密的结缔组织，主要由纤维胶原蛋白、矿物质（如磷酸钙晶体）以及其他成分（如水）组成。虽然骨骼是体内最坚固的结构，但由于其结构和材料特性，骨骼保持着一定程度的弹性。

（一）骨的分型

成年后个人的骨量是胎儿期、儿童期和青春期累积的峰值骨量除去随后的骨丢失率的结果。在生长和发育期，骨产生有两个主要过程，一是膜内骨化，如发生在头盖骨；二是涉及生长板的软骨内骨化，如发生在肢骨。建模是完成骨骼形态特性和整体结构的过程。

从分子水平到整骨结构，骨有强烈的分层特点。在胶原纤维和其相关的矿物水平上，骨以两种常见的特殊存在形式，编织骨和板层骨。编织骨迅速形成，最典型的是在胎儿期以及骨折修复过程产生的骨痂中，编织骨胶原蛋白是可变的。板层骨形成速度更慢且更精确，其胶原纤维和它们相关的矿物被排列成薄板（薄片），板层骨在不规则的空间重叠排成的圆柱状单位称为哈弗系统。每个哈弗系统由中央的一条哈弗管周围被呈同心圆排列的板样骨组织围绕组成。哈弗系统是重塑过程的结果。重塑不同于上面提到的建模，在重塑中骨的粗糙形状通过骨膜或骨内膜表面的变化而被改变。

骨内主要的细胞类型为破骨细胞、成骨细胞和骨细胞。破骨细胞负责骨吸收，其来源于造血干细胞。成骨细胞来源于局部间充质细胞，是关键的骨细胞，直接负责骨形成。成骨细胞通过旁分泌因子，也能调节破骨细胞骨吸收。骨细胞可能来源于重塑过程中被包埋的成骨细胞，重塑通过骨小管将成骨细胞相互连接且可能对适应机械负荷发挥作用。

在更高一级的结构序列，（a）密质骨或皮质骨和（b）小梁骨或松质骨之间有机械性重大区别。皮质骨主要位于长骨骨干，骨皮质是实心的，唯一的空间有骨细胞、血管和腐蚀腔。小梁骨主要位于长骨的两端、椎体骨和扁骨。它有巨大的空间且由相互作用的骨小梁网组成。骨骼大约由80％的皮质骨（主要位于周围骨）和20％的小梁骨组成，小梁骨主要位于中轴骨。这些成分会根据机械受力和部位的不同而变化。虽然小梁骨占骨组织总量的少数，但由于其更大的表面积使得它是更大的骨转换部位。

（二）骨重塑的细胞基础

骨骼的不断更新叫作重塑，在正常成人骨骼中，成骨细胞介导的骨形成与破骨细胞的骨吸收精确匹配，即骨形成和骨吸收紧密偶联。虽然骨骼中包含的小梁骨比皮质骨更少，然而小梁骨的骨转换比皮质骨更快，3～10倍且对骨吸收和形成的变化更敏感。此外，解剖部位的不同，如接近滑膜关节或邻近骨髓中造血组织而不是脂肪组织的部位，其骨重塑率也不同。

骨重塑是一个有序的过程，称为骨转换基本多细胞单位或骨重塑单位（BMU）。在这个循环中，骨吸收由破骨细胞的募集启动，由来源于骨内衬细胞的蛋白酶类作用于骨基质，由破骨细胞形成一个吸收坑（称为Howship陷窝）。骨吸收阶段之后是骨形成阶段。此阶段中，成骨细胞与类骨质（未矿化的骨基质）填充陷窝。这个周期中骨形成与吸收偶联对维持骨骼的完整性至关重要。重塑周期中解偶联，致使骨吸收或骨形成超过另一方会导致骨结构总体改变（骨生成或丢失）。

破骨细胞骨吸收的主要调节器包括RANK配体（肿瘤坏死因子配体家族的成员）和它已知的两个受体，RANK和骨保护素（OPG），RANK和OPG对骨吸收起相反作用。成骨细胞表面表达RANK配体（RANKL），RANKL与其同源受体RANK相互作用，促进破骨细胞分化。RANKL与成熟破骨细胞上的RANK相互作用导致破骨细胞活化和生存时间延长。OPG出现在骨微环境中，主要由成骨细胞和间质细胞分泌。OPG可阻断RANKL和RANK的相互作用，因此充当骨转换的生理学调节器。

在细胞水平，骨丢失的是破骨细胞和成骨细胞活化不平衡的结果。如果吸收和形成过程不平衡，就会导致重塑失调；这种失衡可能会为新骨重建周期启动率（激活频率）增加所扩大。绝经期后缺乏雌激素可导致重塑失衡，伴骨转换增加，绝经后的第一年重塑几乎翻倍。这种失衡可导致小梁骨进行性丢失，部分原因是破骨细胞形成增加。功能性破骨细胞形成增强似乎是促炎性细胞因子增加的结果，如白介素 - 1（IL - 1）和肿瘤坏死因子，雌激素对此呈负向调节。

二、病理生理学

骨质疏松性骨折是骨强度下降和随年龄增加跌倒发生率增加共同作用的结果。骨丢失是由于绝经后妇女雌激素缺乏，并通过与激素无关的、与年龄相关的机制（如继发性甲状旁腺功能亢进和机械负荷下降）导致的结局。绝经可能是所有骨质疏松危险因素中最重要的，且绝经后骨量流失是骨质疏松症一个最重要的原因，刚绝经时骨量丢失最快。绝经越早，风险越大。男性和女性年龄相关的骨量丢失从 30 ~ 50 岁开始。不同部位的骨丢失其发生年龄和速率不同。

虽然骨密度可预测骨强度，然而许多其他的骨特性也对骨强度有影响，这些包括骨的整体结构（形状和几何）、骨微结构（小梁和皮质）、矿化的程度和微损伤的累积以及骨转换率，均能影响骨的结构和材料特性，除骨密度外的这些特性被称为骨质量。骨重塑率的改变也能影响骨材料和结构特性。

（一）钙稳态和激素调节

除了作为支撑结构作用外，骨骼的另一个主要功能是维持钙稳态。体内超过99.9%的钙储存于骨骼内，维持正常的血钙依靠肠道钙吸收、肾的排泄和骨动员或钙摄取间的相互作用。虽然血钙水平代表小于1%的体内总供给，然而正常的血钙水平对维持正常的细胞功能是极其重要的。三种主要的激素参与血钙的平衡调节：甲状旁腺素（PTH）、1，25 - $(OH)_2D$ 和降钙素，PTH 和 1，25 - $(OH)_2D$ 是钙和骨稳态的主要调节器。PTH 作用于肾增加钙的重吸收和磷的排泄以及 1，25 - $(OH)_2D$ 的产生，也作用于骨骼，增加骨吸收，1，25 - $(OH)_2D$ 是骨吸收有效的刺激器以及肠钙（和磷）吸收更有效的刺激器，对骨矿化也是必要的，肠钙吸收可能是最重要的钙稳态途径，虽然降钙素能直接抑制破骨细胞骨吸收，而它在正常成人钙稳态中发挥次要作用。

许多反馈回路可调控血钙、PTH 和 1，25 –（OH）$_2$D 的水平，低血钙水平可直接通过刺激 PTH 释放（和合成）而刺激 1，25 –（OH）$_2$D 的合成。对 PTH 和 1，25 –（OH）$_2$D 水平增加的生理反应是逐步增加血钙水平。第二个反馈回路维持血钙在一个窄的生理范围内。扰乱这些调控机制，或者增加/减少 PTH、1，25 –（OH）$_2$D、降钙素的产生可在多种不同的疾病中出现，包括骨质疏松症。

（二）骨的机械特性

骨硬度和强度依赖两个因素：材料特性和三维结构。在简单的生物力学方面，承受的负荷超过它的强度骨将会骨折。骨强度受结构的改变、微损伤的累积、矿物质的改变和骨转换所影响。

从工程学理论看，弹性模量，也被叫作杨氏模量，是应力（负荷）和应变（变形）的比值或曲线的斜率，代表材料的硬度。韧性（在不受破坏的影响下吸收能量的能力）是曲线下面积。屈服应变的增加导致骨更坚硬。当矿物含量增加，强度（杨氏弹性模量）也增加，而应力/应变曲线下面积不增加，这与韧性减少相平行。因此骨骼不可能存在一种矿物含量状态使得强度和韧性都非常好。

大部分形式的骨质疏松症，骨丢失不是均匀分布于整个骨骼，原因尚不清楚，部分小梁骨完全吸收，导致相邻骨板连接丢失，这导致骨强度的下降和增加骨折风险。因为骨小梁重塑面积/体积比值高，骨丢失更大程度上倾向于影响这种类型的骨骼，如脊柱和髋部。微结构的变化似乎也很重要。相比于正常人，髋部骨折的患者小梁骨的特点是微结构孔隙增加且厚度减少。

三、危险因素

骨质疏松症的许多危险因素已被确定，这些被认为与其潜在的病理生理影响相关。

（一）遗传的影响

骨折的危险与骨密度（BMD）直接相关。无论任何年龄，BMD 都是所达到的峰值骨量和随后的骨丢失（绝经后和年龄相关）的综合结果。虽然遗传因素是决定峰值骨量的主要因素，最近的研究证明在胎儿期、儿童期和青春期环境影响可调节遗传决定的骨生长模式。遗传因素对于骨骼大小和组成贡献较大。比较同卵和异卵双胎结果显示超过 50% 的骨峰值由遗传因素决定，50 岁后亲属反复骨折的应高度怀疑遗传所致。遗传因素可调节骨骼发育和功能包括 CBFA1 基因和 RANK/RANKL 系统。

遗传因素成为骨质疏松症患病率种族差异的基础，髋部骨折更常发生于瘦弱的人而不是那些超重的人，低体重是髋部骨折的一个危险因素。一般来说，非裔美国人比同龄的白种人有更高的 BMD，且非裔美国人较少发生骨折。亚洲血统人比白种人有更低的骨密度和更高的骨折率。在骨质疏松症比较常见的形式中，遗传因素在调节骨骼的大小和几何形状、骨量、骨的超声特性和骨转换中发挥着重要的作用。这些表型可能受多个基因、环境因素和基因环境相互作用的综合影响。全基因组连锁研究已经发现染色体 1p36、1q21、2p21、5q33 - 35、6p11 - 12、和 11q12 - 13 位点，显示明确的或可能的与 BMD 相联系。

一些研究中，发现维生素 D 受体基因多态性与骨量相关。饮食中的钙和维生素 D 的摄入可能改变这种相关性。另一个重要的影响转录因子 Sp1 的功能基因多态性的基因被证实在 I 型胶原 α_1 基因上，这种多态性可不依赖 BMD 预测骨质疏松性骨折，可能通过其对胶原基因的调节和骨质量的影响。更罕见的是，骨质疏松症或高 BMD 可能是单一基因突变的结果，如脂蛋白受体相关的蛋白 5 基因失活突变引起骨质疏松症—假神经胶质瘤综合征，是一个与低 BMD 相关的状态。相反，高骨量综合征被同样基因的激活突变引起。

（二）营养因素

在动物中限制钙可导致低骨量。在人类，儿童钙缺乏可导致佝偻病，尽管人们可能会预测低钙摄入可能与骨质疏松症相关，但钙摄入与骨质疏松症的关系仍存在争议。钙平衡研究显示，绝经前妇女每天钙摄入超过 800 mg 能避免净骨丢失，绝经后妇女每天可能需要高达 1 500 mg。

在生长过程中，饮食中钙摄入在形成和维持峰值 BMD 中发挥作用，不同的环境和生活因素，特别是体力活动，也能调节这种影响。在成长的儿童中，补充钙可小幅度增加 BMD，但并不是呈持续状态，可能只表现为现存骨单位矿化的增加而不是 BMD 的持续增加。在许多骨质疏松症患者相关研究中，补充钙仅导致轻度抑制骨转换和获得较少的骨量。

钙不是饮食中可影响骨的唯一成分，维生素 D 对饮食钙吸收和骨矿化作用非常重要。在许多国家，维生素 D 被添加到食物中，皮肤充分暴露于紫外光下对维持正常的血钙水平也是必要的。

目前并没有充足的证据表明微量元素，像镁、锌、铜和硼对骨健康有重要影响。一些饮食，特别是那些富含大豆蛋白的饮食，是雌激素的重要来源。钠摄入对骨和钙代谢有重要影响，因为钠负荷导致肾钙排泄增加，低钠饮食可减少年龄相关的骨丢失。摄入过多的蛋白质和咖啡因可能造成骨丢失，钠、食物蛋白和咖啡因的摄入对骨健康的影响与其他环境因素影响相比可能相对较小，酒精是另一个可能非常重要的饮食成分，摄入过量可致不利影响但适度摄入可能有利。

（三）体力活动

机械力对骨骼形状和造型有强有力的影响。在细胞水平，骨细胞被嵌入个体矿化骨的陷窝，适应机械变形和负荷。早期对机械负荷的生化反应可能包括诱导前列腺素的合成，增加氧化亚氮和胰岛素样生长因子的产生，改变氨基酸转运子，且最终增加新骨形成。骨能对物理应力产生反应，推测骨骼存在一个力学稳态感应器，能感应负荷并产生反应，如严重损伤、疾病或空中飞行后的制动与迅速骨丢失相关，如果这些状况持续存在，像截瘫或偏瘫的患者，可能发生骨折，骨吸收的增加与急性制动相关。机械负荷对骨量的正面影响在运动员中可见，骨密度的增加通常是部位特异性的并且局限于承受负荷的肢体。流行病学研究发现缺少体力活动与低 BMD 和骨折相关。然而体育锻炼仅能对BMD 产生有限的改变，甚至已证明对减少骨折的意义更小。

（四）性腺功能减退症

除了更年期骨丢失外，任何与性腺功能减退症相关的状况都可能导致骨质疏松症。在较年轻群体中，导致闭经的疾病是骨丢失的主要原因，常见的原因为神经性厌食和原发性卵巢功能衰竭相关的疾病。例如，Turner 综合征和化疗、继发性卵巢功能衰竭，是垂体功能紊乱和因长期使用 GnRh 激动药引起功能性性腺功能衰退（如子宫内膜异位症的治疗），也可能与骨质疏松症相关。

（五）药物和骨质疏松症

许多药物可导致 BMD 减少且因此增加了骨折的风险。在风湿性疾病中，糖皮质激素（GC）是其中最重要的，它们的影响是依赖于剂量和疗程的。GC 通过多种途径影响骨骼，可影响骨形成和骨吸收，但最重要的作用似乎是直接抑制骨形成。在大多数情况下，骨形成的减少是由于直接影响成骨细胞谱系的细胞。成骨细胞和骨细胞凋亡增加也被认为是糖皮质激素性骨质疏松症的一个重要机制。已证明 GC 能减少成骨细胞和破骨细胞的生成率，引起成骨细胞早期死亡和减少破骨细胞的生存率。性激素产生的变化可间接导致骨形成减少。GC 增加成骨细胞 RANKL 的表达和减少 OPG 的表达，导致破骨细胞凋亡延缓。GC 的另一个作用是减少肠道钙的吸收。在一些患者中，继发性甲状旁腺机能亢进也可增加骨转换和扩大重塑空间，但这似乎是临时现象，随着长期使用 GC，骨转换实际上是减少的。抗惊厥药也可导致骨量改变和骨质疏松症的危险增加，口服的抗凝药也可以。雌激素和睾酮缺乏都可促使骨量丢失，减少性激素水平的药物也可引起骨量丢失。使用促性腺激素释放激素兴奋剂来抑制雄激素的方法现经常用来治疗复发和转移的前列腺癌，因为这能诱导医源性的雄性激素低下，使患者性功能减退，现已成为一个重要的医源性骨质疏松症的原因。同样，雌激素抑制剂（用于治疗乳腺癌）现在被认为与骨量丢失和骨折相关。相反，一些药物可能会增加骨量和减少骨折，噻嗪类利尿药可减少肾钙排泄且与 BMD 增加和髋骨骨折率减少相关。多种流行病学研究提示，他汀类药使用者髋骨骨折率比不使用者低，但前瞻性的临床研究并没有证实对骨量和骨转换有更大的作用。

（六）骨转换

高骨转换率可独立于其他危险因素如 BMD 预测骨折，这些高转换者对治疗的反应可能更好。骨重塑率能通过测量血清骨钙素和特异的碱性磷酸酶（骨形成标志物）或 I 型胶原羧基末端肽（一种胶原分解产物被用作骨吸收标志物）来评估，尿吡啶也能用于评估骨吸收。

（七）跌倒的危险因素

老年人髋部骨折发生率高，不仅因为他们较低的骨强度，也由于他们跌倒风险增加。已确定的跌倒，乃至髋部骨折的危险因素包括：平衡差、肌无力、认知障碍和服用精神药物。

第三节　跌倒与骨质疏松骨折

老年人跌倒的发生率高，后果严重，威胁老年人健康和生命，因此老年人跌倒已成为备受关注的公共卫生问题。

老年人跌倒是由内在因素和外在因素共同作用的结果，包含了生物学、心理学、社会学及环境条件等诸方面的因素。

对于存在骨质疏松症的老年人，跌倒往往意味着骨质疏松性骨折的发生。除了少数情况下脊椎可能由自身躯体重力的作用而发生椎体压缩性骨折，四肢的骨折几乎均由外伤暴力造成，对于明显骨质疏松的患者，轻微的损伤乃至平地行进中的跌倒均可诱发骨折。此种由站立位的身体重心高度跌倒时产生的低能量导致的骨折又称为"脆性骨折"，是骨质疏松症患者特有的骨折。

一、跌倒的流行病学

据国外资料报道：约有30%的65岁以上老年人平均每年会跌倒一次。有40%~50%的80岁以上老年人平均每年至少跌倒一次。而多次跌倒者占老年人群的4%左右。

国内于普林等报告，对北京市社区1 152位60岁以上老年人的整群、分层流行病学调查结果显示，跌倒的年发生率为18.0%，其中男性14.9%，女性20.1%。

8.7%的老年人因跌倒而致伤，包括软组织损伤及骨折。

我国骨质疏松症患者约6 900万人，占总人口数6%，50岁及50岁以上人群中，髋部骨折的发生率为1.9%，脊椎骨折13.3%。

2000年全球统计学资料显示，该年度髋部骨折达160万例，脊椎骨折140万例，前臂骨折170万例。84%发生于女性，16%为男性。一年内髋部骨折患者的死亡率达37.5%，预测2050年，全球女性髋部骨折将有1/2发生在亚洲地区。

二、跌倒的后果

老年人跌倒常常导致损伤，轻者软组织损伤，重者发生骨折，严重的内脏损伤罕见。

跌倒造成骨折的原因有三个方面。一方面是外力作用的方向、速度与作用力的大小；另一方面与患者本人中枢神经系统综合反应能力，平衡能力及肌肉、骨骼运动系统的协调反应能力相关；骨骼本身质量和力学强度也与是否发生骨折密切相关，如因骨质疏松，骨结构退化，机械强度明显减弱，即使在轻微外力作用下骨折发生往往也难以避免。

脆性骨折最常见的发生部位，如肱骨近端、桡骨远端、股骨近端、脊椎、踝部、第五跖骨基底部、肋骨以及髌骨。其中以髋部骨折的后果最严重，伤残率最高，甚至因系统性并发症而危及生命。

老年人一旦发生骨折常常会情绪低落、急躁、执拗、冷漠、忧虑、失去信心等消极情绪。使原有认知障碍者症状加重。虽然骨折本身并不致命，但老年人所具有的基础疾病与多系统并存症往往是造成高病死率的主要原因。据美国与新加坡分别进行大宗病例统计分析结果，髋部骨折老年患者一年内死于并发症者分别为20%和25%。骨折一年后能恢复到伤前生活活动能力者仅占25%和28%。脆性骨折被认为是骨骼功能衰竭的表现，老年人的跌倒和脆性骨折的结果又被认为是衰老的标志和后果。

三、跌倒的危险因素

跌倒发生的内在因素与老年人的健康状况密切相关。老年期尤其是高龄老年人，各系统生理功能自然衰退，如步态紊乱，步态不稳，平衡功能下降，均源于中枢神经系统及周围神经结构与功能的衰退。视力、听力的减退，肌肉力量减弱，反应速度的迟缓使老年患者从感受刺激而做出反应的能力大大减弱，失去了自我保护能力，增加了损伤、跌倒的风险。下肢无力是跌倒的一个重要危险因素，下肢无力往往与神经系统疾病、椎管狭窄、骨关节炎等病变密切相关。

老年人存在多系统并存症，心血管疾病、脑血管疾病、糖尿病、精神方面的异常、白内障、老年性耳聋以及长期服用多种药物等。上述这些生理功能衰退与多系统并存症都是导致老年人跌倒的危险因素。

从统计学分析，女性、高龄、步态异常、静态平衡异常：独居、恐惧跌倒的心理、服用多种药物及患慢性疾病等都属于跌倒的危险因素。

从并存的慢性疾病分析，又以认知障碍、痴呆、抑郁症、帕金森病、高血压、位置性低血压、脑卒中后遗症、长期失眠、白内障、糖尿病、骨关节炎、脊椎病变、跌倒恐惧症等属较常见的跌倒危险因素。

维生素 D 的缺乏（<30 ng/mL 或 <75 nmol/L）、男性的低睾酮水平以及长期的低盐状态都会增加跌倒的风险。老年人营养状况，体能与总体健康状况都与跌倒的发生与否有密切的相关性。一些药物的长期应用如镇静、安眠药、抗惊厥药、降压药、利尿剂、降糖药等也会增加跌倒风险。而且跌倒的风险与这些药物应用的剂量呈正相关性。有些对骨代谢或骨质量带来的不良影响的药物会降低骨强度，跌倒时发生骨折风险会明显增加。例如，胰岛素增敏剂罗格列酮，抗乙肝病毒药物等应用；皮质激素应用 3 个月以上，质子泵（PPI）制剂应用达五年以上将增加髋部骨折风险。

四、跌倒风险的预测

预测跌倒与脆性骨折风险有助于识别并保护骨折的危险人群。对高危个体危险因素的分析及监护可以达到降低发生骨质疏松骨折的目的。

对老年人跌倒及骨折风险的研究很多，预测方法包括量化指标和非量化指标，在应用时应结合老年人具体情况及各种风险因素进行具体分析与评估。

老年人在跌倒发生前往往表现出五方面迹象：①肌肉无力；②行走功能障碍；③每秒行走距离小于 0.6 m；④体能与生活活动能明显降低；⑤非刻意的体重丢失。这些征象对跌倒的可能发生有强烈的提示作用。独居老年人，健康状况差，生活不能自理或已发生过跌倒更是再次或多次跌倒的重要危险因素。

世界卫生组织（WHO）推荐的骨折风险预测工具（FRAX）：可用于测算未来 10 年发生髋部骨折及任何重要的骨质疏松骨折发生率。

FRAX 确定的骨折危险因素几乎涵盖了跌倒与骨折两方面的风险：①个体与遗传特点方面，年龄、性别、低骨密度、低体质指数（BMI≤19）、既往脆性骨折史、父母髋部骨折史、抽烟、过量饮酒等。②造成易跌倒的环境因素，环境、光线黯淡、路障、地毯的松动、卫生间无扶手、路面滑等。③健康状况，导致继发性骨质疏松症的疾病、类风湿关节炎、营养不良、心律失常、严重驼背、视力差、应激性尿失禁、直立性低血压、使用糖皮质激素 3 个月以上、久坐缺乏运动、行动障碍、健康状况差、以往跌倒史、维生素 D 不足（＜30 ng/mL 或 75 nmol/L）等。④精神、神经方面障碍，焦虑或易冲动、抑郁症、精神与认知障碍、药物长期应用、神经、肌肉因素、肌无力、平衡功能失调、感觉迟钝及恐惧跌倒的心理等。应用分值测算评估骨折风险的 FRAX 方法是量化测评方法，这种来自多种族群体的数据在个体应用时还应结合患者具体情况进行评估，以利做出正确决策。

五、跌倒与脆性骨折的预防

预测高危人群并加以监护与干预是预防跌倒及骨折的最重要方法。许多研究资料已经证明预防干预是降低跌倒和骨折风险的最有效措施。2009 年美国矫形外科医师学会（AAOS）实施的"骨质疏松风险患者的筛选与治疗"项目，5 年间使髋部骨折风险降低达 82%。对干预后随访人群标准化，跌倒率由干预前的 36.0% 下降到干预后 17.8%，而且人群对于跌倒的知、行状况得到改善。

由此可见预防干预对于预防老年人跌倒、骨折的重要意义。

跌倒的预防：

1. 及时治疗可能引起跌倒的各种急慢性疾病　如影响视力的白内障、骨关节炎、位置性低血压、反复发作的眩晕、帕金森综合征等。

2. 避免不适当使用药物　凡能引起跌倒的药物应不用或慎用，尽可能减少使用剂量。多种药物联合应用应请药师做出利弊权衡与正确取舍，或用其他治疗方法替代药物治疗，如心理治疗，身体锻炼等。

3. 生活方式中的防护　上下楼梯要扶扶手；转身与转动动作宜慢不宜快；使用坐式便器而不用蹲式便器；睡前少饮水，夜间利用床旁便器；清醒后不宜马上起床，站起前先坐位半分钟；避免过度饮酒；步态不稳的老年人应当使用行走辅助器，如手杖、助行器、轮椅等。其他生活辅助器如加长的鞋拔、淋浴室的扶手、淋浴用椅、防滑垫、防滑鞋、无绳电话、取物器、滑行车等。

4. 营养 老年人应保持均衡饮食，摄取足够的钙及维生素 D。老年人和绝经后的妇女每日钙摄入的推荐量为 1 000 mg，平均每日从食物中摄入钙约 400 mg，故平均每日尚宜额外补充 600 mg 钙剂。但应避免超剂量补充钙，造成增加泌尿结石与心血管疾病的风险。老年人因缺乏户外日照及维生素 D 的摄入和吸收障碍，常致维生素 D 缺乏建议每日摄取 800 ~ 1 200 IU 维生素 D，如使血清 25（OH）D 水平达到 30 ng/mL（75 nmol/L），有助于降低跌倒和骨折风险。维生素 D 不仅关系到钙的吸收，骨基质矿化，而且与肌肉力量及神经肌肉间信号传递相关。血清 25（OH）D 水平与站立及行走速度相关。维生素 D 能使肌肉 Ⅱ 型纤维增粗，体积扩大，肌力增强，据报道可降低约 22% 的跌倒风险。

5. 老年人的运动 老年人参加运动前应进行健康和体质评估，应以体能和健康状况为基础，有规律的、持之以恒的体育锻炼对老年人跌倒预防起重要作用。运动的五大要素：力量、耐力、灵活性、平衡性、协调性。老年人不可能达到兼顾，应依据安全性和可行性确立自己的运动内容与目标。每周 5 ~ 7 天，抗阻运动和耗氧运动，每天达到消耗 418 ~ 873 kJ 的运动量是有效的锻炼方法。心率一般应达到安静状态心率再增加 20 ~ 30 次/分。运动前的准备运动是防止运动损伤的重要步骤。

6. 建立更安全的适合老年人的生活环境 包括家居的设置、光线、照明、家具高矮、防滑地表、防冲撞装置、公共设施如扶手、栏杆、灯光照明亮度、斜坡、台阶、阶梯处的标志、路面的防滑、防积水等基本要求。

7. 开展对老年人预防跌倒的健康教育 对跌倒危险人群的健康教育尤为重要，使他们了解跌倒的后果、导致跌倒的各种危险因素及预防跌倒的方法。乃至进行一对一的危险分析并设计个体化跌倒预防措施。

上述诸方面如均能切实做到，老年人跌倒的风险将明显降低，骨折发生率也必定随之下降。

六、小结

1. 老年人跌倒是衰老的一个标志，跌倒是脆性骨折发生的主要原因。低能量导致的脆性骨折意味着骨结构的严重退化和骨功能的衰竭。

2. 老年人的健康状况、多种慢性疾病、精神与心理性因素、药物的应用、生活环境条件等都是老年人跌倒的危险因素。

3. 通过危险因素的分析可以发现跌倒与骨折的高危人群。对高危人群的监护与预防干预对降低跌倒及骨折发生风险将是有效的途径。

4. 高危老年人的危险因素进行具体分析并制订个体化的干预措施将能达到预防高危老年人跌倒、降低骨折发生的目的。

第七章　系统性红斑狼疮

第一节　概述

系统性红斑狼疮（SLE）是一种自身免疫介导的慢性炎症性疾病，其病因尚不清楚，它的主要特点包括：多系统器官损害及多种自身抗体的产生。正如其他的自身免疫性疾病，免疫系统会攻击机体自身的细胞和组织，导致持续的炎症反应和组织损伤。SLE 累及几乎所有的系统器官，包括皮肤、关节、肾、肺、神经系统、浆膜、消化、血液和（或）其他组织器官，临床表现复杂多变。

既往文献报道西方 SLE 的患病率为 14.6～122/10 万，中国人群中 SLE 的患病率大约是 70/10 万，女性则高达 113/10 万。SLE 通常好发于育龄妇女，女性的患病率明显高于男性，起病的高峰年龄在 15～45 岁。幼儿及老年人亦可患病，但性别差异不明显。回顾性研究结果显示，在亚太地区，SLE 患者中的女性比例为 83%～97%，平均发病年龄为 25.7～34.5 岁。SLE 的病程常常多变且难以预料，稳定期和复发期常常交替出现。SLE 的发病有一定的家族聚集倾向，10%～12% 的 SLE 患者中有患 SLE 的一级亲属，SLE 患者的所有一级亲属中约 3% 发病，单卵双生子同时患病的机会为 25%～70%，明显高于双卵双生子（1%～3%）。

第二节　病因与发病机制

一、病因

目前研究认为，SLE 的发病是多种遗传因素、性激素等内源性因素与外源性因素如感染、紫外线、化学、药物等复杂的多层次的相互作用的结果。

通常认为具有遗传背景的个体在环境、性激素及感染等因素的共同作用或参与下引起机体免疫功能异常、诱导 T 细胞及 B 细胞异常分化、自身抗体产生、免疫复合物形成及其在各组织的沉积，导致系统性红斑狼疮的发生和进展。

1. 内源性因素

（1）遗传易患性。目前研究表明，多种基因与 SLE 的易患性有关，如 HLA - DR2 和 HLA - DR3 分子及其各亚型与 SLE 的发病显著相关；纯合补体 C4a 遗传缺陷与 SLE 发病的风险相关；此外，SLE 还与补体 C1q，C1r，C1s 和 C2 缺陷具有一定的相关性。

SLE 不是单一基因的遗传病，而是多基因相互作用的结果。隶属于 SLE 易患基因的范围很广，包括参与核抗原免疫耐受机制的基因；参与免疫调节、免疫应答的基因以及包括参与免疫效应造成组织损伤的基因等。除了经典的主要组织相容性复合体 I 型和 II 型基因外，补体基因和免疫应答其他方面的基因都参与了 SLE 的发病。最近，全基因组关联研究（GWAS）通过筛选数以百万的单个核苷酸多态性（SNP）发现并验证了数十个与 SLE 相关的易患基因，如 FcRγ、C4、C1q、IRF5、STAT4、TLR7、BANK、BLK、ITGAM、TNFAIP3 等。这些非 MHC 遗传位点大都位于 3 条主要的免疫通路中：凋亡细胞和免疫复合物清除的缺陷；以 Toll 样受体（TLR）和 I 型干扰素（IFN）为代表的先天免疫的异常激活；T 淋巴细胞及 B 淋巴细胞的异常活化。一些遗传多态性还与靶器官损伤的易患性有关。此外，由于女性具有 2 条 X 染色体，且核型 XXY 的男性 SLE 的患病率显著提高，提示 SLE 的发病性别倾向可能与 X 染色体有关。目前的研究显示，X 染色体上存在 SLE 的易患基因。

（2）性激素。SLE 好发于育龄妇女，女性发病率显著高于男性，提示雌激素与 SLE 发病有关。同时育龄妇女发病高于儿童和老年妇女，妊娠期和哺乳期常出现病情加重。SLE 患者体内雌性激素水平升高，雄性激素降低。这些现象提示性激素参与 SLE 的发病。然而，在 SLE 患者中女性激素浓度与疾病活动度之间并未发现明确的相关性，提示这其中遗传和环境因素的作用非常复杂。

2. 外源性因素　遗传因素提供了 SLE 易患背景，但是 SLE 的发生或病情活动可能与环境或其他外源性刺激有关。其中，感染是重要影响因素之一。感染可通过分子模拟和影响免疫调节功能而诱导特异性免疫应答，EBV 病毒感染可以诱发 SLE 活动。紫外线照射是另一个重要的环境因素，SLE 患者暴露于紫外线后可能出现疾病活动，可能的机制是 DNA 暴露于紫外线后胸腺嘧啶二聚体增多，使 DNA 具有更强的免疫原性，同时紫外线照射可以诱导凋亡。其他可能的环境因素如饮食因素、化学物质和药物都有可能促发疾病。

二、发病机制

SLE 的发病机制极为复杂，远未阐明，包括免疫耐受缺损、淋巴细胞凋亡障碍、T 细胞和 B 细胞以及 NK 细胞等功能调节障碍、补体缺陷、免疫复合物清除障碍、细胞因子分泌调节障碍等。几乎免疫系统的所有成分都参与了自身免疫和组织病理，因此，SLE 又被称为自身免疫病的原型。

由于遗传、性别和环境因素等影响抗原递呈和免疫应答，造成 SLE 易患性不同，具有足量易患因素的个体因其免疫系统的异常可以发展为持续存在的抗原表达，随后活化 T 淋巴细胞及 B 淋巴细胞，并分泌自身抗体，大量致病性自身抗体和免疫复合物的形成导致组织损伤，出现 SLE 的各种临床症状。致病性自身抗体针对包括核小体、双链 DNA、Ro、NR2、红细胞带 3 蛋白及磷脂等在内的不同抗原的抗体亚群，通常为 IgG 型且能结合补体，致病性自身抗体的产生可以在 SLE 临床症状出现前数年发生。

B 细胞的激活在其免疫发病机制中起重要作用。在 SLE 患者体内发现浆细胞、成熟 B 细胞及记忆性 B 细胞增多，初始 B 细胞减少，同时 B 细胞凋亡的诱导和调节存在缺陷。CR2 通路异常可能是 B 细胞过度活化的一个重要原因，CR2 是包括 CD21、CD19 和 CD81 在内的细胞表面多聚体，细胞表面分子交联造成信号应答增强以及抑制信号通路的活性降低，促进了 B 细胞活化。此外，B 细胞的异常还包括其细胞因子的产生增多，并对细胞因子反应增强。

T 细胞在 SLE 发病中作用也越来越受到重视，SLE 患者体内存在多种 T 细胞异常现象，如 T 辅助细胞增多，外周血中表达激活标志（如 IL－2R、DR、DP1、Fas）的 T 淋巴细胞增多，血清 IL－2、SIL－2R 及 IFN－α 水平增高，$CD4^+$、$CD25^+$、$Foxp3^+$，调节性 T 细胞和 $CD8^+$ 抑制性 T 细胞数量及功能缺陷等。T 细胞功能异常的主要特征是辅助性细胞活性过强和调节性/抑制性 T 细胞活性减弱。SLE 患者体内还存在细胞因子网络的失衡，如 IFN – α、IFN – γ、IL – 6 和 IL – 10 水平增高，IL – 2 和 TGF – β 降低等。

当具有产生致病性自身抗体和免疫复合物的能力并伴随调节机制的异常时，疾病持续进展。在健康个体，自身高反应性 B 淋巴细胞和 T 淋巴细胞可以经由免疫耐受被清除或抑制。而 SLE 患者存在免疫耐受缺陷、免疫复合物清除缺陷、调节性 T 细胞功能降低、凋亡缺陷等。凋亡细胞和免疫复合物清除的缺陷可以活化免疫细胞表面和内部的 Fc 受体或 TLR 受体，激活以 I 型干扰素为代表的先天免疫系统，导致免疫调节的异常，参与 SLE 的发病。免疫耐受的打破、抗原负荷的增加、T 细胞的过度活化、B 细胞抑制的缺失、长效自身免疫性记忆细胞和浆细胞的持续存在，导致 B 细胞的过度活化及病理性自身抗体的持续产生。最终的结果是致病性自身抗体的合成与调控失衡，免疫复合物沉积并激活补体等途径造成组织损伤。多种机制参与了靶器官的损伤。自身抗体沉积触发补体活化或激活相关受体，导致局部组织的炎症。由于不同器官的细胞免疫反应不尽相同，不同个体的易患性也相差甚远，所以不同 SLE 患者的靶器官受累范围和严重程度差异很大。

第三节　临床表现

SLE 临床表现复杂多样，累及几乎所有的器官系统，自然病程多表现为病情的加重和缓解相互交替，病程迁延反复。多数患者早期表现为非特异的全身症状，开始仅累及 1~2 个系统，部分患者可以长期稳定在亚临床状态或轻型狼疮，少数患者突然出现病情短期内加重，甚至危及生命。更多数患者是逐渐出现多系统损害；也有少数患者起病即累及多个系统，表现为重症狼疮。感染、日晒、药物、精神创伤、手术等多种因素均可诱发或加重 SLE 病情，并造成诊断困难。

1. 全身症状　发热是 SLE 常见的全身表现，发热程度不一，可以从低热到高热，发热是 SLE 活动的表现，通常对糖皮质激素治疗反应良好，但应除外感染因素，尤其是在激素及免疫抑制治疗中出现的发热，更需警惕。在感染不能完全排除情况下，激素治疗应当慎重。其他全身症状包括疲乏、消瘦等，疲乏是常见但容易被忽视的症状，常是狼疮活动的先兆。

2. 皮肤和黏膜病变　在鼻梁和双颧颊部呈蝶形分布的红斑是 SLE 特征性的改变，称为蝶形红斑，常急性起病，光照可使红斑加重或诱发红斑。治疗后可以完全消退而不留痕迹，也可出现色素沉着或不同程度的毛细血管扩张。SLE 特征性皮肤损害还包括深部狼疮，又称狼疮性脂膜炎，为伴或不伴表面皮肤损害的硬结样病变，结节由血管周围单核细胞浸润和脂膜炎引起，常伴疼痛，表现为伴单核细胞浸润的透明脂肪坏死及淋巴细胞性血管炎。

盘状红斑狼疮是 SLE 的慢性皮肤损害，见于约 25% 的 SLE 患者，可以不伴其他 SLE 临床症状，病情通常较轻，有 5%～10% 的盘状红斑狼疮可发展为系统性红斑狼疮。盘状皮损红斑狼疮特征为散在红色、轻度浸润性斑块，表面覆有鳞屑，多见于面部、颈部、头皮，皮损愈合后可留有中央凹陷性瘢痕、萎缩、毛细血管扩张及色素沉着。

SLE 患者急性皮肤损害还包括全身红斑和大疱性病变。手足掌面大小鱼际、指端及甲周红斑、结节性红斑、脂膜炎、网状青斑、毛细血管扩张等皮肤损害也常见。此外部分 SLE 患者有雷诺现象。其他皮肤损害尚有光过敏、脱发等，狼疮性脱发的特征是毛发稀疏，容易断裂，与疾病活动性相关。光过敏指 SLE 患者受日光或紫外线照射后出现暴露部位皮疹，或出现原有的皮疹颜色变红，加重伴灼热、瘙痒或刺痛，皮损的严重程度与照射光的强度、距离及照射时间成正比。

黏膜受累也是 SLE 常见的临床表现，全身黏膜均可累及，口腔是最常见的受累部位，鼻部溃疡也有报道。SLE 的口腔溃疡通常为无痛性，可以是 SLE 的首发症状。

3. 骨骼肌肉关节系统病变　肌肉和关节骨骼系统是 SLE 最常见累及的系统，53%～95% 的患者有骨骼肌肉关节的症状。骨骼肌肉关节的症状往往是 SLE 就诊的首发症状，关节痛及关节肿胀是主要临床特征，常伴晨僵。几乎全身的关节均可累及，最易受累的是手近端指间关节，而膝、足、距小腿、腕关节均可累及。关节肿痛多呈对称性，有时与类风湿关节炎（RA）难以鉴别。部分患者出现 Jaccoud 关节病，表现为可逆性关节半脱位。典型的 SLE 关节病变是非侵蚀性的。仅少数 SLE 患者可出现骨侵蚀，发展为类风湿关节炎样的侵蚀性关节炎。外周血清中类风湿因子可呈阳性，但一般滴度较低，X 线表现主要为软组织肿胀，皮质下囊性骨损等，但典型的类似于类风湿关节炎的侵蚀性改变罕见。SLE 的滑膜炎为轻到中等度炎症。SLE 患者滑膜病理检查发现，滑膜的病理变化是非特异性的，包括滑膜增生，滑膜表面纤维蛋白沉积，血管周围炎症细胞浸润等，病变特征难以与 RA 相鉴别，但一般无骨和软骨的明显破坏。自发性肌腱断裂是 SLE 少见的并发症，通常与男性、创伤、激素治疗和长病程有关。长期激素治疗的 SLE 患者出现单个关节症状时，应排除化脓性关节炎，关节腔穿刺及滑液培养有助于鉴别。

肌肉酸痛、无力是 SLE 的常见症状，少数患者可有肌酶谱的增高。临床表现可与多发性肌炎相似，多见于活动性 SLE。肌肉病变主要累及四肢近端肌肉，表现为肌痛及肌肉压痛。SLE 相关性肌炎其临床表现一般较原发性多肌炎为轻，对激素的反应也较好。但对于长期服用糖皮质激素的患者，肌无力加重伴或不伴肌酶升高时应除外激素所致的肌病。

缺血性骨坏死是 SLE 患者致残的主要原因，可发生于全身多个部位，通常多见于负重关节，尤其是股骨头，其他如肱骨头、距骨、肩关节等也可累及，但不易诊断。缺血性骨坏死在 SLE 的发生率 5% ~ 10%，对患者的生活质量影响严重。引起骨坏死的机制可能为供应骨髓的血供受阻。其发生可能与雷诺现象、血管炎、脂肪、激素的应用、抗磷脂综合征等有关，特别是长期应用较大剂量的激素与缺血性骨坏死的发生关系十分密切。X 线检查是诊断缺血性骨坏死最简单、最常用的方法，但不太敏感，不能发现早期的缺血性骨坏死。磁共振（MRI）是早期诊断缺血性骨坏死较理想的方法。SLE 患者在激素治疗过程中出现骨关节（尤其是髋关节）疼痛，而常规 X 线检查为正常时，应及时做 MRI 检查。

4. 肾病变 SLE 肾损害又称狼疮性肾炎（LN），临床表现轻重不一，从单纯的尿液检查异常到典型的肾炎或肾病综合征，直到终末期肾衰竭。狼疮性肾炎主要临床表现为蛋白尿、血尿、管型尿、白细胞尿、低比重尿、水肿、血压增高、血尿素氮和肌酐增高等，最主要的表现是不同程度的蛋白尿。镜下血尿也常见，肉眼血尿则少见。肾小管也常受损，表现为小管功能异常或间质性肾炎。小管间质改变包括间质炎症细胞浸润，小管萎缩和间质纤维化。小管间质累及的严重程度与肾预后相关。个别患者小管间质病变可以是狼疮性肾炎的唯一表现。

有50%～70%的SLE患者有典型的肾累及临床表现，LN是SLE发病和住院的主要原因，LN相关的肾衰竭是SLE的主要死亡原因之一。

LN的主要致病机制是免疫复合物沉积和原位免疫复合物形成，免疫复合物主要由DNA和抗DNA抗体构成，可能还包括核小体、染色质、层粘连蛋白、C1q、Ro（SSA）及泛素和核糖体的聚合物等。此外，补体异常激活，自身抗体直接作用，T细胞介导的异常免疫反应也参与了LN的发病。

（1）肾病变的病理分型：LN的病理分型对于预后的估计和治疗方案的确立具有积极意义。通常Ⅰ型和Ⅱ型的LN预后较好，Ⅳ型和Ⅵ型的预后较差。但LN患者的病理类型不是一成不变的，Ⅰ型和Ⅱ型有可能转变成较差的类型，而Ⅳ型LN在积极治疗后也可以预后良好。由于肾活检病理分型对治疗的指导意义重大，对有肾累及的狼疮患者应及时行肾穿刺以明确狼疮肾炎的病理类型。

目前广泛使用的是国际肾病学会/肾病理学会（ISN/RPS）在2003年提出的狼疮性肾炎病理分型标准，见表7-1。

表7-1　国际肾病学会/肾病理学会（ISN/RPS）2003年狼疮性肾炎病理分型

WHO 分型		
Ⅰ型	微小系膜型 LN	光镜正常，但免疫荧光和电镜可见系膜区免疫复合物沉积
Ⅱ型	系膜增殖型 LN	光镜下单纯的系膜区细胞或基质增殖，伴系膜区免疫复合物沉积；免疫荧光或电镜可有少量上皮下或内皮下沉积，但光镜下上述区域无异常发现
Ⅲ型	局灶型 LN	活动性或非活动性局灶性、节段性或球性血管内皮或毛细血管外肾小球肾炎（<50%的小球受累），通常伴有局灶性内皮下免疫复合物沉积，伴或不伴系膜改变
	Ⅲ（A）	活动性病变：局灶增殖性 LN
	Ⅲ（A/C）	活动性＋慢性病变：局灶增殖性＋硬化性 LN
	Ⅲ（C）	慢性非活动性病变伴肾小球瘢痕：局灶硬化性 LN

WHO 分型		
Ⅳ型	弥漫型 LN	活动性或非活动性之弥漫性，节段性或球性血管内皮或毛细血管外肾小球肾炎（＞50% 的小球受累），通常伴有弥漫性内皮下免疫复合物沉积，伴或不伴系膜改变。其中弥漫节段性 LN（Ⅳ－S）是指有≥50% 的小球存在节段性病变，节段性是指＜1/2 的小球区域存在病变；弥漫性球性 LN（Ⅳ－G）是指≥50% 的小球存在球性病变，包括弥漫的"线圈"而无或少有肾小球增殖改变者
	Ⅳ－S（A）	活动性病变：弥漫性节段性增殖性 LN
	Ⅳ－G（A）	活动性病变：弥漫性球性增殖性 LN
	Ⅳ－S（A/C）	活动性＋慢性病变：弥漫性节段性增殖性＋硬化性 LN
	Ⅳ－G（A/C）	活动性＋慢性病变：弥漫性球性增殖性＋硬化性 LN
	Ⅳ－S（C）	慢性非活动性病变伴肾小球瘢痕：弥漫性节段性硬化性 LN
	Ⅳ－G（C）	慢性非活动性病变伴肾小球瘢痕：弥漫性球性硬化性 LN
Ⅴ型	膜型 LN	光镜及免疫荧光或电镜下见球性或节段性上皮下免疫复合物沉积或与之相关的形态学变化，可伴或不伴系膜改变。Ⅴ型 LN 可合并于Ⅲ型或Ⅳ型 LN，应予分别诊断；Ⅴ型 LN 可有进展性硬化性病变
Ⅵ型	晚期的硬化型 LN	≥90% 的小球表现为球性硬化，且不伴残余的活动性病变
应列出小管萎缩、间质炎症和纤维化的程度（轻、中、重），以及动脉硬化或其他血管病变的程度		

　　（2）活动性损害和慢性损害：对肾活检标本，除了进行病理分型外，同时应当评估活动性损害和慢性损害指数。目前多应用奥辛等人于 1984 年提出的计分方法，见表 7－2。活动性指数超过 12 分是进展为终末期肾衰竭的危险信号。

表 7-2 肾活检活动性和慢性损害指数

活动性指数	
肾小球增殖性病变	节段性或全小球性毛细血管内细胞增多，毛细血管襻循环容量减少[1]
白细胞渗出	≥3 个多形核白细胞/肾小球[1]
核碎裂/纤维素样坏死（计分时 ×2）	核碎裂指细胞核固缩或碎裂。纤维素样坏死指伴有固缩毛细血管的无定形、嗜酸性、无胞质的残骸[2]
细胞性新月体（计分时 ×2）	毛细血管外上皮细胞增生及巨噬细胞浸润引起大于 1/4 的鲍曼囊超过 2 层细胞[2]
透明性沉积	线圈样损害：嗜酸性物质沿毛细血管襻在管腔内均匀沉积。透明栓子：更多的球状、PAS 阳性的物质阻塞整个毛细血管管腔[1]
间质炎症	单个核细胞（淋巴细胞、浆细胞、巨噬细胞）在肾小管及间质浸润[1]
慢性损害	
肾小球硬化	肾小球毛细血管萎陷伴系膜基质固化膨胀[2]
纤维性新月体	鲍曼囊结构为纤维性组织替代他[2]
肾小管萎缩	肾小管基底膜增厚，伴或不伴小管上皮细胞蜕变，可见分隔开的残余小管[1]
间质纤维化	肾小球及肾小管周围纤维组织沉积[1]

注：①计分 0~3，分别为无、轻、中、重度病变。②计分 0~3，分别为肾小球受累范围为无，<25%，25%~50%，>50%。

（3）肾炎活动性监测：LN 往往反复发作，但 SLE 患者的自觉症状通常不明显，因此，需要密切监测肾炎的活动性。虽然血清肌酐检测对肾炎活动性的敏感性不高，但仍可作为了解肾小球滤过率的监测指标。24 小时尿蛋白定量是临床上比较方便的指标，其严重程度可以代表肾小球毛细血管襻的受损程度。尿蛋白逐渐下降提示病情好转，迅速升高则提示疾病活动，但其受影响因素较多，通常连续监测其变化趋势更有意义。抗 ds-DNA 抗体和补体 C3 及 C4 水平对监测 LN 活动性具有一定意义。

5. 血液系统病变 血液系统异常在 SLE 中很常见，包括贫血、白细胞减少、血小板减少以及凝血系统异常。白细胞减少可能由疾病本身造成，也可能是治疗药物的不良反应。部分患者有淋巴结肿大和（或）脾大，有时需要进行淋巴结活检排除其他疾病。

SLE 患者在病程中多数可发生不同程度的贫血，有报道其贫血的发生率可高达 73% ~90%，一般为中等度贫血，少数表现为重度贫血。根据贫血发生的机制可分为两大类：即免疫性贫血和非免疫性贫血，前者包括自身免疫性溶血性贫血、再生障碍性贫血，后者包括慢性病性贫血、肾病变所致贫血以及缺铁性贫血。

自身免疫性溶血性贫血一般起病渐进，偶尔可出现溶血危象，抗人球蛋白试验（Coombs 试验）阳性，网织红细胞增高。其症状取决于贫血的程度，可表现头晕、乏力、发热、黄疸、尿色深黄、脾大。当发生急性溶血时可有发热、恶心、呕吐、腰痛及血红蛋白尿。由冷抗体引起的冷凝集素综合征主要表现遇冷时耳郭、鼻尖、指（趾）发绀，加温后迅速消失。此外冷抗体尚可引起阵发性冷性血红蛋白尿，但临床上罕见。

SLE 并发再生障碍性贫血并不多见，多数考虑药物因素导致，但也有少数报道认为系 SLE 本身疾病所致。慢性病性贫血发病机制不清，可能是慢性炎症刺激下单核巨噬细胞系统增生，活性增强，导致红细胞破坏增多，寿命缩短；单核巨噬细胞系统中铁释放异常，造成缺铁。

白细胞减少不仅常见，而且是病情活动的证据之一。粒细胞减少可能与血中抗粒细胞抗体和免疫复合物在粒细胞表面沉积有关。轻至中度粒细胞减少可无症状或表现为乏力、头晕，如发生粒细胞缺乏则常合并感染，以呼吸道最多见，重者可发展成败血症。淋巴细胞减少常见，往往提示与疾病的活动有关，可能与抗淋巴细胞抗体、淋巴细胞亚型比例的异常及淋巴细胞功能异常有关。SLE 患者有时出现白细胞升高，通常是并发感染或是应用糖皮质激素所致。

SLE 并发血小板减少最常见的原因是免疫介导的血小板破坏，可检测到抗血小板抗体阳性。重度血小板减少也不少见。血小板减少性紫癜可以是 SLE 的首发症状，甚至在其他症状出现前多年发生。高滴度抗核抗体阳性或抗 SSA/Ro 抗体阳性提示潜在 SLE 的可能。临床表现取决于血小板数量，如血小板计数低于 $50 \times 10^9/L$，可能出现皮肤散在瘀点、牙龈出血、鼻出血，在女性可表现为月经量增多；如血小板计数低于 $20 \times 10^9/L$，可有较明显出血倾向，或胃肠道、泌尿道出血，一旦并发脑内出血，往往危及生命。血栓性血小板减少性紫癜并不常见，临床表现为发热、血小板减少性紫癜、微血管病性溶血性贫血、神经系统损害和肾损害，治疗主要应用糖皮质激素及血浆置换。

SLE 患者由于其体内存在抗磷脂抗体和循环免疫复合物及抗 DNA 抗体而易致凝血异常，主要表现为血栓形成。少数 SLE 患者体内存在循环抗凝物质，可引起明显的出血，但临床十分少见。此外 SLE 患者偶见凝血酶原的缺乏，临床上有明显的出血倾向。

6. 心血管系统病变　SLE 心脏病变包括心包炎、心肌炎、心内膜及瓣膜病变等，可由于疾病本身，也可能为长期服用糖皮质激素治疗所导致。临床表现有胸闷、胸痛、心悸、心脏扩大、充血性心力衰竭、心律失常、心脏杂音等。多数情况下 SLE 的心肌损害不太严重，但是在重症的 SLE，可伴有心功能不全，为预后不良指征。

急性渗出性心包炎是 SLE 多浆膜腔炎症的一种表现，可单独出现，亦可同时伴有胸膜炎，是 SLE 最常见的心血管表现。临床表现为呼吸困难、胸骨后疼痛、心包积液，多见于 SLE 病变活动期。心包积液量常呈少量至中等，通常为渗出性，蛋白含量高，糖含量正常，白细胞增多以多核细胞为多，亦有单核细胞。SLE 原发性心肌受累者不多见，患者可有心悸，呼吸困难，心脏呈弥漫性扩大，伴有心前区杂音、奔马律及各种心律失常，心力衰竭。SLE 伴急性心肌炎者须用激素治疗以缓解症状，多数患者对泼尼松的治疗反应较佳，临床表现为奔马律消失，心力衰竭明显改善。

SLE 的瓣膜病变，最具有特征性的是"非典型性疣状心内膜炎"。表现为在心内膜上有多个直径 1~4 mm 的疣状赘生物，多见于瓣膜两侧表面及游离缘、瓣叶交界处及瓣环上，很少附着在腱索、乳头肌或心房心室壁的内膜上。疣状赘生物系由增殖和蜕变的细胞构成，含有纤维蛋白、纤维组织、血小板血栓及苏木素小体。受累瓣叶上有肉芽肿组织、纤维素及局灶性坏死，可见淋巴细胞及浆细胞，最常见于二尖瓣后叶的心室侧。通常疣状心内膜炎不引起临床症状，但可以脱落引起栓塞或并发感染性心内膜炎。

SLE 可以出现冠状动脉受累，表现为心绞痛和心电图 ST - T 改变，甚至出现急性心肌梗死，其发病率近年来逐渐增高，曾有女性患者 <35 岁患急性

心肌梗死的报道。除 SLE 相关的冠状动脉炎外，长期使用糖皮质激素加速动脉粥样硬化和抗磷脂抗体导致动脉血栓形成，也可能是冠状动脉病变的重要原因。高血压在 SLE 患者中也常见，多数与 SLE 对肾的损害及激素治疗有关。少数情况下是同时有原发性高血压。长期高血压可导致心肌肥厚，造成充血性心力衰竭。

SLE 患者的传导系统异常并非少见，心电图可表现为房室传导阻滞、束支传导阻滞及房性期前收缩等。抗 Ro/SSA 及抗 La/SSB 抗体可能与新生儿狼疮综合征的先天性完全性传导阻滞有关。

7. 呼吸系统病变　肺和胸膜受累约占 50%，胸膜炎和胸腔积液是 SLE 常见的表现，是最常见的呼吸系统症状，有时可以是 SLE 首发症状。胸腔积液常为渗出液，临床表现为胸痛，呼吸困难和咳嗽，积液通常为双侧均匀分布，但有时也可出现在单侧。

急性狼疮性肺炎并不常见，临床表现为咳嗽、呼吸困难、低氧血症和发热。影像学表现为肺部浸润，可为单侧或双侧，组织学检查包括肺泡壁损伤和坏死、炎症细胞浸润、水肿、出血及透明膜形成，也可出现微血管炎。SLE 并发弥漫性出血性肺泡炎病死率极高，多见于高度活动的 SLE 患者，出血量从少量到大量、慢性到急性致命性不等，慢性少量出血者临床可以没有咯血，仅在 X 线上表现为弥漫性肺泡浸润，甚至纤维化，很难诊断，短期内血细胞比容和血红蛋白下降可以是重要指标。病理改变主要为弥漫性肺泡内出血伴大量红细胞、含铁血黄素的巨噬细胞，以及肺泡间隔增厚透明膜形成，Ⅱ型肺泡上皮细胞增生。

SLE 还可出现肺动脉高压、肺梗死、肺萎缩综合征。后者表现为肺容积的缩小，横膈上抬，盘状肺不张，呼吸肌功能障碍，而无肺实质、肺血管的受累，也无全身性肌无力、肌炎、血管炎的表现。

SLE 相关肺间质性病变急性和亚急性期主要表现为肺间质毛玻璃样改变，慢性期主要表现为慢性肺间质纤维化，临床症状为活动后气促、干咳、低氧血症，肺功能检查常显示弥散功能下降。组织学表现不具有特异性，可见不同程度的慢性炎症细胞浸润，支气管周围淋巴组织增生，间质纤维化和Ⅱ型肺泡细胞增殖。少数病情危重者、伴有肺动脉高压者或血管炎累及支气管黏膜者可出现咯血。肺 HRCT 是检测肺间质改变的有效手段，可发现有肺小叶间隔增厚、毛玻璃样改变、蜂窝肺样改变等不同程度的病变。

8. 神经系统病变　SLE 可以累及中枢和外周神经系统，又称神经精神狼疮（NPSLE）。脑血管炎是病变的基础。NPSLE 临床表现多种多样，ACR 在 1999 年总结了 SLE 患者的各种神经精神症状，归为共计 19 种临床表现，包括中枢神经系统的无菌性脑膜炎、脑血管病、脱髓鞘综合征、头痛（包括偏头痛和良性颅内高压）、运动失调（舞蹈症）、脊髓病、癫痫发作、急性精神错乱状态、焦虑、认知障碍、情绪失调、精神病等 12 种表现，以及周围神经系统的急性炎性脱髓鞘性多神经根病（Guillain - barre 综合征）、自主神经系统功能紊乱、单神经病变（单发或多发）、重症肌无力、脑神经病变、神经丛病变、多发性神经病变等 7 种表现。已经发现多种自身抗体与 NPSLE 发病相关，包括抗神经元抗体、抗神经节苷脂抗体、抗核糖体 P 蛋白抗体等，多与弥漫性高级皮质功能障碍相关表现有关。另一类重要的自身抗体是抗磷脂抗体、抗 β_2 糖蛋白抗体等，可通过诱发凝血系统功能异常，导致微血管病变、脑血栓形成、出血等中枢神经系统表现，在治疗上应有所侧重。横贯性脊髓炎在 SLE 中并不多见，临床表现为出现感觉平面、截瘫、括约肌功能障碍、病理征阳性等。

约 40% 的 SLE 患者在发病初期或初次诊断 SLE 时即有神经精神症状。重症 NPSLE 是 SLE 患者死亡的重要原因之一，临床表现包括脑血管意外、昏迷、癫痫持续状态等。NPSLE 的临床表现并无特征性，除 SLE 外，其他因素如脑内感染、药物、高血压、代谢性因素均可有相似的表现，因此，在确诊前必须排除这些原因。脑脊液检查在 NPSLE 中并无特征性改变，但对排除颅内感染十分必要。此外，脑电图、影像学（尤其是 MRI 检查）也有助于诊断 NPSLE。

9. 消化系统病变　有 25%～40% 的 SLE 患者出现消化系统症状，临床表现包括厌食、恶心、呕吐、腹痛、腹泻或便秘，其中以腹泻较常见，慢性腹泻可以是 SLE 患者主诉，可伴有蛋白丢失性肠病，并引起低蛋白血症。但这些症状也常与药物有关，水杨酸盐、非甾体抗炎药、抗疟药、皮质激素和细胞毒药物均可诱发，应注意鉴别。

活动期 SLE 可出现肠系膜血管炎，其表现包括上消化道出血、便血、腹腔积液、麻痹性肠梗阻，腹膜受累时有浆膜炎、粘连或自发性出血等。临床上以腹痛、腹腔积液及急腹症为主要表现，有时甚至被误诊为胃穿孔、肠梗阻而手术探查。SLE 并发肠系膜血管炎患者不及时诊断、治疗，可致肠坏死、穿孔，造成严重后果，通常需增加糖皮质激素剂量以控制病情，其病理基础是血管炎，累及上消化道及结肠和小肠的黏膜下血管和（或）肠系膜大小血管，甚至小动脉，可类似结节性多动脉炎。肠系膜血管炎患者偶尔可出现肠系膜血栓和梗死的急性表现，多与抗磷脂抗体有关。SLE 引起的浆膜炎、胰腺炎或胃肠血管炎多数不一定要手术治疗，同时由于治疗肠系膜血管炎糖皮质激素需要量较大，贸然进行手术治疗往往造成术后恢复困难。腹部手术，尤其是急诊手术对病变活动期及使用激素中的患者来说，并发症和伤残率均高于对照。但对出血难止及梗死穿孔等情况需及时手术以挽救生命，如肠梗死或穿孔。有时这些症状往往会被疾病本身或激素作用所掩盖，以致错失手术时机导致死亡。当 SLE 有明显的全身病情活动，同时伴有胃肠道症状和腹部压痛和（或）反跳痛，在除外感染、电解质紊乱、药物、并发其他急腹症等因素后，应考虑本病。腹部 CT 可表现为小肠壁增厚伴水肿，肠襻扩张伴肠系膜血管强化等间接征象。

SLE 相关胰腺炎并不多见，由血管炎和血栓的形成引起，但应注意有时淀粉酶升高可能与治疗药物，如激素有关。SLE 相关胰腺炎多有其他系统累及，对增加激素用量通常有良好反应。SLE 患者还常见谷丙转氨酶增高，血清白蛋白水平降低、球蛋白水平及血脂水平升高等，严重肝功能损害少见。SLE 食管受累少见，临床表现包括蠕动减少和吞咽困难等，可能与雷诺现象和抗核糖体蛋白抗体有关。

10. 眼部　SLE 患者出现眼部受累比较普遍，常见于急性活动期，常同时伴有其他系统的活动性损害。眼部受累以视网膜为主，少数视力障碍。视网膜病变主要是棉絮状白斑及视网膜内层出血，常伴有视盘水肿及其周围附近的视网膜水肿，视网膜静脉充盈迂曲扩张。当患者存在高血压时，尚可伴有高血压视网膜病变。

视网膜血管阻塞性疾病是 SLE 视力下降的重要原因，甚至导致失明。视网膜中央动脉或其分支可发生阻塞，最常见的是多个动脉阻塞的多灶性病变，眼底荧光血管造影显示视网膜毛细血管广泛无灌注区，受累动脉管径变细，形成无灌注的白色区。视网膜中央静脉或其分支也可发生阻塞，但较少见。严重的视网膜血管阻塞，常与 NPSLE 密切相关，可能与狼疮抗凝物、抗磷脂抗体、抗神经元抗体等自身抗体有关，这可能是两者发病的共同基础。

其他眼部受累包括结膜炎、葡萄膜炎、眼底改变、视神经病变等。眼底改变包括出血、视盘水肿、视网膜渗出等，视神经病变可以导致突然失明。此外，眼眶炎症可引起眼球突出、眼睑水肿、结膜充血及水肿以及眼球运动受限。

第四节　实验室检查

1. 常规检查　活动期 SLE 可出现血细胞异常，包括血小板减少、白细胞减少及血红蛋白下降。尿蛋白阳性、红细胞尿、脓尿、管型尿等提示肾受累。血细胞沉降率（ESR）的增快多出现在狼疮活动期，稳定期狼疮患者的血沉大多正常或仅轻度升高。由于 ESR 监测方便，敏感性较高，通常将其作为临床上评估 SLE 活动性的指标之一。但应注意，ESR 受影响因素众多，特异性差，其他多种情况，如感染、女性经期及妊娠、组织损伤、恶性肿瘤等，均可有 ESR 升高。故 SLE 患者的 ESR 升高应考虑有无其他因素干扰。有时 SLE 活动时，ESR 也可正常。血清 C 反应蛋白（CRP）水平通常正常，并发关节炎患者可升高，当 CRP 水平明显升高时，应注意 SLE 并发感染的可能性。SLE 患者常有免疫球蛋白升高，通常为多克隆性，γ 球蛋白的升高较为显著。补体 C3 及 C4 水平与 SLE 活动性呈负相关，有助于 SLE 的诊断，同时可作为判断疾病活动性的监测指标之一。

2. 自身抗体　系统性红斑狼疮的特征是 B 细胞高度活化并产生大量的自身抗体，最终导致组织损害。在临床诊断 SLE 多年前就可出现自身抗体的异常，因此，自身抗体的检测对 SLE 的诊断十分重要，也是评估 SLE 活动性的重要指标。

免疫荧光抗核抗体（IFANA）检查通常是诊断 SLE 和其他系统性自身免疫病的第一步，其检测方便，且灵敏度高，诊断敏感性约95%。因此，ANA 检测是 SLE 的筛选指标，ANA 阴性的患者仅有不到3%的概率患有 SLE，ANA 阴性有助于排除 SLE 诊断。但当存在典型的 SLE 临床表现时，不能单因抗核抗体阴性排除 SLE 诊断。另一方面，ANA 特异性较差，仅为10%～40%，在其他多种疾病，如系统性硬化症、类风湿关节炎、多发性肌炎、皮肌炎、自身免疫性肝炎和甲状腺炎、感染及肿瘤等均可出现 ANA 阳性，ANA 还与年龄相关，65 岁以上也可出现低滴度的 ANA 阳性。

抗 DNA 抗体分为抗单链 DNA 抗体和抗双链 DNA 抗体。除 SLE 外，抗单链 DNA 抗体还可在药物性狼疮、其他多种免疫性疾病及正常老年人中检出，无特异性，临床价值不大。抗双链 DNA 抗体的敏感性约70%，同时对 SLE 特异性较高，可达95%，是 SLE 的特异性抗体之一。抗双链 DNA 抗体滴度通常与 SLE 疾病活动性密切相关，是 SLE 活动性的监测指标之一。有研究认为，抗双链 DNA 抗体的一个亚群与狼疮性肾炎的发病相关，且与肾炎活动性呈正相关。

抗 nRNP 抗体是抗核内核糖蛋白的抗体。除 SLE 外，还可出现在其他多种自身免疫病，常与雷诺现象、肌炎、指端硬化有关。抗 Sm 抗体主要在 SLE 中出现，是 SLE 的标记性抗体，特异性高达99%，但敏感性较差，见于10%～30%的 SLE 患者，对早期、不典型 SLE 诊断有很大帮助。分子生物学研究表明，Sm 和 nRNP 是同一分子复合物（RNA - 蛋白颗粒）的不同抗原位点，因包含位点不同，抗 Sm 抗体与抗 RNP 抗体通常一起出现，几乎没有出现仅抗 Sm 抗体阳性而抗 RNP 抗体阴性的现象，而抗 nRNP 抗体阳性，抗 Sm 抗体可以阴性。

抗核糖体 P 蛋白抗体在 SLE 诊断中特异性较高，但敏感性低于抗双链 DNA 抗体和抗 Sm 抗体，回顾性研究提示，抗核糖体 P 蛋白抗体与 SLE 的神经精神系统异常有关。抗 SSA 和抗 SSB 在 SLE 及其他结缔组织病中都可增高，与新生儿狼疮和先天性传导阻滞有关。

其他 SLE 常见的自身抗体还包括：对 SLE 诊断较好敏感性和特异性的抗核小体抗体和抗膜 DNA（mDNA）抗体；与抗磷脂抗体综合征有关的抗磷脂抗体（包括抗心磷脂抗体、抗 β_2GPI 抗体和狼疮抗凝物）；与溶血有关的抗红细胞抗体；与血小板减少有关的抗血小板抗体等。类风湿因子升高在 SLE 中也很常见。

第五节 诊断与鉴别诊断

一、诊断

SLE 的临床表现复杂多样，对存在多系统损害的临床表现伴有自身免疫异常的患者，应考虑 SLE 的可能。SLE 的诊断需要结合患者临床症状，体格检查异常及实验室检查结果进行综合判断。目前常用的是 1997 年美国风湿病学会（ACR）修订的系统性红斑狼疮分类标准，见表 7 - 3。符合该分类标准 11 项中的 4 项或 4 项以上，可以诊断 SLE，其敏感性和特异性均 >90%。

表 7 - 3　美国风湿病学会 1997 年推荐的 SLE 分类标准

分类项目	分类标准
颊部红斑	遍及颊部的扁平或高出皮肤的固定性红斑，常不累及鼻唇沟附近皮肤
盘状红斑	隆起的红斑上覆有角质鳞屑和毛囊栓塞；旧病灶可有萎缩性瘢痕
光过敏	患者自述或医生观察到日光照射引起皮肤过敏
口腔溃疡	医生检查到的口腔或鼻咽部溃疡，一般为无痛性
关节炎	非侵蚀性关节炎，常累及 2 个或 2 个以上的周围关节，以关节肿痛和渗液为特点
浆膜炎	胸膜炎：胸痛、胸膜摩擦音或胸膜渗液 或
	心包炎：心电图异常、心包摩擦音或心包渗液
肾病变	持续性蛋白尿，>0.5 g/d 或 $> + + +$，或
	细胞管型：可为红细胞、血红蛋白、颗粒或混合管型
神经系统异常	抽搐：非药物或代谢紊乱（如尿毒症、酮症酸中毒、电解质紊乱）所致，或
	精神病：非药物或代谢紊乱（如尿毒症、酮症酸中毒、电解质紊乱）所致
血液学异常	溶血性贫血伴网织红细胞增多，或
	白细胞计数减少，$<4 \times 10^9/L$，或
	淋巴细胞减少，$<1.5 \times 10^9/L$ 或血小板减少，$<100 \times 10^9/L$（排除药物因素）
免疫学异常	抗 DNA 抗体阳性：抗天然 DNA 抗体滴度异常，或
	抗 Sm 抗体阳性：存在抗 Sm 核抗原抗体，或
	抗磷脂抗体阳性：①血清 IgG 或 IgM 型抗心磷脂抗体水平异常。②标准方法测定狼疮抗凝物阳性。③梅毒血清试验假阳性至少 6 个月，并经梅毒螺旋体制动试验或荧光梅毒螺旋体抗体吸附试验证实（三者中具备 1 项阳性）
抗核抗体	任何时间免疫荧光法或其他等效试验中抗核抗体滴度异常，排除药物诱发的狼疮综合征

　　2009 年，美国 ACR 公布了关于 SLE 的新的分类修订标准，见表 7 - 4，分别包括临床标准和免疫学标准。确诊条件为：①肾病理证实为狼疮肾炎并伴 ANA 或抗 dsDNA 阳性。②临床及免疫指标中有 4 条以上符合（至少包含 1 项临床指标和 1 项免疫学指标）。此标准与 1997 年 ACR 修订的标准比较，更加明确了一些临床表现的定义，并细化了免疫学指标，同时强调了肾病理的重要性。该标准敏感性 94%，特异性 92%。

表 7-4　美国风湿病学会 2009 年推荐的 SLE 分类标准

序号	临床标准
(1)	急性或亚急性皮肤狼疮表现
(2)	慢性皮肤狼疮表现
(3)	口腔或鼻咽部溃疡
(4)	非瘢痕性秃发
(5)	炎性滑膜炎，并可观察到 2 个或更多的外周关节有肿胀或压痛，伴晨僵
(6)	浆膜炎
(7)	肾脏病变：用尿蛋白/肌酐比值（或 24 小时尿蛋白）算，至少 500 mg 蛋白/24 小时，或有红细胞管型
(8)	神经病变：癫痫发作、精神病、多发性单神经炎、脊髓炎、外周或脑神经病变、脑炎（急性精神混乱状态）
(9)	溶血性贫血
(10)	白细胞减少（至少 1 次白细胞计数 $< 4.0 \times 10^9/L$）或淋巴细胞减少（至少 1 次淋巴细胞计数 $< 1.0 \times 10^9/L$）；血小板减少症（至少 1 次血小板计数 $< 100 \times 10^9/L$）

序号	免疫学标准
(1)	ANA 滴度高于实验室参考标准
(2)	抗 dsDNA 抗体滴度高于于实验室参考标准（ELISA 法测需 2 次升高）
(3)	抗 Sm 抗体阳性
(4)	抗磷脂抗体：狼疮抗凝物阳性/梅毒血清学试验假阳性/抗心磷脂抗体是正常水平 2 倍以上或抗 $\beta_2 GPI$ 中滴度以上升高
(5)	补体减低：C3，C4，CH50
(6)	无溶血性贫血，但直接 Coombs 试验阳性

对存在典型临床表现和自身抗体异常的患者，SLE 诊断不难作出。但 SLE 的早期诊断并不容易。一方面部分患者早期起病隐匿，首发症状不典型容易与其他疾病相混淆；另一方面，部分患者临床表现较轻或缺乏多系统损害，临床医生重视不足。SLE 的首发症状变化不一，约 50% 患者表现为关节炎，约 20% 表现为皮肤损害，此外，发热、乏力、消瘦、浆膜炎、雷诺现象、血液系统损害等均可作为 SLE 的首发症状。临床医生面对一些反复持续难以用其他疾病解释的病情或虽经积极治疗但疗效仍然不佳的情况以及多系统损害，应当提高对 SLE 的警惕，尽早进行自身抗体的检测。

SLE 的诊断目前仍然主要是临床诊断，ACR 关于 SLE 的分类标准是一种人为的标准。轻度的 SLE 在疾病早期阶段，由于其临床表现不典型，诊断困难较大，严格遵守 ACR 分类标准容易漏诊许多患者。而早期诊断和早期治疗是改善 SLE 预后的重要因素。所以，对不足 ACR 分类 4 项标准的患者不应轻易排除 SLE 诊断。对有典型临床症状或实验室异常但不符合本病分类标准诊断的患者，应密切随访观察。另一方面，SLE 的很多临床表现及实验室检查异并非 SLE 所特有，同时符合 4 项分类标准的患者并不一定是 SLE。因此，在诊断 SLE 前，应当排除其他可能的疾病，如感染、代谢性疾病、恶性疾病、其他自身免疫性疾病等。

二、鉴别诊断

SLE 的临床表现多种多样，鉴别诊断主要取决于患者的具体表现。

1. 类风湿关节炎　类风湿关节炎关节症状与 SLE 关节症状相似，均为对称性，好发于双手小关节。但 SLE 患者的关节症状，如疼痛、肿胀、晨僵，通常较类风湿关节炎患者为轻，持续时间较短。类风湿关节炎患者关节改变为侵蚀性，存在骨侵蚀骨破坏，而 SLE 患者的关节改变通常为非侵蚀性的，症状缓解后关节畸形少见，影像学可以鉴别。此外，SLE 患者除关节症状外，可有特征性皮疹，肾累及多见，ANA 及抗 ds－DNA 抗体阳性，类风湿关节炎患者这些表现较少。

2. 多发性肌炎和皮肌炎　SLE 患者可出现肌无力、肌痛、肌酸激酶升高等表现，临床类似多发性肌炎和皮肌炎。但 SLE 肌痛症状通常较轻，肌酸激酶通常仅轻度升高，面部皮疹以蝶形皮疹为特征；而多发性肌炎和皮肌炎肌电图可有正锐波、纤颤电位等较特异性表现，通常缺乏肾系统、神经系统等其他多系统损害证据，皮肌炎可有 Gottron 皮疹、眶周皮疹等特征性皮疹，自身抗体阳性率也远较 SLE 为少。少数患者可同时具有 SLE 和多发性肌炎或皮肌炎的特征性表现，通常诊断为重叠综合征。

3. 混合型结缔组织病（MCTD）　MCTD 临床表现有雷诺现象、关节痛、肌炎及肾、心、肺、神经系统等受累表现，ANA 高滴度阳性，有时与 SLE 较难鉴别。但 MCTD 双手肿胀、肌炎、食管受累更多见，抗 UIRNP 抗体高滴度阳性，而缺乏抗 Sm 抗体和抗 ds－DNA 抗体。严重的肾受累和神经系统受累少见。

4. 血液系统恶性疾病 血液系统恶性疾病临床可表现为发热、肝脾大、淋巴结肿大、血液系统的异常改变，根据肿瘤细胞所在部位不同而有不同的系统受累表现，临床表现有时与 SLE 相似，也可出现 ANA 等自身抗体和免疫球蛋白升高，给鉴别诊断带来困难。但 SLE 患者淋巴结肿大通常很少超过 2 cm，免疫球蛋白为多克隆性升高。鉴别最主要的证据是组织病理检测。对临床不能排除血液系统恶性疾病的患者应及早进行骨髓检测和淋巴结以及受累组织的活检，有时需反复进行。

5. 药物相关性狼疮（DRL） 药物性狼疮指服用某些药物后临床上出现关节痛、皮疹、发热、浆膜炎，血中出现抗核抗体、抗组蛋白抗体的一种临床综合征。近 50 年来陆续发现多种可诱发狼疮样症状的药物，常见的有肼屈嗪、普鲁卡因、异烟肼、硫安布新（二苯硫脲）与细胞因子、氯丙嗪、卡马西平、保泰松、呋喃妥因、米诺环素、青霉胺、左旋多巴、谷氨酸、IFN - α 及碳酸锂、可乐定、维拉帕米等。诊断时需确认用药和出现临床症状的时间（如几周或几个月）。药物性狼疮的发病机制不明。它的出现与所用药物，遗传素质和免疫异常等多种因素有关。

常见症状有发热、不适、消瘦、多关节痛、肌肉痛、皮疹、胸膜炎、心包炎、肝脾大。但通常较系统性红斑狼疮患者的病情为轻，中枢神经与肾损害罕见，但可存在药物的神经毒性，伴发脑卒中、老年痴呆等。面部红斑、光过敏、口腔溃疡、脱发均少见。药物性狼疮可出现自身抗体，但抗核抗体谱相比 SLE 更局限，抗组蛋白抗体是药物性狼疮常见的特异性抗体，单链 DNA 抗体也常出现，有时有抗磷脂抗体阳性，而抗 ds - DNA 抗体、Sm 抗体、抗 SSA 及抗 SSB 和补体减少罕见。对于药物性红斑狼疮应及早诊断，及时停药。一般无须特殊治疗，停药数天或数周后狼疮症状即可消失，但血清学异常可持续较长时间甚至数年。对极少数停药后临床症状不消退者，可以采用阿司匹林、吲哚美辛、布洛芬等非甾体抗炎药，对有胸膜炎及心包炎等病情严重者，可采用适量肾上腺皮质激素治疗。

第六节 疾病活动性评估

SLE 呈慢性病程，目前尚无根治方法，绝大多数 SLE 患者需要进行长期治疗和随访。在 SLE 病程中，常出现不同程度的病情加重和复发，因此，评估 SLE 疾病活动性对判断患者的长期预后和临床治疗十分重要。及时进行病情评估以选择恰当的治疗方案可以避免因延误治疗而造成组织损伤，也可以避免因过度治疗而诱发的药物相关并发症。

SLE 临床和发病机制的复杂性造成了对 SLE 活动性的监测困难，尤其是在并发感染、治疗药物相关影响、电解质紊乱等情况下。一些指标的变化与 SLE 活动性相关如抗双链 DNA 抗体、补体水平、尿蛋白定量增加或下降等，但任何单一的指标均不能全面反映 SLE 的活动性。因此，需要结合多种指标构成一个评估系统，从而更准确全面的评估 SLE 活动性。评估某一特定患者疾病活动度时还需要考虑该患者既往活动时的表现和检查结果。目前国际上常用的几个 SLE 活动判定标准包括 SLEDAI，SLAM 及 BILAG 等。这些评估工具各有侧重，其中我国以 SLEDAI 最为常用，见表 7 – 5。其总分为 105 分，其优点是临床操作简单易行，缺点是可能忽略轻中度的临床症状而影响敏感性。

表 7 – 5   SLEDAI – 2000（系统性红斑狼疮疾病活动性指数）

临床表现	定义	积分
癫痫发作	近期发作的，除外代谢、感染、药物因素	8
精神症状	严重的认知障碍，因而正常活动能力改变，包括幻觉，思维无连贯性、不合理，思维内容缺乏，无衔接，行为紧张、怪异、缺乏条理。除外尿毒症和药物影响	8
器质性脑病综合征	大脑功能异常，定向力、记忆力及其他智能障碍临床表现突出并有波动性，包括意识模糊、对周围环境注意力不集中，加上以下至少两项：认知障碍、语言不连贯、嗜睡或睡眠倒错、精神运动增加或减少。需除外代谢性、感染性和药物因素	8
视力受损	SLE 视网膜病变，包括絮状渗出、视网膜出血、严重的脉络膜渗出或出血及视神经炎。需除外高血压、感染及药物因素	8
脑神经异常	新发的包括脑神经在内的感觉或运动神经病	8
狼疮性头痛	严重持续的头痛，可以为偏头痛，但必须对镇痛药无效	8

临床表现	定义	积分
脑血管意外	新出现的脑血管意外，应除外动脉硬化	8
血管炎	溃疡、坏疽、痛性指端结节、甲周梗死。片状出血或经活检或血管造影证实存在血管炎	8
关节炎	2 个以上关节疼痛和炎性表现，如压痛、肿胀及积液	4
肌炎	近端肌肉疼痛或无力，并发肌酸激酶或醛缩酶升高，或肌电图或肌活检证实存在肌炎	4
管型尿	出现颗粒管型或红细胞管型	4
血尿	红细胞 >5/HP，除外结石、感染和其他因素	4
蛋白尿	>0.5 g/d	4
脓尿	白细胞 >5/HP，除外感染	4
皮疹	炎症性皮疹	2
脱发	异常片状或弥散性脱发	2
黏膜溃疡	口腔或鼻黏膜溃疡	2
胸膜炎	胸膜炎性胸痛，有胸膜摩擦音或胸腔积液或胸膜肥厚	2
心包炎	心包疼痛，加上以下至少 1 项：心包摩擦音、心包积液或心电图或超声心动图证实	2
低补体	CH50，C3，C4 低于正常值底限	2
抗 ds - DIxJA 抗体增加	>25%（Farr 法）或高于检测范围	2
发热	>38 ℃，需除外感染因素	1
血小板减少	$<100 \times 10^9/L$	1
白细胞减少	$<3 \times 10^9/L$，需除外药物因素	1

第七节　治疗

1. 治疗原则　SLE 目前没有根治的办法，但恰当的治疗可以使大多数患者达到病情的完全缓解。治疗原则强调早期治疗、个体化方案及联合用药。早期诊断和早期治疗十分重要，可以避免或延缓不可逆的组织脏器病理损害，并改善 SLE 的预后。对明确 SLE 诊断的患者应当进行疾病活动性的评估，准确判断疾病轻重程度。对中重度 SL 的 E 治疗通常分为两个阶段，诱导缓解和维持治疗。诱导缓解阶段目标是使用强化免疫治疗以控制急性发作，诱导疾病缓解；维持治疗阶段目标是将症状控制在可接受水平，预防复发，同时避免进一步的脏器损伤和治疗药物相关的并发症。必须对患者进行宣传教育，使其正确认识疾病，消除恐惧心理，明白规律用药的意义，懂得长期随访的必要性，避免过多的紫外光暴露。

2. 轻型 SLE 的药物治疗　部分 SLE 患者主要内脏器官（肾、血液、心脏、肺、消化、神经系统等）功能正常或稳定，仅表现为光过敏、皮疹、关节炎等症状。这些患者病情临床稳定或仅有轻微疾病活动，呈非致命性。通常其治疗药物选择包括非甾体抗炎药、抗疟药和小剂量糖皮质激素。非甾体抗炎药可用于控制关节炎症状，应注意其消化道溃疡、出血、肾、心、肝功能等方面的不良反应，通常应用于胃肠道、肾及心血管系统低风险的患者。抗疟药包括氯喹和羟氯喹，对皮疹和光敏感有效，且具有控制 SLE 病情活动的作用。不良反应主要为眼底病变，其中羟基氯喹对眼部影响更小。对应用抗疟药超过 6 个月的患者，应当定期检查眼底。通常应用小剂量糖皮质激素即可减轻症状。对病情控制不理想的患者在评估风险后可联合应用硫唑嘌呤和甲氨蝶呤等免疫抑制药。但应注意，部分轻度 SLE 如治疗不规范，随着时间发展，有可能进展为中到重型 SLE，故仍应定期随访，调整治疗方案。

3. 中重型 SLE 的治疗　中重型 SLE 指存在主要脏器受累并影响其功能或广泛的非主要脏器（如皮肤）受累且常规治疗无效。糖皮质激素治疗疗效不佳或不能减到可以长期维持的合适剂量。这些患者通常需要较积极的治疗策略，糖皮质激素联合应用免疫抑制药以控制病情。治疗主要分为两个阶段，即诱导缓解和维持治疗。诱导缓解在于迅速控制病情，阻止或逆转内脏损害，力求疾病完全缓解（包括血清学指标、症状和受损器官的功能恢复），但应注意过度免疫抑制诱发的并发症，尤其是感染。因病情以及患者对激素敏感性的不同，糖皮质激素剂量差异很大，通常为 1 mg/（kg·d），有时需要达到 2~3 mg/（kg·d），部分 SLE 患者出现一些短期内即可威胁生命的狼疮表现，包括急进性肾炎、严重自身免疫性溶血性贫血、重度血小板减少、神经精神狼疮、狼疮并发肺泡出血、严重的狼疮心肌累及、严重的狼疮性肺炎、严重狼疮性肝炎、严重血管炎等，又称狼疮危象，需要大剂量激素冲击治疗。维持治疗阶段目标是用最少的药物防止疾病复发，在维持患者完全缓解的基础上尽量减少治疗药物相关并发症。多数患者需终身用药，因此长期随访是治疗成功的关键。

4. 狼疮性肾炎的标准化治疗　　肾是 SLE 最常累及的脏器之一，肾损害是影响 SLE 预后的极为重要的因素，也是 SLE 患者死亡的主要原因之一。虽然近年来 SLE 的治疗有了很大进展，SLE 患者的预后有所改善，但 SLE 相关的终末期肾病的发生率并无明显下降。在总结多个临床试验（包括回顾性和前瞻性，部分为随机的）的结果后，结合文献及专家意见，ACR 于 2012 年提出了新的狼疮性肾炎治疗推荐指南意见，如图 7-1。其主要原则介绍如下：首先，除非有明确的禁忌证，具有活动性狼疮性肾炎临床证据的患者应当在治疗前进行肾活检，进行肾病理分型以指导治疗。肾活检不仅可以评估肾小球病变的情况，还可以评估肾活动性和慢性损害程度以及肾间质和血管损害情况。此外，肾活检有助于鉴别一些其他疾病引起的肾损害。

作为狼疮性肾炎的基础治疗，ACR 推荐联合应用羟氯喹，在一项前瞻性的研究中，羟氯喹可使 SLE 的疾病复发率更低，且可减少器官损害，包括肾损害。对所有蛋白尿 >0.5 g/d 的患者，应当使用拮抗肾素—血管紧张素系统的药物，如血管紧张素转化酶抑制药和血管紧张素 II 受体阻断药等药物。狼疮性肾炎患者的血压控制也十分重要，控制目标推荐为 130/80 mmHg，严格控制血压有助于延缓肾损害的病程。

在进行肾病理分型后，针对 I 型和 II 型狼疮性肾炎通常不需要免疫抑药治疗。III 型和 IV 型狼疮肾炎的患者发展为终末期肾病的风险较高，因此需要积极治疗。诱导缓解期的治疗方案为激素联合免疫抑制药，免疫抑制药推荐首先选择霉酚酸酯（MMF）或环磷酰胺（CTX）静脉应用。对有生育要求的患者，MMF 更为适用。对 V 型狼疮性肾炎的患者推荐激素联合 MMF 治疗。对 V 型叠加 III 型或 V 型叠加 IV 型的患者，治疗方案参照 III 型与 IV 型狼疮性肾炎治疗方案。除非在 3 个月有明显恶化的临床证据，如明显增加的蛋白尿和（或）显著升高的肌酐，通常诱导期治疗疗程为 6 个月，6 个月如疗效不佳，可更换治疗方案。

ACR 提供的是治疗指导意见，结合我国治疗的实际经验，对活动性明显的 IV 型狼疮性肾炎以及大量蛋白尿的 V 型狼疮性肾炎，笔者仍推荐首先选择 CTX 治疗。此外，ACR 推荐在治疗开始阶段给予 500～1 000 mg/d 的激素冲击治疗，随后减到 0.5～1 mg/（kg·d），但在国内，除非有急进性肾炎表现，考虑到激素冲击的风险，一般不建议应用，而建议给予 1 mg/（kg·d）的激素剂量治疗。

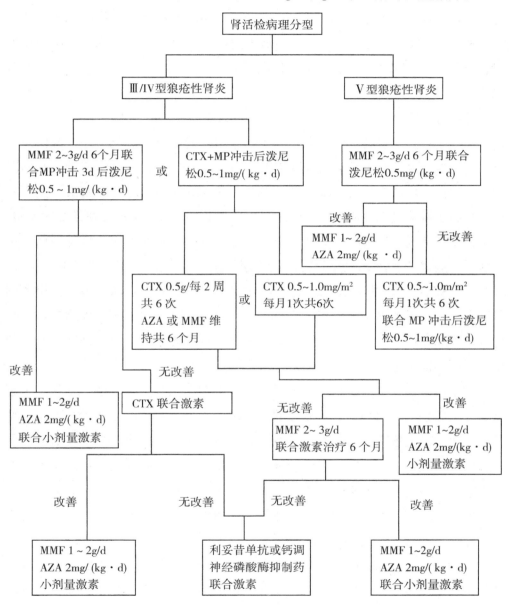

图 7-1　ACR 狼疮性肾炎治疗推荐指南意见

5. 治疗药物

（1）糖皮质激素：糖皮质激素可以同时下调固有免疫和获得性免疫应答，减少细胞因子产生，抑制细胞增殖和促进 T 细胞及 B 细胞的凋亡，对免疫细胞的许多功能及免疫反应的多个环节均有抑制作用，能够减少抗体的生成，超大剂量则可有直接的淋巴细胞溶解作用。糖皮质激素具有强大的抗炎作用和免疫抑制作用，是 SLE 短期治疗中最重要和最有效的药物，也是治疗 SLE 的基础药。

通常对有明显内脏功能损害的标准剂量为 0.5 ~ 1 mg/（kg·d），但不同病情、不同个体对激素的敏感性有差异，临床用药剂量应个体化，并根据治疗效果调整激素用量，有时激素用量可达 2 ~ 3 mg/（kg·d）。在病情稳定后逐渐减少激素用量，病情允许时，激素维持剂量尽量 < 10 mg/d 以减少激素相关不良反应。激素减量过程中应当注意监测疾病活动情况，保证疾病得到稳定的控制，避免因激素减量过快引起的病情反复，同时根据病情及时加用免疫抑制药以更快地诱导病情缓解及巩固疗效，避免长期使用较大激素剂量导致的不良反应。对有重要脏器受累，病情进展迅速，乃至出现狼疮危象的患者，可以使用大剂量冲击治疗，甲泼尼龙 500 ~ 1 000 mg/d，连续 3 天为 1 个疗程，激素冲击治疗可以解决急性期症状，在随后的治疗中应有一定量的激素与免疫抑制药配合使用，否则病情容易反复。

由于激素的免疫抑制作用以及联合免疫抑制药治疗，SLE 患者容易发生感染。严重感染已成为 SLE 患者死亡的主要原因之一，临床医生在治疗期间应密切观察有无继发感染，如有感染应及时给予相应的抗感染治疗。多数 SLE 患者需长期应用激素治疗，应注意保护下丘脑—垂体—肾上腺轴，尽量避免使用对其影响较多的地塞米松等长效激素，长期使用避免突然停药。对长期使用激素治疗的 SLE 患者，其肾上腺皮质功能不足，对应激的反应性差，在遇到各种应激情况如手术时，应适当增加激素剂量。

骨质疏松是长期应用激素常见的并发症，在使用激素时即应采取预防措施。其他不良反应包括高血糖、中心性肥胖、肾上腺功能不足、乏力、肌无力、满月脸、皮肤毛细血管扩张、月经失调、生长障碍、性腺发育延迟、蛋白质分解增多、负氮平衡、中枢神经系统兴奋作用（激素相关性精神病）、青光眼、白内障、水钠潴留、低钾、高血压等。

（2）抗疟药：羟氯喹和氯喹是 SLE 治疗中广泛应用的药物，并不属于免疫抑制药，可能通过影响粒细胞的吞噬功能和迁移，稳定溶酶体发挥作用。羟氯喹不良反应较氯喹小，因而更常用。有助于稳定 SLE 病情和减少激素的不良反应，目前认为，羟氯喹可使 SLE 的疾病复发率更低，且可减少器官损害，除非有明确的禁忌证，建议成为 SLE 治疗的常规用药。氯喹剂量为 0.25 g/d，羟氯喹为 0.2 ~ 0.4 g/d。不良反应包括头晕、皮疹和皮肤发痒、恶心、呕吐、腹泻以及腹痛等。对视网膜的损伤是应用抗疟药须注意的不良反应，表现为视力下降、视野缺损。需要定期眼科随访，发现症状及早停药后多可恢复。

（3）免疫抑制药物

1）环磷酰胺（CTX）：环磷酰胺是主要作用于 S 期的细胞周期非特异性烷化剂，通过影响 DNA 合成，发挥细胞毒作用和强大的免疫抑制作用。环磷酰胺对体液免疫的抑制作用较强，可以抑制 B 细胞增生和抗体生成。环磷酰胺与激素联合治疗能有效地诱导疾病缓解，阻止和逆转病变的发展，改善远期预后。环磷酰胺是 SLE 诱导缓解治疗最常选择的药物，也是狼疮性肾炎标准化治疗的药物之一，对血管炎、神经系统病变、急性出血性肺泡炎等多种狼疮重症表现均有效。但环磷酰胺不良反应较多，很少用于 SLE 维持期的治疗。

目前普遍采用的标准环磷酰胺治疗方案是 $0.5 ~ 1.0$ g/m^2（体表面积），静脉滴注，每月 1 次。欧洲推荐 0.5 g 每 2 周 1 次。我国的研究证明，每次 0.4 g，每 2 周 1 次，有较好的疗效及安全性。由于患者对环磷酰胺的敏感性存在个体差异，因此治疗时应根据患者的具体情况，掌握好剂量、冲击间隔期和疗程，既要达到疗效，又要避免不良反应。

由于环磷酰胺的药理作用，白细胞下降比较常见，谷丙转氨酶升高也常见，但通常是可逆性的。环磷酰胺降低机体免疫力，使患者易于发生感染，并增加机会性感染发生率。用药期间应密切监测白细胞和肝功能，白细胞下降和并发感染时应暂缓应用，待白细胞升至正常及感染控制后再应用。

环磷酰胺另一重要的不良反应是性腺抑制（尤其是女性的卵巢衰竭），与环磷酰胺的累积剂量及患者年龄相关，对有生育要求的女性应当慎重考虑。其他常见的不良反应为胃肠道症状，包括恶心、呕吐、胃痛、腹泻以及骨髓抑制、皮肤颜色变深、脱发等，出血性膀胱炎也较常见，少见远期致癌作用。出血性膀胱炎、膀胱纤维化和膀胱癌在长期口服 CTX 治疗较常见，而间歇 CTX 冲击治疗少见。

2）霉酚酸酯（MMF）：霉酚酸酯为次黄嘌呤单核苷酸脱氢酶抑制药，可抑制嘌呤从头合成途径，从而抑制淋巴细胞活化，抑制 T 细胞及 B 淋巴细胞增殖。多项大规模随机临床对照研究表明，MMF 在诱导治疗阶段与 CTX 疗效相当，而肝功能损害、骨髓抑制、性腺抑制等不良反应较少，已在狼疮性肾炎治疗中推荐为标准治疗药物之一，亚洲人群常用剂量 1.5 ～ 2 g/d。MMF 既可作为诱导缓解期治疗药物，也可作为维持期治疗药物。MMF 耐受性良好，不良反应主要有胃肠道症状，包括恶心、腹泻、呕吐、胃灼热、便秘和胃痛，一些患者会发生白细胞减少。由于 MMF 也具免疫抑制作用，这使得患者易于发生感染，MMF 相关的机会性感染也应重视，有报道器官移植患者应用 MMF 可增加巨细胞病毒（CMV）感染机会。

3）硫唑嘌呤：硫唑嘌呤为嘌呤类似物，可通过抑制 DNA 合成发挥淋巴细胞的细胞毒作用。用法为 2 ～ 3 mg/（kg·d），通常用于 SLE 经诱导缓解治疗后的维持期治疗。目前研究认为，硫唑嘌呤具有妊娠安全性，可用于育龄期妇女。

硫唑嘌呤的主要不良反应在血液系统和胃肠道，偶可发生胰腺炎和胆汁淤滞性肝炎，继发感染和肿瘤的风险也应引起重视。少数对硫唑嘌呤极敏感者用药后短期就可出现严重脱发和造血危象，引起严重粒细胞和血小板缺乏症，可能与巯基嘌呤甲基转移酶活性有关。轻者停药后血象多在 2 ～ 3 周内恢复正常，重者则需按粒细胞缺乏或急性再生障碍性贫血处理，这类患者以后不宜再用硫唑嘌呤。故 SLE 患者首次应用硫唑嘌呤时，应密切监测白细胞，通常每周 1 次，连续 4 ～ 5 次，如发现白细胞下降则及时停药。

4）他克莫司：他克莫司是 T 淋巴细胞特异性的钙调神经磷酸酶抑制药，免疫抑制作用比环孢素强 10 ～ 100 倍。他克莫司通过抑制钙调神经磷酸酶活性，降低 IL－2、IL－3、IL－4、IFN－γ 等细胞因子的转录水平，抑制活化 T 淋巴细胞核因子的活性，从而抑制 T 淋巴细胞的活化。原用于器官移植术后的移植物排斥反应，后扩展到肾小球疾病。尽管许多文献都显示，他克莫司在 SLE 诱导缓解和维持期均有良好的疗效，但其潜在肾毒性限制了它的使用。目前通常作为 SLE 治疗的二线选择药物，常用起始剂量 0.05 mg/（kg·d），血药浓度控制在 5~10 ng/mL。应用中应密切监测肾功能和血压。

5）甲氨蝶呤（methotrexate，MTX）：甲氨蝶呤是二氢叶酸还原酶拮抗药，通过抑制核酸的合成发挥细胞毒作用。MTX 疗效不及环磷酰胺冲击疗法，通常对有主要脏器累及的患者不考虑使用。MTX 长期用药耐受性较佳，主要用于关节炎、肌炎、浆膜炎和皮肤损害为主的 SLE 患者，常用剂量为 10~15 mg，每周 1 次。ITX 的不良反应有胃肠道反应、口腔黏膜糜烂、肝功能损害、骨髓抑制，偶见甲氨蝶呤导致的肺炎和肺纤维化。MTX 相关的口腔黏膜糜烂有时可能与 SLE 病情活动时的口腔黏膜病变相混淆。

6）环孢素（ciclosporin A，CsA）：环孢素可特异性抑制 T 淋巴细胞白细胞介素 IL-2 的产生，发挥选择性的细胞免疫抑制作用，是一种非细胞毒免疫抑制药。对部分狼疮性肾炎，血液系统累及治疗有效，常用剂量 3~5 mg/（kg·d）。环孢素主要不良反应是肾损害、高血压、头痛、胃肠道反应、牙龈增生和多毛。用药期间应当密切监测肝肾功能和血压、尿酸和血钾，有条件者可监测血药浓度。

（4）生物制剂：近年来，针对发病机制中某一环节或影响发病及疾病进展的关键分子的选择性靶向治疗已成为治疗的新方向，以生物技术为基础的多种生物制剂的研发及应用已经成为自身免疫性疾病治疗研究的热点。生物制剂为风湿性疾病的治疗开辟了一条新途径，为患者提供了更多的选择，尤其给那些对传统免疫抑制治疗效果不佳的患者带来了希望。生物制剂毕竟是一种新疗法，其确切疗效和长期的不良反应尚有待于通过大规模临床试验及长期随访进一步证实。

随着对 SLE 发病机制的研究进展，已开发了多种针对不同作用位点的药物。由于 SLE 是 B 细胞高度活化并产生大量致病性自身抗体的疾病，B 细胞异常在 SLE 发病机制起着十分重要的作用，因此，针对 B 细胞的选择性靶向治疗是近年来风湿病新型治疗药物研究的重点。虽然开发中的生物制剂品种繁多，但目前仅有贝利尤单抗（belimumab）在美国被批准用于治疗 SLE。

根据开发药物作用策略的不同，可分为以下几类：针对 B 细胞策略，包括 B 细胞清除，针对 B 细胞活化因子以干扰 B 细胞增殖和分化的信号以及抑制致病性自身抗体产生，诱导 B 细胞耐受；调节细胞因子策略；针对共刺激信号策略以阻断 T 细胞及 B 细胞之间相互作用；针对 T 细胞以及细胞信号传导策略，等等。简述目前研究较多的几种药物如下。

1）抗 CD20 单抗（rituximab）：是一种直接针对 CD20 的单克隆抗体。CD20 是前体 B 细胞和成熟 B 细胞的表面标记，通过影响 B 淋巴细胞 Ca^{2+} 的跨膜传导而调节 B 淋巴细胞增殖和分化。抗 CD20 单抗可选择性结合 B 细胞表面 CD20 抗原，引发 B 细胞溶解，诱导外周循环 B 细胞的清除。值得注意的是，浆细胞不表达 CD20，因此抗 CD20 单抗不能直接清除浆细胞。抗 CD20 单抗原本开发用于治疗非霍奇金淋巴瘤，2006 年在美国被批准用于治疗类风湿关节炎，2011 年批准用于治疗 ANCA 相关血管炎。一些研究提示，抗 CD20 单抗可使部分难治性重症 SLE 患者得到临床缓解，临床症状明显好转，抗 CD20 单抗联合环磷酰胺和激素可以改善严重膜性狼疮肾炎的组织学表现。但最近抗 CD20 单抗治疗 SLE 的随机双盲对照临床试验结果令人失望，抗 CD20 单抗并未显示对传统治疗的优势，也没有达到预期疗效终点。尽管如此，对一些重症难治性 SLE 患者，抗 CD20 单抗联合 CTX 仍可能是有益的。抗 CD20 单抗总体耐受性良好，不良反应包括诱发感染、严重黏膜皮肤反应严重输注反应、进行性多灶性白质脑病等。

其他 B 细胞清除策略药物，包括抗 CD22 单抗、抗 CD19 单抗以及浆细胞清除治疗。CD22 在成熟 B 细胞表达，CD19 从前体 B 细胞到成熟 B 细胞均有表达。依帕珠单抗（epratuzumab）是人源化的抗 CD22 单抗，初步研究结果显示，抗 CD22 单抗可降低 SLE 病情活动度，且耐受性好，目前正进行 SLE 治疗Ⅲ期研究。

2）belimumab：BLyS（B 淋巴细胞刺激因子）属于 TNF 细胞因子家族成员，通过与细胞表面受体结合诱导 B 细胞增殖和活化，BLyS 对 B 细胞分化、Ig 类别转换和维持 B 细胞存活、抑制凋亡均具有极其重要的作用。BLyS 的受体包括 B 细胞成熟抗原（BCMA）、穿膜蛋白活化物（TACI）和 B 细胞活化因子受体（BAFFR）。已有研究显示，BLyS 及其受体在 SLE 中表达显著增高，并与抗 ds - DNA 抗体滴度和疾病活动性呈正相关。

belimumab 是人源化抗 BLyS 的单克隆抗体，可以抑制 BLyS 的活性。两个大型的随机对照试验证实，belimumab 治疗组临床反应优于安慰剂组，并有更低的疾病复发率，且耐受性良好。但应注意，试验中并未包括重度活动性狼疮性肾炎或中枢神经狼疮，同时所有患者都接受了积极的免疫抑制治疗。目前在美国，belimumab 已被批准用于 SLE 的治疗。

3）其他药物：abetimus 与 abatacept 曾被认为是较有希望的生物制剂。abetimus 是一种选择性 B 细胞免疫调节药，可与 B 淋巴细胞膜表面的抗 dsDNA 抗体结合，诱导 B 细胞免疫耐受，下调抗 dsDNA 抗体的合成。abatacept 是一种 T 细胞共刺激调节剂，是 CTLA4 的胞外区与 IgG1 的 Fc 段融合构建的可溶性蛋白，通过模拟 CTLA－4，抑制 CD28 与 CD807CD86 结合，抑制 T 及 B 细胞的活化。abatacept 已被 FDA 批准用于治疗类风湿关节炎。但最近的临床试验研究结果显示，两者均未达到预期疗效终点。

atacicept 是一种可溶性的全人重组融合蛋白，由 TACI 受体的胞外部分和人 IgG Fc 部分组成。atacicept 可以同时阻断 BLyS 和 APRIL（一种增殖诱导配体）对 B 细胞的刺激。目前试验表明 atacicept 可以降低 SLE 患者的 B 细胞和免疫球蛋白水平，Ⅱ／Ⅲ期临床试验正在进行中。其他正在研究中的药物包括抗细胞因子抗体如抗 IL－6 单克隆抗体、抗干扰素抗体以及 TLR7 与 TLR9 抑制剂等，这些药物临床效果尚待确认。

（5）静脉用丙种球蛋白：静脉用丙种球蛋白作用机制包括封闭 Fcγ 受体、促进抗独特型抗体下调免疫反应、减少抑制性 T 细胞、促进免疫球蛋白分解以及中和 C3a 和 C5a 等。静脉用丙种球蛋白常用于 SLE 并发重度血小板减少的治疗，常用剂量为 400 mg／（kg·d）。

6. 干细胞移植 对一些重症 SLE 患者或其他自身免疫性疾病患者进行的干细胞移植被认为是有效的，其假设可以诱导重建免疫系统。有研究报道，干细胞移植可以使 T 细胞正常化，B 细胞亚群从记忆细胞向初始 B 细胞转化，但移植相关的死亡仍然是一个值得关注的问题。

7. T 细胞疫苗 已有研究显示，自体 T 细胞疫苗治疗 SLE 安全有效，可能在未来的 SLE 的治疗中有较好的临床前景。

第八章　多发性肌炎和皮肌炎

多发性肌炎（PM）和皮肌炎（DM）是一组主要累及横纹肌，以慢性非化脓性炎症为特征的自身免疫性结缔组织病。前者仅有肌肉病变而无皮肤损害；后者常具特征性皮肤表现，又称皮肤异色性皮肌炎。本病属于特发性炎症性肌病（IIM）范畴。临床上多见对称性四肢近端肌群和颈部肌群肌痛及肌无力，血清肌酶升高，肌电图示肌源性损害，肌肉活检病理示肌肉炎症。作为系统性疾病，PM/DM 常侵犯全身多个器官，出现多系统损害，部分患者合并其他自身免疫病或伴发恶性肿瘤。

第一节　病因和病理

一、病因

病因尚不清楚。目前认为 PM/DM 是在某些遗传易感个体中由免疫介导、感染与非感染环境因素作用所诱发的一组疾病。

（一）遗传

家族发病聚集现象及疾病遗传易感基因的研究表明，遗传因素在 PM/DM 发病中起一定作用。家族发病聚集现象在 PM/DM 中并不多见，可见于同卵双生子、同胞、父母一子女之间。PM/DM 家系中患者一级亲属 PM/DM 发病率增高。目前 PM/DM 遗传易感基因并未明确，但研究表明多种基因与 PM/DM 发病有关，包括 HLA 和非 HLA 遗传易感基因。文献报道与 PM/DM 发病最为相关的是 HLA – B8、HLA – DR3 和 HLA – DRW52 等基因位点。一些研究强调了遗传因素在炎性肌病发病中的重要性。几乎 50% 的 DM/PM 患者具 HLA – DR3 表型，且总是与 HLA – B8 相关，并且最常见于抗 Jo – 1 抗体阳性患者。在肌炎及抗

Jo-1抗体阳性患者中 HLA-DR52 可高达90%以上。临床已报道单卵孪生中同时患有 DM，患者的一级亲属中出现高百分比的 ANA，均提示本病有基因遗传倾向。

（二）感染

许多学者发现细菌、病毒、真菌、寄生虫等感染均可造成严重的肌炎症状，因而认为感染因素与 PM/DM 发病相关，以病毒和弓形体更受重视。

1. 病毒感染　研究表明病毒感染在 PM/DM 发病中起很大作用，多种病毒感染后可以诱发 PM/DM 肌炎症状。PM/DM 患者血清柯萨奇病毒抗体滴度升高；至今已成功应用多种小核糖核酸病毒如柯萨奇病毒 B_1、脑心肌炎病毒221A、HTLV-1 型病毒等造成肌炎动物模型等。因此推测小 RNA 病毒感染机体，机体针对外来病毒或病毒酶复合物产生的抗体亦作用于宿主蛋白的同源部位，通过分子模拟机制，诱导机体产生自身抗体，在一些易感人群中导致 PM/DM 的发生。

2. 弓形体感染　弓形体感染患者常出现严重肌肉病变，出现 PM/DM 样表现；PM/DM 患者肌肉组织活检有时可见到弓形体，乙胺嘧啶、磺胺等抗弓形体治疗有效。

（三）药物

研究发现肌炎的发生可能与某些药物相关，如乙醇、含氟皮质类固醇激素、氯喹及呋喃唑酮等。药物引起肌炎的发病机制尚不清楚，可能是由免疫反应或代谢紊乱造成。药物引起的肌炎在停药后症状可自行缓解或消失。

（四）肿瘤

PM/DM 常伴发恶性肿瘤。约20%的 DM 患者合并肿瘤；PM 合并肿瘤的概率低于 DM，约2.4%，以50岁以上患者多见。肿瘤可在 PM/DM 症状出现前、同时或其后发生，在时间先后顺序上并不像一种因果关系，而更像继发于同一种疾病的两种表现。好发肿瘤类型与正常人群患发肿瘤类型基本相似，常见为肺癌、乳腺癌、胃癌、女性生殖道癌等，因此很难确定是 PM/DM 诱发了肿瘤还是肿瘤引起 PM/DM 的发生。并发恶性肿瘤的患者常伴高球蛋白血症，提示本病可能与对肿瘤的异常反应有关。有学者提出可能是由肿瘤抗原导致免疫改变引起本病发生，认为肿瘤组织可与 DM 患者肌纤维、腱鞘、血管等有交叉抗原性，后者与相应抗体发生交叉抗原—抗体反应而发病。

本病可发生于任何年龄组，发病有 5~14 岁儿童及 45~64 岁成人两个高峰。成年男女发病比例约为 1：2。伴发肿瘤者平均年龄约 60 岁，而合并其他结缔组织病者平均年龄则在 35 岁左右。

二、病理改变

（一）皮肤病变

皮肤病理改变无特异性。初期为水肿性红斑阶段，可见表皮角化，棘层萎缩，钉突消失，基底细胞液化变性，真皮全层黏液性水肿，血管扩张，周围主要为淋巴细胞浸润。在进行性病变中胶原纤维肿胀、均质化或硬化，血管壁增厚，皮下脂肪组织黏液样变性，钙质沉着，表皮进一步萎缩，皮肤附件亦萎缩。

（二）肌肉病变

肌肉组织的主要病理改变为：①局灶性或弥漫性的骨骼肌纤维肿胀、破坏、变性（透明变性、颗粒样变性或空泡样变性）、萎缩、横纹消失、肌细胞核增多、可有巨细胞反应等。②肌束间、肌纤维间质、血管周围炎症细胞（淋巴细胞、巨噬细胞、浆细胞为主）浸润。③晚期肌纤维部分消失，可被结缔组织所代替，部分肌细胞可再生。DM 最特征性的病理改变为束周萎缩，即肌纤维的萎缩和损伤常集中于肌束周围，横断面上往往见肌束边缘的肌纤维直径明显缩小。

第二节　发病机制

目前认为 PM/DM 的发病机制与免疫异常、凋亡异常等有关。

一、免疫机制

目前认为免疫介导机制在 PM/DM 发病中起主要作用。PM/DM 患者均存在细胞免疫和体液免疫异常。其中 PM 较 DM 肌纤维易发生坏死及再生，肌纤维表达 MHC I 类分子，肌纤维中有 CD8[+] T 细胞浸润，这些 T 细胞能识别迄今未明的内源性肌肉抗原及 MHC Ⅰ 类抗原，主要浸润于肌内膜处；而 DM 更易使血管受累，发生缺血损伤和肌束萎缩。活动期患者血清中有高滴度补体成分和 C5b－9 膜攻击复合物（MAC）。MAC 及免疫复合物早期沉积于肌内膜毛细血管，导致持续性毛细血管耗损、肌肉缺血、肌纤维坏死和束周萎缩，提示体液免疫在 DM 中占主导地位，PM 则以细胞免疫为主。许多 PM/DM 患者均存在循环自身抗体，有些被称为"肌炎特异性自身抗体"（MSAs）；有些也可见于其他结缔组织病中。大多数 MSAs 直接针对胞质抗原。现已发现有 8 种 MSAs，其中较常见的是抗 tRNA 合成酶抗体，特别是抗 Jo－1 抗体最特异，并认为 Jo－1 产生与 HLA－DR3 有关。其他"肌炎特异性自身抗体"还有抗 PL－12、抗 M1－2、抗 PL－7、抗 SRP 抗体等。患者中发现的 ANA 有抗 RNP、抗 Ro、抗 La、抗着丝点、抗 Scl－70，抗 PM－1、抗 Ku 抗体等。在伴发肿瘤的患者血清中测出抗自身肿瘤的补体结合抗体。以患者肿瘤组织提取液做皮内试验呈阳性反应，且被动转移试验亦为阳性，约 70% 患者血清中可测出免疫复合物。患者骨骼肌血管壁上显示 IgG、IgM 和（或）C3 颗粒状沉积，特别是在 DM 患儿。有研究提示 PM 可能是由于淋巴细胞介导的超敏反应所致，在肌肉内发现大量 T 细胞浸润，而血液中抑制性 T 细胞/细胞毒性 T 细胞明显减少。淋巴细胞刺激试验显示患者淋巴细胞对肌肉抗原的反应增强，其反应指数与临床活动性相关。显然，在 DM/PM 存在不同的免疫机制，有发现在非坏死性肌纤维中细胞浸润主要呈现管周性，B 细胞多于 T 细胞，CD4/CD8 增高；在血液中 DR 细胞及 B 细胞（CD20$^+$细胞）增加，而 T 细胞（CD3$^+$细胞）减少。这些发现提示体液免疫机制在 PM/DM 发病中起到一定作用。

二、凋亡

凋亡在 PM/DM 发病中的作用仍有很大争议。有研究发现 PM/DM 病变处可见肌细胞 Fas 表达，浸润的 T 细胞和巨噬细胞 FasL 表达，然而迄今为止尚无关于凋亡的确切证据。研究表明，PM/DM 中肌细胞及淋巴细胞凋亡缺乏为一显著特征，淋巴细胞凋亡清除障碍可能对本病发生起一定作用。

三、氧化物

炎症细胞产生的氧化物可直接造成细胞损伤以及诱导细胞凋亡。已证实

PM/DM 中肌细胞和入侵炎症细胞可产生大量氧化物，且表达产生氧化物所需的各种酶，可直接损伤 PM/DM 患者肌肉蛋白及收缩功能。由于 PM/DM 中未见肌细胞与炎症细胞凋亡增加，推测体内抗凋亡因子表达上调对抗了凋亡诱导因子的作用。有证据表明，较高浓度的氧化物具有凋亡诱导作用，而较低浓度氧化物则具抗炎症、抗凋亡作用。目前关于氧化物在 PM/DM 发病中的作用尚未明确。

四、其他

免疫反应和并发纤维化可直接导致炎症性肌病患者肌无力症状。此外，其他机制也共同参与，至少起部分作用。已发现一些有肌无力症状的患者，其肌肉组织病理检查未见炎症细胞浸润及肌纤维坏死，用磁共振光谱学研究发现 ATP 耗竭较健康对照者加快，而恢复至基线水平时间延长，经有效治疗后这些指标得以改善，提示存在骨骼肌能量代谢异常。

第三节 临床表现、并发症和辅助检查

一、临床表现

多数为隐匿、慢性起病，少数呈急性或亚急性起病。皮肤和肌肉受累是本病两组主要症状。部分患者起病时可伴前驱症状，如不规则发热、雷诺（Raynaud）现象、倦怠、乏力、头痛和关节痛等。临床表现分为肌肉症状、皮肤损害及全身症状三部分。

1. 肌肉症状　以机体近端肌群无力为其临床特点，常呈对称性损害，早期可有肌肉肿胀、压痛，晚期出现肌萎缩。多数患者无远端肌受累。

（1）肌无力：几乎所有患者均出现不同程度的肌无力。肌无力可突然发生，并持续进展数周到数月。临床表现与受累肌肉的部位有关。肩带肌及上肢近端肌无力表现为上肢不能平举、上举，不能梳头、穿衣；骨盆带肌及大腿肌无力表现为抬腿不能或困难，不能上车、上楼，坐下或下蹲后起立困难；颈屈肌受累可导致平卧抬头困难，头常后仰；喉部肌肉无力造成发音困难、声音嘶哑等；咽、食管上端横纹肌受累引起吞咽困难，饮水发生呛咳，液体从鼻孔流出；食管下段和小肠蠕动减弱与扩张引起反酸、食管炎、咽下困难、上腹胀痛和吸收障碍等，同进行性 SSc 的症状难以区别；胸腔肌和膈肌受累出现呼吸表浅、呼吸困难，并可引起急性呼吸功能不全。

（2）肌痛：在疾病早期可有肌肉肿胀，约 25% 患者出现疼痛或压痛。

2. 皮肤　DM 除有肌肉症状外还有皮肤损害，多为微暗的红斑。皮损稍高出皮面，表面光滑或有鳞屑。皮损常可完全消退，但亦可残留带褐色的色素沉着、萎缩、瘢痕或白斑。皮肤钙化也可发生，易见于儿童。

（1）眶周水肿伴暗紫红色皮疹，见于 60% ~ 80% DM 患者。

（2）戈特隆（Gottron）征：皮疹位于关节伸面，多见于肘、掌指、近端指间关节处，也可出现在膝与内踝皮肤，表现为伴有鳞屑的红斑，皮肤萎缩、色素减退。

（3）颈、上胸部"V"区弥漫性红疹，在前额、颊部、耳前、颈三角区、肩部和背部亦可见皮疹。

（4）指甲两侧呈暗紫色充血皮疹、手指溃疡，甲缘可见梗死灶。部分患者双手外侧掌面皮肤出现角化、裂纹，皮肤粗糙脱屑，与技术工人的手相似，称"技工手"，在抗 Jo－1 抗体阳性的 PM/DM 患者中多见。

（5）Raynaud 现象、网状青斑、多形性红斑等血管炎表现。慢性病患者有时出现多发角化性小丘疹、斑点状色素沉着、毛细血管扩张、轻度皮肤萎缩和色素脱失，称为血管萎缩性异色病性 DM。

以上前两种皮损对 DM 诊断具有特征性。皮损程度与肌肉病变程度可不平行，少数患者皮疹出现在肌无力前。约 7% 患者有典型皮疹，始终没有肌无力、肌痛，肌酶谱正常，称为"无肌病的皮肌炎"。

3. 关节　关节痛和关节炎见于约 20% 患者，为非对称性，常累及手指关节。由于手部肌肉纤维化、挛缩，可导致手指关节畸形，但 X 线检查可无关节破坏。

4. 全身症状　约 40% 患者有发热。发热可为本病的初发症状，亦可在本病的发展过程中出现，常为不规则低热，在急性患者中可有高热。浅表淋巴结一般无明显肿大，少数颈部淋巴结可成串肿大。心脏累及时可有心动过速或过缓、房颤、心脏扩大、心肌损害，甚至出现心力衰竭。亦可有胸膜炎、间质性肺炎。约 1/3 患者肝轻度至中等度肿大。消化道累及时 X 线钡餐检查提示食管蠕动差、通过缓慢、食管扩张、梨状窝钡剂滞留。眼肌累及时出现复视，视网膜可有渗出物或出血，或有视网膜脉络膜炎、蛛网膜下隙出血。

1/4 患者，特别是 >50 岁的患者可发生恶性肿瘤。DM 发生肿瘤的多于PM，肌炎可先于恶性肿瘤 2 年左右，或同时或后于肿瘤出现。所患肿瘤多为实体瘤，如肺癌、胃癌、卵巢癌、宫颈癌、乳腺癌、鼻咽癌及淋巴瘤等。肿瘤切除后肌炎症状可改善。

此外，本病可与 SLE、硬皮病等重叠。

患儿临床特点是发病前常有上呼吸道感染史；无 Raynaud 现象和硬皮病样变化；在皮肤、肌肉、筋膜中可发生弥漫或局限性钙质沉着，成人较为常见；可有血管病变、消化道溃疡和出血。

二、并发症

肺间质病变是 PM/DM 常见的临床表现之一，因为肺间质病变的存在，以及长期采用糖皮质激素、免疫抑制剂治疗，肺部感染成为 PM/DM 最为常见的并发症。肺间质病变以及反复发生的肺部感染可导致肺动脉高压的出现，产生相应的临床症状和体征。

三、辅助检查

患者可有贫血、白细胞增多、血沉增快、蛋白尿等。其他具有较大临床意义的检查有：

1. 血清肌酶　95% 以上的 PM/DM 患者在病程某一阶段出现肌酶活性增高，为本病诊断的重要血清指标之一。血清肌质酶升高包括肌酸激酶（CPK）、乳酸脱氢酶（LDH）、天冬氨酸氨基转移酶（AST）和醛缩酶（ALD）显著增高。上述肌酶以 CK 最敏感，其主要成分为来自骨骼肌的 CK－MM 同工酶，肌酶活性的增高表明肌肉有新近损伤，肌细胞膜通透性增加。因此肌酶的高低与肌炎病情的严重程度呈平行关系，可用于诊断、疗效监测及预后的判断。肌酶的升高常早于临床表现数周，晚期肌萎缩后肌酶不再释放。在慢性肌炎和广泛肌肉萎缩患者，即使在活动期，肌酶的水平也可正常。

2. 尿肌酸　生理状态下肌酸在肝脏内合成，大部分由肌肉摄取，以含高能磷酸键的磷酸肌酸形式存在。肌酸在肌肉内代谢脱水形成肌酐后通过尿液排出。患本病时由于肌肉的病变，所摄取的肌酸减少，参与肌肉代谢活动的肌酸量减少，肌酐合成量亦减少，出现血中肌酸量增高而肌酐量降低，肌酸从尿中大量排出而肌酐排出量却降低。肌炎时 24 小时尿肌酸排泄量增高，大于 100～200 mg/d，伴肌酐排泄量减少，具有一定的敏感性，但各种原因引起的肌萎缩均可使尿肌酸增高。临床上以肌酸/肌酸＋肌酐＜6% 为正常。

3. 肌红蛋白　严重的肌损伤可释放肌红蛋白，血清肌红蛋白测定可作为衡量疾病活动程度的指标，病情加重时排出增多，缓解时减少。

4. 自身抗体

（1）ANA：在 PM/DM 时阳性率为 20%～30%，对肌炎诊断不具特异性。

（2）抗 Jo-1 抗体：为诊断 PM/DM 的标记性抗体，阳性率为 20%～40%，在合并有肺间质病变的患者中可达 60%。抗 Jo-1 抗体阳性的 PM 患者，临床上常表现为抗合成酶抗体综合征（肌无力、发热、间质性肺炎、关节炎、Raynaud 现象、"技工手"）。

5. 肌肉活检　取受损肢体近端（如三角肌、股四头肌）、有压痛、中等无力的肌肉送检为好，应避免肌电图插入处。肌炎常呈灶性分布，必要时需多部位取材，提高阳性率。肌肉病理改变主要有：①肌纤维间质、血管周围有炎症细胞（淋巴细胞、巨噬细胞、浆细胞为主）浸润。②肌纤维变性坏死、再生，表现为肌束大小不等、纤维坏死，再生肌纤维嗜碱性，核大呈空泡状，核仁明显。③肌纤维萎缩以肌束周边最明显，皮肤病理改变无特异性。

6. 肌电图　几乎所有患者都可出现肌电图异常，表现为肌源性损害，即在肌肉松弛时出现纤颤波、正锐波、插入激惹及高频放电，轻微收缩时出现短时限低电压多相运动电位，最大收缩时出现干扰相。

7. 肌肉 MRI　为诊断肌炎新的非创伤性的检查方法。可见炎症肌肉的水肿部位出现对称性异常、高密度区 T_2 波，肌炎控制时恢复正常。可用于指导肌肉活检取材部位，随诊肌炎的活动性和治疗反应。

第四节 诊断和鉴别诊断

一、诊断

根据对称性近端肌无力、疼痛和压痛，伴特征性皮肤损害，如以眶周为中心的紫红色水肿性斑、Gottron 征和甲根皱襞僵直毛细血管扩张性红斑、瘀点，一般诊断不难。再结合血清肌质酶如 CPK、LDH、ALT、AST 和 ALD 增高，24 小时尿肌酸排泄增加，必要时结合肌电图改变和病变肌肉活检病理改变，可以确诊本病。

博汉和彼得（1975 年）提出的诊断标准：①对称性近端肌无力，伴或不伴吞咽困难和呼吸肌无力。②血清肌酶升高，特别是 CK 升高。③肌电图异常。④肌活检异常。⑤特征性的皮肤损害。具备上述①、②、③、④者可确诊 PM，具备上述①~④项中 3 项可能为 PM，只具备 2 项为疑诊 PM。具备第⑤条，再加上其他 3 或 4 项可确诊为 DM；具备第⑤条，加上其他 2 项可能为 DM；具备第⑤条，加上其他 1 项为疑诊 DM。

二、鉴别诊断

参照上述诊断标准，典型病例不难诊断。PM 具肌肉症状及相关实验室异常，而无皮肤表现，可与 DM 鉴别。DM 需与 SLE、SSc 等鉴别。PM 需要与进行性肌营养不良、重症肌无力等鉴别。

1. 运动神经元病　肌无力从肢体远端开始，进行性肌萎缩，无肌痛，肌电图为神经源性损害。

2. 重症肌无力　为全身弥漫性肌无力，在进行持久或反复运动后肌力明显下降，血清肌酶、肌活检正常，血清抗乙酰胆碱受体（AchR）抗体阳性，新斯的明试验有助诊断。

3. 肌营养不良症　肌无力从肢体远端开始，无肌压痛，有家族遗传史。

4. 感染性肌病　肌病与病毒、细菌、寄生虫感染相关，表现为感染后出现肌痛、肌无力。

5. 内分泌异常所致肌病　如甲亢引起的周期性瘫痪以双下肢乏力多见，为对称性，伴肌痛，活动后加重，发作时出现低血钾，补钾后肌肉症状缓解；甲减所致肌病主要表现为肌无力，也可出现进行性肌萎缩，常见为咀嚼肌、胸锁乳突肌、股四头肌及手部肌肉，肌肉收缩后弛缓延长，握拳后放松缓慢。

6. 代谢性肌病　PM 还应与线粒体病、嘌呤代谢紊乱、脂代谢紊乱和碳水化合物代谢紊乱等肌病相鉴别。

7. 其他风湿性疾病

（1）SLE：皮损以颧颊部水肿性蝶形红斑、指（趾）节伸面暗红斑和甲周、末节指（趾）屈面红斑为特征，而 DM 则以眶周水肿性紫红斑、Gottron 征为特征；SLE 多系统病变中，肾脏较多受累，而 DM 以肢体近端肌肉累及为主，声音嘶哑和吞咽困难亦较常见。此外，血清肌质酶和尿肌酸排出量在 DM 患者中有明显增高，必要时肌电图和肌肉活检可资鉴别。

（2）SSc：SSc 有 Raynaud 现象，颜面和四肢末端肿胀、硬化、萎缩为其特征，而 DM 则以肌肉软弱、疼痛及面部红斑为主。肌肉病变在 SSc 患者中即使发生，通常也在晚期出现，且为间质性肌炎，而非 PM/DM 的实质性肌炎。

（3）风湿性多肌痛：发病年龄常 >50 岁，表现为颈、肩胛带及骨盆带等近端肌群疼痛、乏力及僵硬，血沉可增快，肌酶、肌电图及肌肉活检正常，糖皮质激素治疗有明显疗效。

（4）嗜酸性肌炎：其特征为亚急性发作性肌痛和近端肌群无力，血清肌质酶可增高，肌电图示肌病变化，肌肉活检示肌炎伴嗜酸性粒细胞浸润，本病实为嗜酸性粒细胞增多综合征病谱中的一个亚型。

此外，还应与药物所致肌病鉴别，如长期服用大剂量糖皮质激素所致肌病，肌痛从下肢开始，肌酶正常；青霉胺长期使用引起的重症肌无力；乙醇、氯喹（羟氯喹）、可卡因、秋水仙碱等，均可引起中毒性肌病。

第五节　治疗和预后

一、治疗

应早期诊断、早期治疗，以延长患者的生命。患儿需查找感染病灶；成人，特别是老年人，应尽可能详细检查。发现感染病灶或恶性肿瘤者应及时处理，行病因治疗，有时可获痊愈。

（一）一般治疗

治疗在疾病各个阶段都很重要。急性期需卧床休息，注意营养，给予高蛋白、高维生素、高热量、无盐或低盐饮食，避免日晒，注意保暖，预防感染，对症治疗。

（二）药物治疗

1. 糖皮质激素　为本病的首选药物，最好选用不含氟的中效激素如泼尼松，不仅价廉，且很少产生激素诱导性肌病。在病初2个月内进行激素治疗，疗效最好。剂量取决于病情活动程度，根据临床症状、肌力及肌酶水平的改善情况判定疗效。常用剂量为泼尼松（1～2）mg/（kg·d），晨起一次口服，重症者可分次口服。成人急性期初始量一般为（40～80）mg/d，分次口服，病情控制后逐渐减量，一般每2～3周减5 mg，以10～20 mg/d维持数月或数年。若复发，则剂量增加10～20 mg或恢复到最初剂量。大多数患者需维持治疗2～3年，以防止复发。若泼尼松疗效不佳，可采用大剂量甲泼尼龙0.5～1 g/d静脉冲击治疗，连用3天后改为60 mg/d口服，再根据症状及肌酶水平逐渐减量。应该指出，在服用激素过程中，应严密观察感染及其他糖皮质激素所致的不良反应。肌肉已挛缩的患者激素治疗无效。

2. 免疫抑制剂　对病情反复及重症患者应及时加用免疫抑制剂。激素与免疫抑制剂联合应用可提高疗效、减少激素用量，减少激素所致的不良反应。

（1）甲氨蝶呤（MTX）：常用剂量为每周10～15 mg，口服或加入生理盐水20 mL中缓慢静注，若无不良反应，可根据病情酌情加量，但最大剂量不超过每周 30 mg，待病情稳定后逐渐减量，维持治疗数月至 1 年以上。一些患者为控制该病单用 MTX 5 年以上，并未出现不良反应。MTX 的不良反应主要有肝酶增高、骨髓抑制、血细胞减少、口腔炎等。用药期间应定期检查血常规和肝、肾功能。

（2）硫唑嘌呤（AZA）：常用剂量为 1.5 ~ 3 mg/（kg·d）口服，初始剂量可从 50 mg/d 开始，逐渐增加至 150 mg/d，待病情控制后逐渐减量，维持量为 50 mg/d。不良反应主要有骨髓抑制、血细胞减少、肝酶增高等。用药开始时需每 1 ~ 2 周查血常规 1 次，以后每 1 ~ 3 个月查血常规和肝功能 1 次。

（3）环磷酰胺（CYC）：对 MTX 不能耐受或疗效不佳者可改用 CYC 50 ~ 100 mg/d 口服。对重症者，可用 0.8 ~ 1 g，加入生理盐水 100 mL 中静滴冲击治疗。不良反应主要有骨髓抑制、血细胞减少、出血性膀胱炎、卵巢毒性、诱发恶性肿瘤等。用药期间需监测血常规、肝功能。

（4）雷公藤多苷等：也有一定的疗效，但应注意对血液系统、性腺、肝脏等的不良反应。

3. 大剂量静注用免疫球蛋白（IVIG）冲击治疗　如对上述治疗反应不佳时，可采用大剂量 IVIG 冲击疗法，方法为 1 g/（kg·d），用 2 天，或者 0.4 g/（kg·d），用 5 天，可使患者皮损消退、肌肉症状改善、肌力提高、肌质酶水平下降、激素用量减少。IVIG 不良反应轻微，可以明显且快速改善临床症状，故可用于危重患者的抢救，对 DM 疗效更好。MG 治疗风湿性疾病的机制目前尚未明确，大致有以下几方面：调整 Fc 受体功能；保护细胞膜；清除持续存在的感染因子；抑制抗体合成；产生抗细胞因子的抗体，直接阻抑细胞因子；阻抑细胞因子的产生和释放；阻抑 T 细胞活化；降低黏附分子表达；上调天然 IL - 1 受体拮抗剂；输入抗独特型抗体，中和自身抗体；输入抗独特型抗体，调整 T、B 细胞功能；抑制补体的结合与活化等。

4. 血浆置换或血浆输注　通过血细胞分离机/分离膜以及滤过/吸附等多种方法去除患者血液中的内源性/外源性致病因子，使疾病得以较迅速地缓解。血液净化疗法对多数患者来说不是病因治疗，但与药物治疗相比，它能相对较快、较有效地去除致病物质。糖皮质激素及免疫抑制剂治疗无效的患者可推荐血浆置换。研究表明，对于重症 PM/DM，血浆置换具有较好的疗效，尤其适用于危重患者。

5. 蛋白同化剂　如苯丙酸诺龙、丙睾、司坦唑醇等，可促进蛋白合成、减少尿肌酸的排泄，对肌力的恢复有一定作用。

6. 其他治疗　可采用 ATP、新斯的明、大量维生素 E、维生素 C 等对症支持治疗。转移因子、胸腺肽等可调节机体免疫功能、增强抵抗力；对于皮疹，可外用遮光剂、含糖皮质激素霜剂、非特异性润滑剂及小剂量糖皮质激素制剂、氢喹、羟氢喹等；Raynaud 现象可予热敷、保暖以及硝苯地平（心痛定）、哌唑嗪等扩血管药物治疗；儿童 DM 疑与感染相关者，宜配合使用抗感染药物；合并恶性肿瘤的患者，如果切除肿瘤，肌炎症状可自然缓解。

（三）体疗

体疗有助于预防肢体挛缩。病情活动期可进行被动运动，每日 2 次。恢复期可酌情进行主动运动，还可酌情采用按摩、推拿、水疗和透热疗法等。

二、预后

早期诊断、合理治疗可使本病获得长时间缓解，患者可从事正常的工作、学习，尤其是儿童患者预后更佳。自采用糖皮质激素治疗 PM/DM 以来，本病预后已有相当改善，5 年病死率下降到 15% ~ 28%。成人患者可死于严重的进行性肌无力、吞咽困难、营养不良以及吸入性肺炎或反复肺部感染所致的呼吸衰竭。PM 并发心、肺病变者病情往往严重，而且治疗效果不佳。儿童通常死于肠道的血管炎。合并恶性肿瘤的肌炎患者，其预后一般取决于恶性肿瘤的预后。

第九章　硬皮病

第一节　病因与发病机制

一、病因

SSC 的病因尚未完全明确。众多的研究显示与遗传易患性、感染、环境因素等有关。

1. 遗传因素　部分 SSC 患者有明显的家族史，研究表明家族聚集性见于 1.5% 的 SSC 家庭，且 SSC 患者一级亲属发病危险性是普通人的 11～158 倍，一级亲属出现抗核抗体阳性的可能性也高于普通人。同卵孪生共患 SSC 的发病率为 4.7%，与异卵孪生相同。同时也发现 SSC 患者中人类白细胞抗原 HLA - DR1、DR2、DR3、DR5 及 HLA - DQA2 等的频率增高。在重症患者中 HLA - B8 频率升高。此外，在女性患者中存在着 X 染色体的显性等位基因异常。表 9 - 1 中与 SSC 发病相关特异性基因的多态性也支持遗传易患性的存在。

表 9 - 1　SSC 发病相关特异性基因的多态性与临床表现的相关性

基因的多态性	临床表现的相关性
PTPN22 R620w	抗拓扑异构酶抗体、抗着丝点抗体
ETRA	RNA 多聚酶抗体
CTGF 引物	系统性硬化
CXCR2	系统性硬化
TNF - 863A	抗着丝点抗体
IL - IO	抗着丝点抗体
SPARC	系统性硬化
SPARC	无关联

基因的多态性	临床表现的相关性
MCP－I	系统性硬化
MCP－1	无关联
TGF－β_1	系统性硬化
TGF－β_1	无关联
TGF－β_1	无关联
ACE	系统性硬化
Fibrillin－I	系统性硬化
COLIA2	系统性硬化

2. 感染　有研究显示，人巨细胞病毒和其他病毒感染是本病潜在的诱发因素。部分患者发病前有急性感染史，曾在骨骼肌和肾中发现副黏病毒样包涵体。有报道，细小病毒 B_{19} 也参与 SSC 的发病，50% 以上的 SSC 患者骨髓中可以检出细小病毒，而正常人为阴性。

巨细胞病毒隐性感染通过直接血管损伤或通过病毒和宿主蛋白质共有的相似氨基酸序列的分子模拟等免疫介导机制导致 SSC 患者血管损伤。同时 SSC 患者的血清中有针对人巨细胞病毒后期蛋白 UL94 抗原表位的抗体，其表位类似人内皮细胞表达的一种蛋白质。推测某些病毒与 SSC 自身抗原有同源性，病毒感染可影响 SSC 疾病的易患性。

3. 环境因素　多种环境因素与 SSC 的发病有关。包括长期服用药物（食物抑制药、博来霉素、喷他佐辛、异烟肼、紫衫醇）、职业性经常接触化学物质（二氧化硅、杀虫剂、苯氧生物、二氧化硅、聚氯乙烯、三氯乙烯和有机溶剂等）、感染（巨细胞病毒、人细小病毒、疏螺旋体）、恶性肿瘤（乳癌、类癌和转移性黑色素瘤）和放疗等均可增加 SSC 的发病概率。

4. 微嵌合状态　近来认为微嵌合状态参与 SSC 的发病，研究表明，来自 SSC 患者的外周血中的微嵌合性细胞是明显增加的，而且有试验证明，微嵌合性细胞是特别活跃的并可以识别患者的白细胞抗原。SSC 多见于女性，生育年龄后，女性 SSC 的发病率增加也与微嵌合状态有关，因为胎儿祖细胞可在母亲血液里存活多年。未育女性和男性 SSC 患者也可发生微嵌合状态。

二、发病机制

同其他风湿免疫病一样，SSC 的发病机制至今尚未完全阐明。目前认为，在有遗传易患基因的背景下，由于某些环境或感染的因素的影响，导致体内细胞免疫和体液免疫异常，产生多种自身抗体和细胞因子而导致发病，如图 9-1。已知的发病机制包括以下三个要点：血管损伤和破坏、免疫系统的激活以及广泛的血管和间质纤维化，最终导致胶原的过度产生和其他细胞外基质蛋白，包括纤连蛋白、黏蛋白、原纤维蛋白 I、氨基葡聚糖，在皮肤和其他器官的沉积。

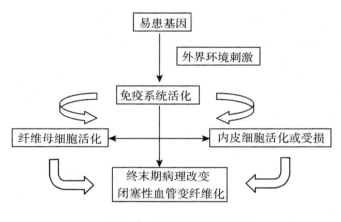

图 9-1　SSC 的发病机制

1. 血管损伤　小动脉和微血管系统的病变被认为是 SSC 发病的始动因素之一。血管内皮损害和功能障碍是 SSC 最早的改变。多数 SSC 患者首发表现雷诺现象即血管损伤导致的血流调节障碍。血管的损伤和破坏累及皮肤、肺、心脏、胃肠道和肾的小动脉、微动脉的毛细血管，最初血管内皮细胞和基质膜损伤，伴有可逆性功能变化、黏附分子表达增加以及白细胞渗出增加，导致血管周围炎症。随着内皮细胞损伤加剧，其产生的血管扩张剂，如一氧化氮和前列环素减少，而产生的血管收缩剂，如内皮素-1增加，使得血管出现异常收缩和舒张，引起进行性不可逆性血管重塑，出现内膜和平滑肌细胞的增生，基质沉积和血管纤维化，引起管腔狭窄、血小板聚集、原位血栓形成，最终导致血管闭塞和组织缺血。SSC 中自身抗原部分可能就是组织局部缺血产生活性氧族后引起的组织坏死碎片。

2. **自身免疫异常** 固有免疫和适应性免疫均有参与到 SSC 的发病。细胞介导的免疫反应在 SSC 的纤维化中起主导作用。SSC 的皮损和受累器官中有单核细胞的浸润，以表面标志为 IL-2R、CD69、HLA II 的 T 细胞为主。在损伤血管周围及外周血中均有明显的 T 细胞活化。在疾病早期，在受损血管周围可见活化的 CD4 和 CD8 T 淋巴细胞、单核细胞/巨噬细胞以及少量的 B 淋巴细胞、嗜酸性细胞、肥大细胞和自然杀伤细胞，在纤维化出现前就可见到这些炎性细胞的浸润。同时，血清中 CD4 T 细胞增多，CD4/CD8 T 细胞比值也升高。支气管肺泡灌洗液中也有活化的 T 细胞。循环中的 T 细胞自发性细胞因子分泌增多，IL-2 受体表达增高，趋化因子受体和 α1 整合素黏附分子的表达也有增高，说明它们对内皮细胞和成纤维细胞的结合能力增强。另外，活化的巨噬细胞分泌多种细胞因子参与 SSC 的发病，如 IL-1 可刺激成纤维细胞增殖和胶原合成，IL-6 可能在局部刺激成纤维释放金属蛋白酶组织抑制剂，从而限制胶原降解。而肥大细胞与 T 细胞相互作用后可脱颗粒，释放类胰蛋白酶，刺激成纤维细胞合成胶原。

B 淋巴细胞在 SSC 发病机制中也起关键作用。研究发现，SSC 患者皮损中 B 淋巴细胞基因表达上调；外周血 B 淋巴细胞增多；体内 Th$_2$ 细胞因子占主导，这些多反映了 B 淋巴细胞增多并活化。活化的 B 淋巴细胞可通过产生过多的细胞因子（IL-6，TGF-13）直接导致皮肤硬化，或者通过发挥其抗原递呈、共刺激调节因子调节 T 细胞活性和产生自身抗体放大免疫应答促进组织纤维化。95% 的 SSC 患者体内有大量的抗核抗体（ANA），包括有特异性的抗拓扑异构酶-I（Scl-70）抗体、抗着丝点抗体（ACA）、抗 RNA-聚合酶 III 抗体等。但尚未发现这些抗体哪一种与哪种临床亚型有绝对的相关性。这些抗体是否有致病性，是免疫异常的起点还是这些异常的抗体作用于血管系统和细胞外基质的结果，尚有待深入研究。

3. **组织纤维化** 广泛的间质纤维化是 SSC 最具特征的病理学表现，它的发生是慢性炎症、自身免疫以及血管损伤、组织缺氧的最终结果。病变导致血管损伤和血管周围炎症反应，大量细胞因子和趋化因子如基质金属蛋白酶及其抑制剂、转化生长因子 β 及结缔组织生长因子、肿瘤坏死因子 α 和白细胞介素分泌和激活，导致成纤维细胞活化和肌纤维母细胞聚集。循环中的间质祖细胞运输并积聚在损伤的组织中，并转化为纤维化的成纤维细胞，促进基质的聚集。组织缺氧、基质重塑及血管收缩进一步促进纤维化进程，从而损伤组织结构，并影响器官功能。基质金属蛋白酶及其抑制剂、转化生长因子 β 及结缔组织生长因子、肿瘤坏死因子 α 和白细胞介素等均与胶原沉积有关。硬皮病临床表现的异质性很可能就是这些不同细胞因子发挥不同的作用，导致病变复杂而异样。组织纤维化的发生、发展及转归取决于细胞外基质合成和降解过程的平衡。

第二节　临床分型

1988 年 ACR 根据皮肤硬化程度、范围、内脏受累情况、甲床毛细血管异常、血清学特点，阐明了 SSC 的 5 种亚型。

1. 局限性皮肤系统硬化症 SSC（LSSc）　皮肤增厚局限于肘（膝）关节的远端肢体，但可累及面部、颈部。其中，CREST 综合征为局限性皮肤型 SSC 的一个亚型，表现为钙质沉着（C）、雷诺现象（R）、食管功能障碍（E）、指端硬化（S）和毛细血管扩张（T），后期可发生肺动高压、伴或不伴肺间质纤维化、皮肤钙化、毛细血管扩张、三叉神经痛，抗着丝点抗体（ACA）阳性多见，甲床毛细血管环扩张，常无缺失。

2. 弥漫性皮肤系统性硬化症（DSSc）　除面部、肢体远端皮肤增厚外，还可累及肢体近端和躯干皮肤。早期即可出现明显的肺间质纤维化病变、肾功能不全甚至衰竭、弥漫性胃肠病变和心肌受累及腱鞘摩擦音，抗 Scl－70 抗体可阳性，甲床毛细血管环扩张和缺失。

3. 无皮肤硬化的 SSC　无明显的皮肤增厚的表现，但有雷诺现象、SSC 特征性的内脏器官受累表现、特征性血管和血清学异常。

4. 重叠综合征　系统性硬化或局限性皮肤型 SSC 同时伴有符合诊断标准的系统性红斑狼疮、多发性肌炎或皮肌炎、类风湿关节炎等 1～3 种疾病为重叠综合征。

5. 未分化结缔组织病（UCTD）　雷诺现象伴 SSC 的部分临床或（和）血清学特点（如指端溃疡、手指水肿、甲床毛细血管异常、ACA 阳性），但无皮肤硬化，亦无特征性内脏器官受累。

第三节 临床表现

1. 一般表现 本病起病隐匿。患者在疾病早期可出现疲乏、无力、体重减轻等慢性消耗性疾病特征，其中疲劳感最明显。发热在 SSC 并不常见，如出现需排除感染或恶性肿瘤等原因。

2. 雷诺现象 雷诺现象是指手指或足趾遇冷或情绪影响等因素诱发的发作性肢端缺血，典型的表现为苍白、发绀、潮红，但并非所有患者均有这 3 种颜色改变，其中苍白是最为可靠的表现。是 SSC 最常见的首发症状（70% ~ 90%），也是常见的早期症状，可先于 SSC 的其他症状几个月至几年。也可与其他症状同时发生。几乎所有的 SSC 患者在整个病程中都会出现雷诺现象，因其实质为阵发性指（趾）的小动脉和微动脉血管痉挛，偶尔出现在鼻尖和耳郭。

3. 皮肤病变 皮肤增厚变硬是 SSC 的标志性症状，皮肤硬化从手的远端开始，逐渐向近端甚至躯干蔓延。皮肤病变历经 3 期，在弥漫性皮肤型 SSC 中表现典型。

（1）肿胀期：皮肤硬化一般都是从手开始，手指、手背发亮、紧绷、肿胀，手指皱褶消失、活动不灵活，逐渐波及前臂和面部、颈部，甚至上胸部。手背可出现水肿，呈非凹陷性，触之坚韧。有些患者可有皮肤红斑、瘙痒。

（2）硬化期：皮肤逐渐变厚、变硬，硬化皮肤有蜡样光泽，似有皮革包裹，不易被提起，双手不能握紧拳头。皮肤病变可向手臂、颈部、上胸部、腹部及背部蔓延。面部皮肤受损造成正常面纹消失，面容刻板，称"面具脸"，为本病特征性表现之一。鼻尖变小，嘴唇变薄、内收，口周出现放射性皱褶，张口度变小。少数患者可累及下肢及腹部皮肤。

（3）萎缩期：病程 5~10 年后进入萎缩期。皮肤开始萎缩，变得光滑但显得很薄，紧紧贴在骨面上，可出现不易愈合的皮肤溃疡。皮纹消失、毛发脱落。皮肤硬化部位常有色素沉着，间以脱色白斑即色素脱失，也可有毛细血管扩张，皮下组织钙化。指端由于缺血导致指垫组织丧失，出现下陷、溃疡、瘢痕，指骨溶解、吸收。

4. 关节、肌肉病变　由于关节周围肌腱、筋膜、皮肤纤维化，60% ~ 80% 的病例可出现关节和肌肉疼痛，且常为早期症状，少数也可出现明显的侵蚀性关节炎。皮肤增厚和腱鞘纤维化致使关节挛缩畸形和功能受限，当受累关节主动或被动运动时，特别在腕、踝、膝处，可感受到皮革样摩擦感，关节屈曲处皮肤可发生溃疡。SSC 早期可有肌痛、肌无力等非特异性症状，晚期的肌无力可由皮肤严重受累造成失用性肌萎缩。病变累及肌肉者，有以下两种类型：一为从肌腱向肌肉蔓延的纤维化，病理表现为肌纤维被纤维组织替代，无或轻度肌酶增高；另一种为 SSC 与皮肌炎重叠，患者可有明显近端肌无力，肌酶持续增高。

5. 胃肠道病变　消化道受累为 SSC 的常见表现，约 70% 的患者会出现，仅次于皮肤受累和雷诺现象。消化道的任何部位均可受累，其中食管受累最为常见（90%），肛门、直肠次之（50% ~ 70%），小肠和结肠较少（40% 和 10% ~ 50%）。

（1）口腔：可有口干、张口受限。张口受限可造成口腔护理困难，导致牙龈和牙齿病变。

（2）食管：食管下部功能失调、括约肌功能受损可导致吞咽食物后发噎感，以及饱食后随即躺下的胸骨后灼热、反酸。长期的反流性食管炎可引起出血、食管下段狭窄等并发症。1/3 硬皮病患者食管可发生 Barrett 化生（是指食管下段黏膜被肠型腺上皮取代）。这些患者发生狭窄和腺癌的危险性增高。

（3）胃：胃部受累可导致胃排空延迟，餐后腹胀、呕吐可发生。SSC 的黏膜血管损伤常以贲门周围血管扩张的形式出现，因其在内镜下的表现酷似西瓜的花纹，曾被称为"西瓜胃"，现定义为"胃窦血管扩张"。这种血管损伤可导致间断性出血，是 SSC 慢性贫血的原因之一。

（4）小肠：常可引起轻度腹痛、腹泻、体质量下降和营养不良。营养不良是肠蠕动缓慢、微生物在肠液中过度增长所致。偶可出现假性肠梗阻，表现为腹痛、腹胀和呕吐。与食管受累相似，纤维化和肌肉萎缩是产生这些症状的主要原因。

（5）大肠：大肠受累的临床症状往往较轻。累及后可发生便秘、下腹胀满，偶有腹泻。由于肠壁肌肉萎缩，在横结肠、降结肠可有较大开口的特征性肠炎（憩室），偶有憩室穿孔而出现急腹症，如肛门括约肌受累可出现直肠脱垂和大便失禁。

（6）肝和胰：肝受累不常见。SSC可以并发原发性胆汁性肝硬化，以局限性皮肤系统硬化症，尤其是CREST综合征多见。胰腺外分泌功能不全可引起吸收不良的腹泻。

6. 肺部病变　SSC普遍出现肺受累，2/3以上的患者都不同程度有肺部间质和或血管病变，是目前SSC的最主要的致死原因。肺部受累主要表现为间质纤维化、肺血管病变甚至闭塞及炎性改变。其中最常见的严重肺部病变是肺间质纤维化和肺动脉高压。肺间质纤维化多见于弥漫型SSC，肺动脉高压多见于有严重的雷诺现象者。病程初期常为活动时气促，活动耐受量减少；后期出现干咳。随着病程延长，肺部受累机会增多，且一旦累及，呈进行性发展，对治疗反应不佳。肺间质纤维化和肺动脉血管病变常同时存在，但往往是其中一个病理过程占主导地位。在抗拓扑异构酶Ⅰ（Scl-70）阳性的弥漫性皮肤型SSC患者中，肺间质纤维化常常较重；而在CREST综合征中，肺动脉高压常较为明显。肺间质纤维化常以嗜酸性肺泡炎为先导。体检可闻及细小爆裂音，特别是在肺底部。X线片示肺间质纹理增粗，严重时呈网状结节样改变。在早期或肺泡炎期，肺部高分辨率CT早期可显示呈毛玻璃样改变，后期可出现蜂窝状。支气管肺泡灌洗可发现灌洗液中中性或嗜酸性粒细胞增多。肺间质纤维化将导致肺功能下降和肺动脉高压，肺功能检查以限制性通气障碍，肺活量减低，肺顺应性降低，弥散功能减低为特征。主要表现为肺活量、用力肺活量（FVC）降低、残气/闭合气量增加、一氧化碳弥散量（DLco）降低。肺动脉高压是由于肺间质与支气管周围长期纤维化或肺间小动脉内膜增生的结果，往往缓慢进展，一般临床不易察觉，直到后期严重的不可逆病变出现。无创性的超声心动检查不易发现早期肺动脉高压。右心导管检查（RHC）是确诊肺动脉高压（PAH），评估血流动力学损伤严重程度及测试血管反应性的标准方法。尸检显示，29%~47%患者有中小肺动脉内膜增生和中膜黏液瘤样变化。心导管检查发现33%患者有肺动脉高压，个别肺间质纤维化还可并发肺大疱、自发性气胸及罕见的弥漫性肺泡出血。

7. 心脏病变　心脏受累常出现于SSC病程的晚期。心脏纤维化是心脏受累的主要原因，也是 SSC 患者发生死亡的重要原因之一。心脏受累主要表现为心包炎，伴或不伴有心包积液、心力衰竭和不同程度的传导阻滞或心律失常。弥漫性 SSC 患者可有心肌纤维化所致的心肌病。

8. 肾病变　肾受累见于约 20% 的 SSC 患者，但病理活检显示半数以上患者均有肾受累。肾病变临床表现不一，可为镜下血尿，肾功能正常，也常可表现为高血压、蛋白尿和氮质血症。部分患者在病程早期（起病 4 年内）或病程中出现硬皮病肾危象（SRC），即突然发生严重高血压，急进性肾衰竭，表现为剧烈头痛、恶心、呕吐、视力下降和抽搐、少尿、无尿。如不及时处理，常于数周内死于心力衰竭及肾衰竭，是 SSC 的又一重要死因。弥漫性硬皮病、病程进展快、抗 RNA 多聚酶抗体阳性、服用大剂量激素、病程 < 1 年等为 SRC 的危险因素。肾危象初期大部分患者感疲乏加重，若出现气促、严重头痛、视物模糊、抽搐、神志不清等症状，应予以重视。

9. 其他　在弥漫性皮肤型 SSC 可出现神经病变，包括正中神经受压、腕管综合征以及孤立或多发单神经炎，后者常与抗 UIRNP 抗体有关。SSC 出现对称性周围神经病变，可能与并发血管炎有关。相当一部分 SSC 患者可出现甲状腺功能减低，可伴有高低度的抗甲状腺抗体。可见甲状腺纤维化，但在不并发自身免疫性甲状腺炎的患者也可见到。SSC 的其他表现还包括三叉神经痛和男性阴茎勃起障碍。

第四节　辅助检查

1. 常规实验室检查　般无特殊异常。血细胞沉降率可正常或轻度增快。贫血少见，其中最常见的原因是与慢性炎症有关的低增生性贫血，其次应考虑消化道溃疡、肾受累。可有轻度白蛋白降低，球蛋白增高，可有多克隆高丙种球蛋白血症，主要为 IgG，见于近一半的患者。有时可出现冷球蛋白血症。

2. 免疫学检查　90% 以上 SSC 患者抗核抗体阳性，荧光核型为斑点型、核仁型和抗着丝点型，核仁型对 SSC 的诊断相对可靠。SSC 患者血清中有多种抗体，各有其相应的临床意义，见表 9 - 2。抗 Scl - 70 抗体被认为是 SSC 的标志性抗体，阳性率为 15% ～ 20%，该抗体阳性与弥漫性皮肤硬化、肺纤维化、指

（趾）关节畸形、远端骨质溶解相关。抗着丝点抗体在 SSC 中的阳性率只有 15%，但其是局限性皮肤型 SSC 的亚型 CREST 综合征较特异的抗体，在后者中有 50% ~90% 的阳性率，常与严重的肺动脉高压、雷诺现象、指端缺血相关。然而抗着丝点抗体的特异性不强，在其他结缔组织疾病如原发性胆汁性肝硬化、干燥综合征中也可呈阳性。抗 RNA 多聚合酶 I 、III 抗体的阳性率为 4% ~20%，常见于弥漫性 SSC 患者，这些患者肾和心脏受累较多见。抗 U3RNP 抗体阳性率为 8%，对 SSC 高度特异，与肌病、肠道受累和肺动脉高压相关。抗 U1RNP 抗体见于 5% ~10% 的 SSC 患者和 95% ~100% 的重叠综合征患者。抗纤维蛋白 Th/To 抗体阳性率约 5%，与局限性皮肤受累和肺动脉高压相关。抗 PM/Scl 抗体阳性率为 1%，见于局限性皮肤型 SSC 和重叠综合征（多发性肌炎/皮肌炎）。抗 SSA 抗体和（或）抗 SSB 抗体存在于 SSC 与干燥综合征重叠的患者。约 30% 的 SSC 患者类风湿因子阳性。近来，还发现新抗体，如 anti – fibrillarini、anti – matrix metalloproteinases 1 – 3、anti – novel antigen – 2 等。另外，与发病机制有关的抗体，如 anti – fibroblast antibodies、anti – EC antibodies（AECA）、anti – plate-let – derived growth factor receptor 等，但是这些抗体尚未应用于临床。

表 9 – 2　SSC 中常见的抗体及其临床意义

类型	英文简写	阳性率	临床意义
抗核抗体	ANA	90%	核型为斑点型、核仁型和抗着丝点抗体型，抗核仁型抗体对 SSC 的诊断相对特异
抗拓扑异构酶抗体	Scl – 70	15% ~20%	SSC 的特异性抗体，与弥漫性皮肤硬化、肺纤维化、距趾关节畸形、远端骨质溶解相关
抗着丝点抗体	anti – centromere	15% ~20%	CREST 综合征较特异的抗体，与雷诺现象、指端缺血、肺动脉高压相关
抗 RNA 聚合酶 I/III 抗体	anti – RNA – polymer – ase I / III	4% ~20%	弥漫性皮肤损害、SSC 相关肾危象相关
抗 u3RNP 抗体	anti – fibrillarin	8%	男性患者多见，与弥漫性皮肤受累相关
抗纤维蛋白 Th/To 抗体	anti – Th/To	5%	与局限性皮肤受累和肺动脉高压相关
抗 PM/Scl 抗体	PM/Scl	1%	局限性 SSC 和重叠综合征（PM/DM）

类型	英文简写	阳性率	临床意义
抗 SSA 抗体或 抗 SSB 抗体	SSA/SSB		存在于 SSC 与干燥综合征重叠的患者
类风湿因子	RF	30%	无特殊意义

3. 病理及甲床检查　硬变皮肤活检见网状真皮致密胶原纤维增多。表皮变薄，表皮突消失，皮肤附属器萎缩。真皮和皮下组织内（也可在广泛纤维化部位）可见 T 细胞大量聚集。甲床毛细血管显微镜检查显示毛细血管襻扩张与正常血管缺失。

4. 影像学检查　X 线平片可显示双手指端骨质吸收，软组织内有钙盐沉积。钡剂检查可显示食管、胃肠道蠕动减弱或消失，下端狭窄，近侧增宽，小肠蠕动亦减少，近侧小肠扩张，结肠袋可呈球形改变。超声和 MRI/MRA 可用来评估骨关节受累情况及 SSC 相关的血管病变。

间质性肺病是 SSC 主要的肺部病变。X 线检查可有两肺纹理增强，也可见网状或结节状致密影，以肺底为著，或有小的囊状改变，但对 X 线对早期肺间质病变不敏感。肺部高分辨率 CT（HRCT）是早期诊断肺间质病变最敏感又无创的可靠方法。HRCT 可分辨出不同病程中主要的影像学表现：①毛玻璃密度影。表现为弥漫性或局灶性的肺实质密度增高，为本病早期表现，多为可逆性病变。②弥漫性或局灶性小叶间隔增厚。表现为双侧中下肺外带与胸膜垂直的细线状影，此为小叶间隔内纤维组织增生所致。③胸膜下线影及蜂窝影。为肺间质纤维化的特征性改变，表现为肺间质纹理增粗，严重时可呈网状结节样改变，以基底部为显著，此类改变为结构性改变，表明该病以进入中晚期，难以逆转。④间隔旁和（或）瘢痕旁气肿。形态不规则，为纤维化牵拉所致。HRCT 可作为预测和随访间质性肺病的主要手段。

第五节　诊断与鉴别诊断

一、诊断

1. 诊断标准　目前临床上常用的标准是 1980 年美国风湿病学会（ACR）制定的 SSC 分类标准。

（1）主要条件：近端皮肤硬化，手指及掌指（跖趾）关节近端皮肤增厚、紧绷、肿胀。这种改变可累及整个肢体、面部、颈部和躯干（胸、腹部）。

（2）次要条件：①指端硬化，皮肤硬皮改变仅限手指。②指尖凹陷性瘢痕或指垫消失，由于缺血导致指尖凹陷性瘢痕或指垫消失。③双肺基底部纤维化，在立位胸部 X 线片上，可见条状或结节状致密影。以双肺底为著，也可呈弥漫斑点或蜂窝状肺，但应除外原发性肺病所引起的这种改变。

判定：具备主要条件或 2 条或 2 条以上次要条件者，可诊为 SSC。根据皮损分布和其他临床特点，进一步分为弥漫性、局限性或 CREST 综合征。雷诺现象、多发性关节炎或关节痛、食管蠕动异常、皮肤活检示胶原纤维肿胀和纤维化、血清有抗核抗体、抗 Scl-70 抗体和抗着丝点抗体阳性均有助于诊断。

澳大利亚学者贝奈特把 SSC 分为三型。Ⅰ型，最初仅为雷诺现象，皮肤病变的范围为手指和面部，内脏损害不明显，约占 15%。Ⅱ型，有雷诺现象，皮肤病变的范围为手指、双手和前臂；面部表情固定、口周放射性沟纹、口唇变薄，鼻端变尖；皮肤受累可有色素沉着或色素脱失、血管扩张；有心、肺、肾受累，此型占 80%。Ⅲ型，弥漫性皮肤改变，发展迅速，数周或数月波及身体大部分，特征为上下肢体和躯干同时受累、呈对称性；出现严重内脏损害，发病 5 年内心律失常或肾衰竭而死亡。此型最严重，约占 5%。

ACR 的标准注重于诊断，但其早期诊断的硬皮病的敏感性较低。Bernett 标准注重于病程的发展过程，有助于指导治疗。为此欧洲硬皮病临床试验和研究协作组（EULAR scleroderma trial and research group，EUSTAR）提出了"SSC 早期诊断"的概念和分类诊断标准，见表 9-3。但早期 SSC 可能与未分化结缔组织病、混合性结缔组织病不易鉴别。

表 9-3 EUSTAR 2009 年 SSC 早期诊断分类标准

主要条件	次要条件
雷诺现象	钙质沉着
自身抗体阳性（抗核抗体、抗着丝点抗体、抗 Scl-70 抗体）	手指肿胀
甲床毛细血管镜检查异常	手指溃疡
	食管括约肌功能障碍
	毛细血管扩张
	高分辨 CT 显示肺部"毛玻璃样"改变

以上标准中，具备主要条件的全部 3 项，或具备 2 项主要条件并加上次要条件中的任意一项，可早期诊断 SSC。

2. 皮肤硬化评分 SSC 皮肤受累的范围、程度和进展速度与内脏器官受累密切相关，而内脏受累是 SSC 患者预后的重要决定因素。所以皮肤评分的动态监测不仅有助于 SSC 病情分期及活动性的监测，而且有助于临床疗效的观察。目前国际上广泛使用的是修订的 Rodnan 皮肤得分法（IRSS），具体如下：把皮肤分为 17 个部分，包括面、前胸、腹、左/右手指、左/右手、左/右前臂、左/右上臂、左/右足、左/右小腿、左/右大腿。根据每一部位皮肤的硬化程度进行评分，0 分（正常）、1 分（可疑硬化）、2 分（肯定硬化）或 3 分（绷紧）。最后将这 17 个部位的评分累加，分数越高，皮肤硬化越广泛或越严重。此半定量评分准确可靠，与皮肤活检结果一致，可用于临床监测及临床研究。目前，国际上已使用硬度计来评估皮肤硬化程度，已证实可靠、简单、客观和准确。与传统的皮肤得分系统相比，硬度计法敏感性更高，可用于临床试验。

二、鉴别诊断

1. 硬肿病 女性多见，半数以上为 20 岁以前发病，大部分患者于发病前几天至 6 周有感染史，常在急性发热后数日发病，突然出现进行性对称性弥漫性皮肤发硬，多见于面部和颈部，但手足不受累，无雷诺现象。病程慢性，持续多年后大多可自愈，抗核抗体阴性。病理学显示，表皮改变轻微，真皮显著增厚，伴不同程度的蛋白多糖、透明质酸和胶原沉积。

2. 嗜酸性筋膜炎 以男性多见，发病年龄 30~60 岁为主，发病前有过度劳累、剧烈活动外伤及上呼吸道感染等诱因，病变初发部位以下肢尤以小腿下部为多见。特征性表现为深筋膜炎症和增厚，患区特有的皮下深部组织硬肿及皮面有与浅静脉走向一致的线状凹陷，伴局部酸胀、紧绷、疼痛，无雷诺现象，无内脏病变，抗核抗体阴性，血嗜酸性粒细胞增加。

3. 化学物、毒物所致硬皮病样综合征　接触聚氯乙烯、苯等化学物，食用毒性油或某些药物和接受硅胶乳房隆起术后出现硬皮以及硬皮病的某些其他症状。但无典型的硬皮病表现，血清中无特异的自身抗体，停止接触症状可渐消失，易与硬皮病鉴别。

4. 硬化性黏液水肿　泛发性丘疹和硬皮病样疹，血液中单克隆副球蛋白血症。组织学检查：黏蛋白沉积，成纤维细胞增生。无内脏病变，抗核抗体阴性。

5. 肾源性系统性纤维化　肾源性系统性纤维化（NSF）是一种仅发生于肾功能不全患者的少见但严重的后天性获得性、系统性疾病，以广泛的组织纤维化为特征。通常会引起四肢皮肤的增厚和硬结，最后常造成关节固定和挛缩，甚至导致死亡，常与含钆对比剂有关。无雷诺现象，无内脏病变，抗核抗体阴性。

第六节　治疗

虽然近年来 SSC 的治疗有了较大进展，但循证医学证据的支持仍然很少。皮肤受累范围程度以及内脏器官受累的情况决定其预后。早期治疗的目的在于阻止新的皮肤和脏器受累。而晚期治疗旨在改善已有的症状。治疗措施主要包括抗炎及免疫调节治疗、针对血管病变的治疗及抗纤维化治疗等。

1. 抗炎及免疫调节治疗

（1）糖皮质激素：20 世纪 60—70 年代，使用大剂量糖皮质激素治疗 SSC，由于其不良反应，患者病死率升高。20 世纪 80—90 年代糖皮质激素治疗 SSC 的作用被否定而变得非常谨慎，但其预后仍未得到明显改善。随着循证医学的发展，临床病例的积累，目前，糖皮质激素的使用趋于理性化、个体化。一般认为糖皮质激素不能阻止 SSC 的进展，但对 SSC 早期水肿期、炎症性肌病、间质性肺病的炎症期、心包积液及心肌病变有一定疗效，可用 30 ~ 40 mg/d，连用数周后渐减至维持量 10～15 mg/d。短期小剂量激素对病变早期的关节疼痛、肌痛有效。有作者认为，中小剂量的糖皮质激素长期治疗对 SSC 病情改善有很大的帮助，对晚期特别是有氮质血症患者，糖皮质激素能促进肾血管闭塞性改变，故禁用。

（2）免疫抑制药：常用的有环磷酰胺（CTX）、环孢素、硫唑嘌呤、甲氨蝶呤（MTX）、霉酚酸酯（MMF）、他克莫司等。其中对于 MTX 和 CTX，欧洲抗风湿病联盟有如下共识：①2 个随机对照试验显示，MTX 可以使早期弥漫性 SSC 患者的皮肤评分下降，故推荐用于治疗早期弥漫性 SSC 患者的皮肤损害。②2 个高质量随机对照试验显示，CTX 可改善 SSC 相关肺间质病变患者的肺功能、呼吸困难、生活质量，故推荐用于治疗 SSC 相关肺间质病变。免疫抑制药的使用对皮肤、肺部或肾病变有一定效果，与糖皮质激素合用，常可提高疗效和减少糖皮质激素用量。

2. 血管病变的治疗

（1）SSC 相关的指端血管病变（雷诺现象和指端溃疡）：患者应戒烟，保暖尤其是肢端保暖是改善雷诺现象的重要措施。治疗药物主要有，①抗血小板聚集药物如阿司匹林 100 mg/d；双嘧达莫每次 25 mg，3 次/天；前列地尔（alprostadil）扩张血管，抑制血小板聚集，5～10 mg 加入 10 mL 生理盐水（或 5% 葡萄糖注射液）静脉注射，1 次/天。②扩血管药物，钙通道阻滞剂可以选择性抑制 Ca^{2+} 经细胞膜上的钙通道进入细胞内，抑制血管平滑肌细胞的收缩，松弛血管平滑肌，减少末梢血管阻力。常用药物有硝苯地平、尼群地平、拉西地平、氨氯地平、非洛地平等，EULAR 建议将钙离子拮抗药作为治疗雷诺现象的一线药物，其中最常用的是硝苯地平。硝苯地平（每次 10～20 mg，3 次/天），可以减少 SSC 相关的雷诺现象的发生和严重程度。血管紧张素转化酶抑制药，如卡托普利 6.5～25 mg/d。5 磷酸二酯酶抑制药（西地那非、戈地那非）、选择性色氨酸重摄取抑制药（氟西汀）、血管紧张素-Ⅱ受体抑制药（氯沙坦钾、缬沙坦）等均可选用。如雷诺现象严重或存在活动性指端溃疡，应考虑静脉注射前列素类似物如伊洛前列素 0.5～3 ng/（kg·min）连续使用 3～5 天，或口服 50～150 μg，2 次/天。③已酮可可碱 0.4 g/d，口服或静脉注射。④西洛他唑 50 mg/d，2 次/天。有研究显示，内皮素受体拮抗药如波生坦对治疗 SSC 继发肢端溃疡无效，但可有效预防新生溃疡的发生，故推荐用于钙离子拮抗药、前列素类似物治疗无效的 SSC 继发肢端溃疡患者。

（2）SSC 相关的肺动脉高压：肺动脉高压是 SSC 致死的主要原因之一，必须强调早期治疗积极治疗。主要措施如下。

1）氧疗：有低氧血症患者应给予吸氧。

2）大剂量激素和免疫抑制药，首选环磷酰胺。

3）抗血小板聚集药物，与治疗雷诺现象相同。

4）利尿药和强心药：对于并发右心功能不全的肺动脉高压患者，初始治疗应给予利尿药。但应注意肺动脉高压患者有低钾倾向，补钾应积极且需密切监测血钾。地高辛可用于治疗收缩功能不全的充血性心力衰竭；右心室明显扩张，基础心率 >100 次/分钟，并发快速心房颤动时也是应用地高辛的指征。

5）肺动脉血管扩张药：目前新的作用于血管的扩张药有钙离子拮抗药、前列环素及其类似物、内皮素 - Ⅰ 受体拮抗药及 5 型磷酸二酯酶抑制药等。

钙离子拮抗药。钙通道阻滞药通过选择性抑制 Ca^{2+} 经细胞膜上的钙通道进入细胞内，抑制血管平滑肌细胞的收缩，松弛血管平滑肌，减少末梢血管阻力。SSC 患者除血管内膜和中层平滑肌增生外，肺血管痉挛也参与了 SSC 所致肺动脉高压的形成。急性血管扩张药物试验是目前公认筛选肺动脉痉挛对钙通道阻滞药敏感与否的有效手段。急性血管扩张药物试验阳性，提示该患者肺循环内小肺动脉处于痉挛状态。2004 年 ACCP 肺动脉高压内科治疗指南中明确指出，在对肺动脉高压患者使用钙离子拮抗药之前，必须进行急性血管扩张药物试验，而不应根据经验用此类药物，以免加重患者病情。因此，只有急性血管扩张药物试验结果阳性的患者才考虑应用钙离子拮抗药治疗，并应根据心率情况选择钙离子拮抗药。基础心率较慢的患者选择二氢吡啶类，基础心率较快的患者则选择地尔硫革开始应用从小剂量开始。在体循环血压没有明显变化的情况下，逐渐递增剂量，争取数周内增加到最大耐受剂量，然后维持应用。应用 1 年以上者还应再次进行急性血管扩张药物试验重新评价患者是否持续敏感，只有长期敏感者才能继续应用。

前列环素类药物。前列环素是花生四烯酸的代谢产物，主要由血管内皮细胞产生，是一种强力的血管扩张药。前列环素与其受体结合后，激活腺苷酸环化酶，使细胞内环磷酸腺苷浓度增加，从而发挥扩血管作用。研究表明，前列环素尚有抑制血小板聚集、抗血管平滑肌增殖的作用。对于雷诺现象和肺动脉高压（PAH）有较好的疗效。目前临床应用的前列环素制剂包括静脉用依前列醇、皮下注射用曲前列环素、口服制剂贝前列环素、吸入制剂伊洛前列素。大规模的临床试验已被公认为依前列醇是治疗肺动脉高压的"金方法"，但依前列醇半衰期很短，只有 3~5 分钟，不能口服给药，只能连续静脉给药，通常由中心静脉导管直接注入心脏，而通过中心静脉导管滴注存在潜在并发症。曲前列环素是一种半衰期长、稳定的新前列环素类似物，皮下注射时半衰期大约为80 分钟。也可以通过一个带有小型皮下导管的微泵持续注射，此微泵类似于糖尿病患者使用的胰岛素微泵。研究显示，全程接受曲前列环素治疗的患者，6 分钟步行距离显著的增加。

目前国内上市的前列环素类药物中有吸入性伊洛前列素。伊洛前列素是合成的前列环素的类似物，对前列环素受体有高度亲和力，化学性能稳定，可选择性扩张肺血管，升高血管平滑肌细胞中的 cAMP 浓度并维持血管内皮的完整性，降低肺血管阻力，提高心排血量。半衰期为 20~25 分钟，起效迅速，但作用时间较短。每天吸入治疗次数为 6~9 次。每次剂量至少在 5~20 μg。同依前列醇一样，长期应用该药可降低肺动脉压力和肺血管阻力，提高运动耐量，改善生活质量，提高 SSC 相关的肺动脉高压患者的生存率。但突然停药会导致威胁生命的肺动脉高压反弹，故推荐用于严重 SSC 相关肺动脉高压患者。

内皮素-1 受体拮抗药。内皮素-1 主要由血管内皮细胞分泌，是一种强的内源性血管收缩药。波生坦是一种特异性内皮素受体阻滞药，它不仅可以通过阻滞血管平滑肌上的 ETA 受体使血管舒张，还可以通过阻滞 ETB 受体防止血管纤维化，与 ETA 受体的亲和力比与 ETB 受体的亲和力稍高。研究已证实，长期口服波生坦能减少肺血管阻力、逆转肺血管和右心室肥大，用于早期肺动脉高压（PAH）患者可改善肺动脉高压患者的临床症状和血流动力学指标，提高运动耐量，改善生活质量和生存率。内皮素-1 受体拮抗药波生坦的推荐用法是初始剂量 62.5 mg，2 次/天，连用 4 周，后续剂量 125 mg，2 次/天，维持治疗。该药疗效明显、安全性好，已经被欧洲和美国指南认为是治疗心功能Ⅲ级肺动脉高压患者的首选治疗药物。其不良反应主要表现为肝损害，治疗期间应至少每月监测 1 次肝功能。

5 型磷酸二酯酶抑制药。磷酸二酯酶 5 抑制药能选择性地阻断环磷酸鸟苷酸 cGMP 的降解过程，增高细胞内 cGMP 浓度，导致平滑肌松弛。西地那非是一种具有口服活性的选择性环磷酸鸟苷特异的 5 型磷酸二酯酶抑制药。2005 年，西地那非被美国食品和药物管理局以及欧洲药品评价署批准用于肺动脉高压的治疗。西地那非能降低 PAH 和心钠素水平，有效改善临床症状，增加外周血流灌注，改善心肺功能。用于治疗 SSC 相关的肺动脉高压的推荐初始剂量为 20 mg，3 次/天。西地那非耐受性良好，常见不良反应包括头痛、面部潮红等，但一般能耐受。

氧化亚氮。氧化亚氮是血管内皮释放的血管舒张因子，具有调节血管张力、血流、炎症反应和神经传导等广泛的生物学作用。长期吸入氧化亚氮可能对肺动脉高压有一定疗效，但仍需要进一步随机对照试验以评估其安全性和有效性。

（3）SSC 相关肾危象（SRC）：肾危象是 SSC 常见的死亡原因之一。其治疗的关键是迅速控制恶性高血压，早期应使用最大耐受剂量的血管紧张素转换酶抑制药（ACEI），将血压控制在目标值（130/80 mmHg）以下。控制血压和大剂量长期应用 ACEI，对疾病的预后至关重要，即使肾功能不全进入终末期肾衰竭，ACEI 仍应继续常规使用。并应联合使用强效血管扩张药、利尿药等。通常血压控制后肾功能可有所改善，但也有些患者控制血压后，肾功能仍进行性恶化，需透析治疗或肾移植。SRC 患者肌酐 265.2 μmol/L（>3 mg/dl），血压升高持续 3 天以上、出现充血性心力衰竭时常提示预后不良。激素与 SSC 肾危象风险增加相关，应避免使用大剂量激素，使用激素的患者应密切监测血压和肾功能。

3. 抗纤维化治疗　皮肤增厚和内脏组织进行性纤维化是 SSC 的主要临床特征，因此，抗纤维化是 SSC 的一个重要治疗方法。但迄今为止尚无一种药物被证实对纤维化有肯定的疗效。转化生长因子（TGF-β）是 SSC 的纤维化发病机制中最主要的调节因子，与其他许多细胞因子和生长因子（如 IL-4、IL-6、内皮素受体-1、血小板衍生生长因子等）的相互作用导致纤维化的发生。TGF-β 通常以无活性前提分子存在，通过复杂的激活过程及信号转导系统导致 I 型胶原等细胞外基质的合成增多而发生组织纤维化。在其信号转导通路上有许多激酶可以作为治疗靶点。另外，体内尚有对细胞外基质累积负性调节的机制，包括 Smad7、IFN - γ。因此，推测包括内皮素 - 1 受体拮抗药、IFN - γ 及 TGF - β 抗体以及松弛素等应该有抗纤维化的作用，但是这方面的研究尚无可喜的结果，仍有待进一步研究。

（1）SSC 相关的皮肤受累：目前临床上治疗 SSC 的抗纤维化的药物主要包括青霉胺、秋水仙碱、积雪苷等。其中青霉胺最常用，它主要通过干扰胶原分子间的交联，抑制新胶原的生物合成和降解已形成的胶原纤维，从而对抗纤维化。目前一般采用小剂量进行治疗，初始剂量从 0.125 g/d 开始，通常应用 2 ~ 4 周后每日增加 0.125 g，坚持用药 6 ~ 12 个月后，皮肤硬化情况可改善。研究证明，秋水仙碱能阻止原胶原转变为胶原，抑制胶原合成，减少胶原的堆积。其常规用量为 0.5 ~ 1.5 mg/d，连用 3 个月至数年，临床上没有发现严重的不良反应，长期使用相对是安全的。但对晚期病例不能阻止皮肤病变恶化。积雪苷是一种从中药积雪草中提取的有效成分，它能抑制成纤维细胞的活性，软化结缔组织，口服每次 12 mg，3 次/天，疗程一般为 6 个月至 1 年。临床观察表明，积雪苷能改善硬皮病患者的症状及体征，而且对局限性硬皮病的疗效较弥漫性硬皮病略好。

有研究显示，甲氨蝶呤可改善早期弥漫性 SSC 的皮肤硬化，被推荐用于治疗早期弥漫性 SSC 的皮肤硬化，但其对其他脏器受累无效。两项随机对照试验证实，环磷酰胺也对治疗 SSC 相关的皮肤硬化有效，最近有 2 项小样本非对照临床试验，分别以 MMF 与糖皮质激素联合治疗、MMF 单独治疗。结果显示，MMF 可改善 SSC 患者皮肤评分。另外多项研究报道，0.1% 他克莫司软膏治疗局限性硬皮病有效，其他药物如环孢素、松弛素和静脉丙种球蛋白（IVIG）对皮肤硬化可能有一定改善作用。此外，SSC 患者的皮肤护理非常重要，避免频繁使用去污肥皂，而定期涂抹亲水性保护液和浴油可减少皮肤干燥。无感染的皮肤溃疡可用密封性敷料，如水状胶体凝胶敷料 Duo - DERM 或其他保护膜，或周围外敷抗交感神经药，或硝酸甘油贴剂，以促进愈合；感染溃疡可局部使用抗生素，有时需全身使用抗生素，尤其是怀疑有潜在骨髓炎时。

（2）SSC 的间质性肺病：SSC 发生肺间质病变的病因及机制尚不明，目前尚无特效治疗方法。对肺 ILD 病情进展期可短期予以小剂量激素，症状改善后逐渐减量至停药。近年国外研究用甲泼尼龙（10 mg/kg）和环磷酰胺（15 mg/kg），3~4周1次，连用6次后皮肤症状明显，连用12次后，有85.7%的患者肺间质炎性病变明显改善。环磷酰胺已被推荐用于治疗SSC的间质性肺病，环磷酰胺冲击治疗对控制活动性肺泡炎有效。近期的非对照性实验显示，抗胸腺细胞抗体和霉酚酸酯对早期弥漫性病变包括间质性肺病可能有一定疗效。有研究显示，MMF可以稳定或改善SSC相关肺间质病变患者的肺功能，并且与其他免疫抑制剂（MTX，AZA，CTX）相比，IIF能够显著降低SSC相关肺间质病变的发生率，并改善5年生存率。

另外，乙酰半胱氨酸对肺间质病变有一定的辅助治疗作用。

4. 其他脏器受累的治疗　SSC的消化道受累很常见。质子泵抑制药对胃食管反流性疾病、食管溃疡和食管狭窄有效。胃平滑肌萎缩可导致胃轻瘫和小肠运动减弱，促动力药物如甲氧氯普胺和多潘立酮可用于治疗SSC相关的功能性消化道动力失调，如吞咽困难、胃食管反流性疾病、饱腹感等。胃胀气和腹泻提示小肠细菌过度生长，治疗可使用抗生素，但需经常变换抗生素种类，以避免耐药。心力衰竭患者需要密切监测洋地黄和利尿药的使用。避免过度利尿，以免导致肾血流减少、心排血量降低和肾衰竭。

5. 其他治疗

（1）维A酸类：维A酸类药物可以调节结缔组织代谢，表现出抗纤维化活性，改善SSC患者的临床表现。在体外，9-顺式-维A酸能诱导成纤维细胞中COX-2表达和PGE_2产生，从而降低胶原成长因子的表达，抑制Ⅰ型和Ⅲ型胶原的合成。

（2）静脉注射丙种球蛋白及血浆置换：静脉注射免疫球蛋白具有免疫调节和免疫替代的双重治疗作用，对改善病情和降低自身抗体效价均取得满意的效果。主要用于原发性或继发性免疫球蛋白IgG缺乏或低下症，原发性血小板减少性紫癜及自身免疫性疾病（如重症SLE、SSC）的治疗。有学者报道SSC患者接受每月3次大剂量静脉注射免疫球蛋白治疗，每次0.4 g/（kg·d），持续治疗5个月，随访显示，患者皮肤硬化和吞咽困难明显好转。此后，每月进行治疗性血浆置换（TPE）清除血清免疫球蛋白，经过多次治疗，患者症状在改进的状态维持时间长达2年。对重症SSC能收到良好效果，治疗效果可持续4

个月到 1 年。但不宜长期用。为避免治疗后机体代偿性合成增加，血浆置换的同时必须使用激素和免疫抑制药，以免复发。

（3）干细胞移植：国内外多项研究已经证实，人体造血干细胞移植（HSCT）可以使传统免疫抑制药治疗无效的患者病情缓解。因此，HSCT 为治疗顽固性 SSC 提供了一种新的方法。HSCT 可通过破坏患者原有的异常免疫系统，重建正常的免疫系统，使得从根本上治疗 SSC 成为可能。长期随访 26 例接受自体造血干细胞移植治疗的 SSC 患者，5 年生存率为 96.2%，7 年生存率为 84.8%。自体造血（AHSCT）是难治性弥漫性皮肤 SSC（dCSSC）的一种新的治疗方法。欧洲、美国、日本均有多中心 Ⅰ/Ⅱ 期临床试验对 AHSCT 治疗严重 SSC 进行了评价，结果均提示 AHSCT 治疗后多数患者的皮肤症状得到改善，肺功能得到稳定或改善。另外 AHSCT 合并大剂量环磷酰胺可促进血管重塑。

近年来，骨髓间充质干细胞用于治疗严重进展性自身免疫疾病的研究成为热点。MSC 是一类来源于骨髓的非造血干细胞，具有多向分化潜能，并能在体外扩增，又称为骨髓基质干细胞或多能间充质干细胞。已有研究认为，骨髓基质干细胞对系统性硬化症的治疗作用及主要机制是促进血管生成，促进神经修复。有学者认为，细胞免疫在硬皮病发病机制中起重要作用，说明骨髓基质干细胞可能通过免疫调节治疗硬皮病。但其远期疗效尚需进一步观察。此外，对于大多数终末期或者已有广泛不可逆转脏器损伤患者，此项治疗并不能起改善作用；而在疾病的早期又很难预测哪类患者具有发生脏器损伤的高度危险性或病情会迅速进展，使得在实际筛选合适病例时较为困难。有研究者认为，SSC 进行 HSCT 的适应证应为病程 < 3 年，弥漫性的皮肤损害以改良的 Rodnan 皮肤积分（mRSS）计算 > 16 分，同时并发下列至少一项内脏损害：肺部有活动性肺泡炎或用力肺活量（FVC）< 80%，肾累及出现蛋白尿和血清肌酐水平升高，心脏受累出现心律失常、心脏扩大或心包。也有一些研究者将伴有进行性肺动脉高压的 CREST 综合征患者纳入。但存在严重心脏受累、肺纤维化、平均肺动脉压高于 50 mmHg 以及高血压未获控制的患者，移植后病死率高。

（4）光疗：UVA1（340～400 nm）可以调节系统性硬化症受损的血管内皮细胞功能，降低真皮神经元特异性烯醇化酶的表达。PUVA（补骨脂素长波紫外线疗法）直接抑制胶原的合成或通过激活胶原酶的活性来降低胶原的数量。

（5）甲磺酸伊马替尼：是一种小分子化合物，能阻断腺苷三磷酸根与活化的激酶位点结合，特异地抑制一些酪氨酸激酶，包括 c - Ab1。动物实验显示，甲磺酸伊马替尼能够有效地阻止各种器官如肾、肺、肝、皮肤等纤维化的发展，该药已被用于治疗系统性硬化病。但是甲磺酸伊马替尼有许多不良反应，包括充血性心力衰竭、水肿、肌痉挛、腹泻、贫血、中性粒细胞减少及血小板减少等。

（6）利妥昔单抗：利妥昔单抗是人 CD20 单克隆抗体，主要用于 B 细胞淋巴瘤的治疗。近年来已在多种自身免疫性疾病的治疗中取得了令人鼓舞的结果。目前已有 3 项小样本研究提示，利妥昔单抗可改善 SSC 患者的皮肤纤维化，并伴随组织胶原沉积减少及纤维化，血清生物标志物（如 IL - 6）水平的下降；其中一项研究观察到肺功能的改善，但其他两项研究未发现利妥昔单抗对内脏的保护作用。因此，仍需大样本研究以获得更确切的结果。

参考文献

[1] 陈进伟，曾小峰. 风湿免疫性疾病综合征 [M]. 北京：人民卫生出版社，2018.

[2] 李泽光. 风湿病辨治思路与方法 [M]. 北京：科学出版社，2018.

[3] 钱先，陈剑梅. 类风湿关节炎 [M]. 北京：人民卫生出版社，2018.

[4] 胡绍先. 风湿病诊疗指南 [M]. 北京：科学出版社，2018.

[5] 蔡辉，姚茹冰，刘春丽. 强直性脊柱炎治疗与调养 [M]. 北京：科学出版社，2018.

[6] 安东尼·福西. 哈里森风湿病学 [M]. 田新平，译. 北京：科学出版社，2018.

[7] 王仑. 风湿病的治疗与调养 [M]. 上海：上海科技文献出版社，2018.

[8] 徐沪济，贝政平. 风湿免疫性疾病诊疗标准 [M]. 上海：上海科学普及出版社，2015.

[9] 刘立席. 康复评定技术 [M]. 北京：人民卫生出版社，2016.

[10] 张奉春，栗占国. 内科学：风湿免疫科分册 [M]. 北京：人民卫生出版社，2016.

[11] 栗占国，张奉春，曾小峰. 风湿免疫学高级教程 [M]. 北京：人民军医出版社，2017.

[12] 郭铁成，黄晓琳，尤春景. 康复医学临床指南 [M]. 北京：科学出版社，2016.

[13] 黄清春. 类风湿关节炎 [M]. 北京：人民卫生出版社，2015.

[14] 陈顺乐，邹和建. 风湿内科学 [M]. 北京：人民卫生出版社，2014.

[15] 刘春莹. 风湿免疫病 [M]. 北京：中国医药科技出版社，2016.

[16] 刘悦. 常见关节炎的预防与康复 [M]. 北京：人民卫生出版社，2014.

[17] 栗占国，陈适. 临床风湿病手册 [M]. 北京：人民卫生出版社，2012.

[18] 张秀英. 临床风湿病理论与实践 [M]. 西安：西安交通大学出版社，2014.

[19] 沈敏. 北京协和医院风湿免疫科疑难病诊断 [M]. 北京：协和医科大学出版社，2013.